中医针灸穴位 知识百科

◎主编 王聪 李冠豪

吉林科学技术出版社
JiLin Science & Techonlogy Publishing House

图书在版编目（CIP）数据

中医针灸穴位知识百科/王聪，李冠豪主编 . 一长
春：吉林科学技术出版社，2023.11
ISBN 978-7-5744-0547-9

Ⅰ.①中… Ⅱ.①王…②李… Ⅲ.①针灸疗法—穴位 Ⅳ.①R224.4

中国国家版本馆CIP数据核字（2023）第103581号

中医针灸穴位知识百科

主　　编　王　聪　李冠豪
出 版 人　宛　霞
责任编辑　赵　兵
封面设计　吴　迪
制　　版　北京传人
幅面尺寸　185mm×260mm
开　　本　16
字　　数　334 千字
印　　张　13.75
印　　数　1—1500 册
版　　次　2023年11月第1版
印　　次　2024年2月第1次印刷

出　　版　吉林科学技术出版社
发　　行　吉林科学技术出版社
地　　址　长春市福祉大路5788号
邮　　编　130118
发行部电话/传真　0431-81629529 81629530 81629531
　　　　　　　　　 81629532 81629533 81629534
储运部电话　0431-86059116
编辑部电话　0431-81629518
印　　刷　三河市嵩川印刷有限公司

书　　号　ISBN 978-7-5744-0547-9
定　　价　108.00元

《中医针灸穴位知识百科》编委会

主 编

王 聪　　广东省中医院
李冠豪　　佛山市南海区第五人民医院

副主编

何思途　　佛山市南海区第五人民医院
黄家贵　　佛山市南海区第五人民医院
潘展伦　　佛山市南海区第五人民医院
陈淑敏　　广东省老干部事务中心
杨云翔　　广州中医药大学

编 委

段 然　　广州市黄埔区萝岗街社区卫生服务中心
刘海玲　　佛山市南海区第五人民医院
梁焯明　　佛山市南海区第五人民医院
谭 双　　合景堂中医门诊部
史帆帆　　广州中医药大学
代明丽　　广州中医药大学
林 宇　　广州中医药大学
夏虹仪　　广州中医药大学
毛淑娴　　广州中医药大学
陈晓彤　　广州中医药大学
吴泳龙　　广州中医药大学
梁凯熙　　南方医科大学
廖嘉裕　　深圳市金华佗科技有限公司

前　言

　　针灸医学是中华民族优秀传统文化的瑰宝,是我国医疗卫生事业中独具特色和优势的巨大卫生资源。千百年来,针灸医学不仅对中华民族的健康昌盛做出了巨大贡献,而且对世界医学的发展也产生了积极深远的影响。当前,世界范围内的"针灸热"方兴未艾,针灸医学已成为世界医学中的一门重要学科。针灸医学的强大生命力,来源于针灸理论的博大精深,来源于临床疗效的卓著可靠。但是我们也关注到了针灸医学的很多理论、方法不能被解释与证明,很多疗效无法被确切再现,从而在其生长的土壤上一度遭遇了信任危机。另一方面,目前针灸科普市场菁芜并存,既有科学活泼的好作品,也有缺乏科学性甚至误导读者的作品存在。由于历史的原因和学科的独特性,要在短期内把中医针灸融入现代自然科学是不现实的。我们应该做的和能够做的,就是要加强科普宣传,让大众尤其是青年人更好地走近针灸、了解接受针灸。如果把针灸比作开在树梢的美丽鲜花,科普就是为摘花的朋友搭起脚手架,帮他一把,但又不是替代,而是要让读者凭借自己的智慧摘到鲜花,使针灸的独特魅力为大家所认同,这也是编写本书的目的。

　　本书主要介绍了经络和穴位的基础知识,十几种针灸技术的基础知识、操作步骤及要领、适应范围和注意事项,还介绍了部分针灸技术的特色应用,以进一步体现针灸技术的实用性、灵活性、可操作性与安全性。本书虽然受篇幅所限,但仍注意理论的完整性,尽量保持刺法灸法学的自身体系。本书适用于各级针灸医务工作者、科研人员、医学院校学生及针灸爱好者。

　　由于编写时间仓促,编者编写经验不足,书中难免有不足与疏漏之处,敬请广大读者提出宝贵的批评与指导意见。

编　者

目 录

腧穴基础

腧穴是指人体脏腑经络气血输注于体表的部位,也是针灸、推拿及其他一些外治法的施术部位,又名穴位、穴道、孔穴。

腧穴的概念

腧穴知识来源于医疗实践。我们的祖先在长期与疾病作斗争的过程中,陆续发现人体上有不少反映病痛和治疗病痛的特殊部位,在这个基础上,经过反复实践、认识,于是形成"腧穴"的概念。腧穴是人体脏腑经络气血输注出的特殊部位。"腧"通"输",或从简作"俞"。"穴"是空隙的意思。《黄帝内经》又称之为"节""会""气穴""气府"等;《针灸甲乙经》中则称之为"孔穴";《太平圣惠方》又称做"穴道";《铜人腧穴针灸图经》通称为"腧穴";《神灸经论》则称为"穴位"。《素问·气府论》解释腧穴是"脉气所发";《灵枢·九针十二原》说是"神气之所游行出入也,非皮肉筋骨也"。说明腧穴并不是孤立于体表的点,而是与深部组织器官有着密切联系、互相疏通的特殊部位。"疏通"是双向的。从内通向外,反映病痛;从外通向内,接受刺激,防治疾病。从这个意义上说,腧穴即是疾病的反应点又是治疗的刺激点。

"腧穴"概念的形成,一般推论与以下几个方面有着密切的关系:

1. 是哪里有病痛就在哪里治疗,即以痛处作为"砭灸处",《内经》称此为"以痛为腧";

2. 是通过一些无意的、偶然的发现,在距病痛较远的某个部位被误伤而治好病痛。如误伤大指末端内侧出血,却使原来的喉痛大减,经过反复实践,于是认识到这个部位刺血可以治疗咽喉疼痛;

3. 是在进行检查时,发现按压某个部位,患者感到特别疼痛,这种压痛点经过长期的临床观察,认识到体表的某些部位与某些疾病有着特殊的内在联系,于是当患这些疾病时,就在这些部位检查压痛点并进行治疗;

4. 是在检查某些部位时,患者不是感到疼痛,而是感到特别舒快,砭刺这些部位,病证也获得缓解。《内经》所说的"按之快然乃刺之"和"应在中而痛解",指的就是这个意思。

由于人们对腧穴部位特点和治疗作用的认识逐步深入,于是陆续为腧穴确定位置、主治,并加以命名。随着社会的发展,针具的改进,经验的积累,逐步形成了有固定名称,明确部位和主治作用的腧穴理论。由于腧穴越来越多,内容不断充实,于是又以经脉为主线对腧穴进行系统归类,这在《内经》中已有重要的阐述。

腧穴的命名

腧穴各有一定的部位和名称。古人对腧穴的命名取义十分广泛,多以取象比类的方法,结合腧穴的位置特点及其功能特点来命名,各个穴名都有一定的含义,理解穴名的意义,有助于对腧穴部位的记忆和对其功能作用的掌握。

【自然类】

1. 以日月星辰命名如日月、上星、璇玑、华盖、太乙、太白、天枢等。

2. 以地理名称命名以山陵丘墟比喻腧穴的形象,如承山、大陵、梁丘、商丘、丘墟等。

以溪谷沟渎比喻腧穴的形象,如后溪、阳溪、合谷、陷谷、水沟、支沟、四渎、中渎等。以海泽池泉渠渊比喻腧穴的气血流注,如少海、小海、尺泽、曲泽、阳池、曲泉、涌泉、经渠、太渊、清冷渊等。

以街道冲处市廊比喻腧穴的通路或处所,如气街、水道、关冲、五处、风市等。

【物象类】

1. 以动物名称比喻腧穴部位如鱼际、鸠尾、伏兔、鹤顶、犊鼻等。

2. 以植物名称比喻腧穴部位如攒竹、禾髎等。

3. 以建筑物形容腧穴部位如天井、玉堂、巨阙、内关、曲垣、库房、府舍、天窗、地仓、梁门、紫宫、内庭、气户等。

4. 以生活用具形容腧穴部位如大抒、地机、颊车、阳辅、缺盆、天鼎、悬钟等。

【人体类】

1. 以人体解剖部位命名如腕骨、完骨、大椎、曲骨、京骨、巨骨;心俞、肝俞、脾俞,肺俞,肾俞等。

2. 以人体生理功能命名如承泣、听会、劳宫、廉泉、关元、气海、血海、神堂、魄户、魂门等。

3. 以治疗作用命名如光明、水分、通天、迎香、交信、归来、筋缩等。

4. 以人体部位和经脉分属阴阳命名如阳陵泉、阴陵泉、阴都、阳纲、三阴交、三阳络等。

【国际通用穴名】目前国际上统一用经络名称的英文缩写与穴位的序号来命名,如手太阴肺经的穴位用英文"Lung"的缩写"LU"作为代表,"中府"是肺经的第 1 个穴位,故称为"LU1"。

腧穴的分类

【十四经穴】十四经穴分布于十二经脉和督、任二脉的循行路线上,简称经穴,是腧穴的主体部分。十二经脉左右各有一条,故十二经脉上的腧穴都是左右对称的,一个穴名有两个穴位;任、督二脉则是单行线,故任、督二脉上的腧穴是单穴,一个穴名只有一个穴位。经穴在《内经》时计有 160 个穴名,到现代已发展为 361 个穴名,670 个穴位。

经穴分布于十四经的循行路线上,故与经脉的关系密切,不仅有主治本经病证的作用,而且能反映本经及其所属脏腑的病证。

【经外奇穴】经外奇穴,是在十四经穴之外具有固定名称、位置和主治作用的腧穴,简称奇穴。经外奇穴的分布较为分散,有的在十四经循行路线上,有些不在经脉循行路线上,但却与经络系统有密切的联系。有些奇经并不指某一部位而由多穴位组合而成,如十宣、八风、八邪、华佗夹脊等。

经外奇穴对某些病证具有特殊的疗效,其主治作用一般比较单纯。

【阿是穴】阿是穴,是无具体名称、无固定位置、无固定主治病证,而以病痛局部或与病痛有关的压痛点、敏感点作为腧穴。当按压某一局部时患者反应敏感,出现疼痛、酸胀,发出

"啊"的声音,"啊"处即作为施术的穴位,故称阿是穴。"痛"在早期只指单纯的压痛感,以后"痛"的含义逐渐扩大。凡是按压触捏病体时,患者感觉有痛感、热感、酸楚、麻胀或舒适等感应处,即可作为施治的部位。阿是穴在临床的应用十分广泛,不仅适用于痛证,对某些内部脏器的疾患也有较好的疗效。

腧穴的定位

在针灸临床中,取穴是否准确与针灸治疗效果有密切的关系。为了定准穴位,历代医家在长期的临床实践中积累了丰富的经验,创立了多种定穴方法。熟练掌握各种定穴方法,对于准确取穴,提高针灸治疗效果有重要意义。现将针灸临床中常用的腧穴定位方法简介如下:

【体表解剖标志定位法】体表解剖标志定位法,是利用人体体表的各种解剖学标志为依据来确定腧穴位置的方法,也叫自然标志定位法。体表解剖标志又分为固定标志和活动标志两种。

1. 固定标志是指体表各部位由骨节、肌肉形成的突起、凹陷、五官轮廓、发际、指(趾)甲、乳头、肚脐等位置固定的标志。以此为依据来确定腧穴位置简单而又准确。如眉头定攒竹,口角旁开4分定地仓,脐上4寸定中脘,乳头旁开1寸定天池,第2腰椎棘突下定命门,腓骨小头前下方凹陷中定阳陵泉,拇指桡侧指甲角旁1分定少商等。

2. 活动标志是指人体各部位的关节、肌肉、肌腱、皮肤等随着活动而出现的空隙、凹陷、皱纹等标志。这些标志只有在采取相应的活动姿势时才会出现,所以定穴时要求患者先采取相应的体位和活动姿势,然后才能依据相应的标志来确定腧穴位置。例如,屈肘时在肘横纹外侧端与肱骨外上髁连线中点定曲池,屈膝时在髌韧带外侧凹陷中定犊鼻,张口时在耳屏前与下颌关节之间凹陷中取听宫,咀嚼时在咬肌隆起处取颊车等。

【"骨度"折量定位法】又称骨度分寸定位法,始见于《灵枢·骨度》。它是将人体各部的长度和宽度,以骨节、缝纹或其他标志为依据定出分寸而用于腧穴定位的方法。现行使用的"骨度"折量尺寸主要是以《灵枢·骨度》规定的人体各部尺寸为基础,又经历代医家补充修改,已成为腧穴定位时折量尺寸的基本准则。不论男女、老幼、高矮、胖瘦的患者,均按照这个标准进行折量。现将常用的"骨度"折量寸列表(表1)简介如下:

表1　常用"骨度"折置寸

部位	起止点	折量寸	度量法	说明
头部	前发际正中至后发际正中	12	直寸	如前后发际线,从眉心量至大椎穴作18寸。眉心至前发际3寸,大椎穴至后发际3寸。
	耳后两完骨(乳突)之间	9	横寸	用于量头部的横寸
胸腹部	天突至岐骨(胸剑联合)	9	直寸	1.胸部与胁肋部取穴直寸,一般根据肋骨计算,每一肋骨折作1寸6分
	岐骨至脐中	8		2.天突指胸骨上窝中央
	脐中至横骨上廉(耻骨联合上缘)	5	横寸	胸腹部取穴的横寸,可根据两乳头之间的距离折量,女性可用左右缺盆穴
	两乳头之间	8		之间的宽度来代替两乳头之间的横寸
背腰部	大椎以下至尾骶	21	直寸	背部腧穴根据脊椎定穴,一般临床取穴,肩胛骨下缘相当于第七胸椎髂嵴相当于第16椎(第4腰椎棘突)
	两肩胛脊柱缘之间	6	横寸	
上肢部	腋前纹头至肘横纹	9	直寸	用于手三阴、手三阳经的骨度分寸
	肘横纹至腕横纹	12		
侧胸部	腋以下至季肋	12	直寸	季肋指11肋端
侧腹部	季肋以下至髀枢	9	直寸	髀枢指股骨大转子
下肢部	横骨上廉至内辅骨上廉(股骨内髁上缘)	18	直寸	用于足三阴经的骨度分寸
	内辅骨下廉(胫骨内髁下缘)至内踝高点	18		
	髀枢至膝中	19		
	臀横纹至膝中	14		1.用于足三阳经的骨度分寸 2.膝中的水平线:俞面相当于犊鼻穴,后面相当于委中穴
	膝中至外踝高点	16		
	外踝高点至足底	3		

(李冠豪)

特定穴

特定穴，是十四经穴中具有特殊治疗作用，并以特定称号概括的腧穴，或称类穴。特定穴主治规律强，运用范围广，在临床应用中具有重要意义。

五输穴

十二经在肘膝关节以下各有五个重要经穴，分别名为井、荥、输、经、合，合称"五输"。有关记载首见于《灵枢·九针十二原》："以上下所出为井、所溜为荥、所注为输、所行为经、所入为合。"古人把经气运行过程用自然界的水流由小到大，由浅入深的变化来形容，把五输穴按井、荥、输、经、合的顺序，从四肢末端向肘、膝方向依次排列。"井"穴多位于手足之端，喻作水的源头，是经气所出的部位，即"所出为井"。"荥"穴多位于掌指或跖趾关节之前，喻作水流尚微，萦迂未成大流，是经气流行的部位，即"所溜为荥"。"输"穴多位于掌指或跖趾关节之后，喻作水流由小而大，由浅注深，是经气渐盛，由此注彼的部位，即"所注为输"。"经"穴多位于腕踝关节以上，喻作水流变大，畅通无阻，是经气正盛运行经过的部位，即"所行为经"。"合"穴位于肘膝关节附近，喻作江河水流汇入湖海，是经气由此深入，进而会合于脏腑的部位，即"所入为合"。《难经·七十四难》又把五输穴配属五行，即"阴井木，阳井金；阴荥火，阳荥水；阴俞土，阳俞木；阴经金，阳经火；阴合水，阳合土"。同时，又按阴阳相合、刚柔相济的关系，将阴井乙木与阳井庚金配合起来，成为子午流注针法按时取穴及合日互用开穴规律的理论基础。

此外，六腑中的大肠、小肠、三焦，在足三阳经上各有下合穴，称为六腑下合穴。由于大肠、小肠皆承受从胃腑传化而来的水谷之气，属于胃，所以它的下合穴（上巨虚、下巨虚）同在足阳明胃经上；三焦水道出于膀胱，参与水液的调节，故它的下合穴列于足太阳膀胱经上。

原穴

原穴，是脏腑原气经过和留止的腧穴。十二经脉在腕、踝关节附近各有一个原穴，合为十二原穴。阴经的原穴即本经五输穴的输穴，阳经则于输穴之外另有原穴。

原，含本原、真元之义。原气来源于脐下肾间，是人体生命的本源，是维持生命活动最基本的动力。原气通过三焦输布于全身脏腑、十二经脉，其在四肢部驻留的部位就是原穴，由此可见原穴在人体的重要性。

络穴

络脉在由经脉别出部位各有一个腧穴，称为络穴。它具有联络表里两经的作用。络穴名称首载于《灵枢·经脉》篇。十二经的络穴皆位于肘膝关节以下，加上任脉之络穴鸠尾散于腹,督脉之络穴长强散于头上,脾之大络大包穴布于胸胁,共有十五穴,故称为"十五络穴"。

郄穴

郄穴是各经经气所深聚的地方,大多分布在四肢肘膝关节以下。十二经脉各有一个郄穴,阴、阳跷脉及阴、阳维脉也各有一个部穴,合而为十六郄穴。

俞穴、募穴

俞募穴,是五脏六腑之气聚集输注于胸背部的特定穴。

背俞穴是脏腑经气输注于背腰部的腧穴,位于背腰部足太阳膀胱经的第一侧线上,即后正中线旁开1.5寸,其上下排列与脏腑位置的高低基本一致,大体依脏腑位置而上下排列,分别冠以脏腑之名,共十二穴。

脏腑经气结聚于胸腹部的腧穴,称为募穴。五脏六腑共有十二募穴。募穴之分布,有在本经者,有在他经者;有呈双穴者,有为单穴者。分布于肺经的有本脏募中府;分布于胆经的有本腑募日月,肾脏募京门;分布于肝经的有本脏募期门,脾脏募章门;分布于胃经的有大肠募天枢。以上均为双穴。其余都分布于任脉,有心包募膻中;心募巨阙;胃募中脘;三焦募石门;小肠募关元;膀胱募中极。均为单穴。

交会穴

交会穴,是两条以上经脉交会通过的腧穴,是经脉之间互通脉气的处所。交会穴的分布以头身部为主,一般阴经多与阴经相交,阳经多与阳经相交。其中主要的一经即腧穴所归属的一经称为本经,相交会的经称为他经。交会穴的记载,始见于《针灸甲乙经》。交会穴的分布多在头面、躯干部位。

八会穴

八会穴,是脏、腑、筋、脉、气、血、骨、髓八者精气会聚的腧穴。八会穴首载于《难经·四十五难》:"腑会太仓(中脘),脏会季胁(章门),筋会阳陵泉,髓会绝骨,血会膈俞,骨会大杼,脉会太渊,气会三焦外,筋直两乳内(膻中)也"。

八会穴除各自原有的功能外,对脏、腑、气、血、筋、脉、骨、髓的生理功能有着特殊的关系,如:

脏会章门,章门为脾之募穴,五脏皆禀于脾,故为脏会;

腑会中脘,中脘为胃之募穴,六腑皆禀于胃,故为腑会;

气会膻中,膻中位于两乳之间,内为肺,诸气皆属于肺,故为气会;

血会膈俞,心主血,肝藏血,膈俞位居心俞之下,肝俞之上,故为血会;

筋会阳陵泉,阳陵泉位于膝下,膝为筋之腑;又为胆经合穴,胆合肝,肝主筋,故为筋会;

脉会太渊,太渊属肺,位于寸口,肺朝百脉,寸口为脉之大会,故为脉会;

骨会大杼,大杼位于项后第一胸椎棘突旁,第一胸椎又名杼骨,诸骨自此拿架,连接头身四肢,故为骨会;

髓会绝骨(悬钟),绝骨属胆经,胆主骨所生病,骨生髓,故为髓会。

八脉交会穴

奇经八脉与十二正经脉气相通的八个腧穴,称为八脉交会穴,又称交经八穴、流注八穴,均分布在肘膝以下。《医学入门》说:"八法者,奇经八穴为要,乃十二经之大会也",又说:"周身三百六十穴统于手足六十六穴,六十六穴又统于八穴",说明八穴之精义所在,它是特定穴中的重要组成部分。

(王聪)

十二正经腧穴

手太阴肺经腧穴

本经经穴分布在胸部的外上方,上肢掌面桡侧和手掌及拇指的桡侧。起于中府,止于少商,左右各 11 个穴位。本经腧穴主治喉、胸、肺病,以及经脉循行部位的其他病证。如咳嗽,气喘,少气不足以息,咳血,伤风,胸部胀满,咽喉肿痛,缺盆部及手臂内侧前缘痛,肩背寒冷、疼痛等症。

中府(LU1)

【穴名出处】《素问·离合真邪论》。

【穴位别名】膺中外俞、膺俞、膺中俞、肺募、府中俞。

【穴名释义】中,指中焦、中气;府,聚也。意为手太阴之脉起于中焦,穴为中气即天地之气所聚会之处,又为肺之募,即藏气结聚之所,肺、脾合气于心,故名中府。

【定位取穴】在胸前壁的外上方,云门下 1 寸,平第 1 肋间隙,距前正中线 6 寸。

【局部解剖】皮肤,皮下组织,胸大肌,胸小肌,胸腔。浅层布有锁骨上神经中间支,第一肋间神经外侧皮支,头静脉;深层有胸前神经内侧支和外侧支及胸肩峰动、静脉。

【功用功效】清上焦,利肺气,止咳喘。

【穴位主治】胸中痛,咳喘,肺炎、肺结核,肺胀满。

【配伍治验】配列缺,治咳嗽;配膻中、尺泽,治哮喘;配内关,治胸痛、胸胀;配大椎、孔最,治肺炎;配太渊、足三里,治肺结核。

【刺法灸法】向外斜刺 0.5~0.8 寸。

云门(LU2)

【穴名出处】《素问·水热穴论》。

【穴位别名】无。

【穴名释义】云,指云气、云物,即山川之气;门,指手太阴肺脉所出之门户。意为肺气犹如云雾气化,出入于此门户,故名云门。

【定位取穴】在胸前壁的外上方,肩胛骨喙突上方,锁骨下窝凹陷处,距前正中线 6 寸。

【局部解剖】皮肤,皮下组织,三角肌,锁胸筋膜,喙锁韧带。浅层有锁骨上神经中、后支,第 1 肋间神经外侧皮支,头静脉;深层有胸内、外侧神经分支,胸肩峰动、静脉。

【功用功效】清肺热,除烦满,利关节。

【穴位主治】咳喘,胸痛,胸中热,胸中烦满,肩痛上肢不举。

【配伍治验】配孔最,治急性支气管炎;配肩髃、肩髎,治肩痛不举。

【刺法灸法】向外斜刺 0.5~0.8 寸。

天府 (LU3)

【穴名出处】《灵枢·本输》。

【穴位别名】无。

【穴名释义】天,为上部,人之头、胸;府,聚也,居住之处。肺为人身诸气之府,居天位,又开窍于鼻,鼻司呼吸而通天气,故名天府。一说应天府之星而名。

【定位取穴】正坐,上臂自然下垂,在臂内侧面,肱二头肌桡侧缘,腋前纹头下3寸处。

【局部解剖】皮肤,皮下组织,肱二头肌长头,肱肌。浅层有臂外侧皮神经,头静脉;深层有肌皮神经分支和肱动、静脉的肌支。

【功用功效】清上焦,调肺气,疏经络。

【穴位主治】支气管喘息,肺结核,鼻衄、目疾、瘿气、肩臂痛。

【配伍治验】配合谷,治鼻衄;配肩髃、天宗,治肩臂痛。

【刺法灸法】直刺1~1.5寸。

侠白 (LU4)

【穴名出处】《针灸甲乙经》。

【穴位别名】无。

【穴名释义】侠,与夹通,指旁边,取穴时两手下垂,穴侠(夹)胸肺之两旁;白,指白色,乃肺之色,故名侠白。一说穴在上膊,臑部内侧,白肉凸起之前方。垂手夹腋之处,故名"夹白"。又说肺色白,穴侠于赤白肉筋分间,而名侠白。

【定位取穴】正坐,上臂自然下垂,在臂内侧面,肱二头肌桡侧缘,腋前纹头下4寸,或肘横纹上5寸处。

【局部解剖】皮肤,皮下组织,肱二头肌长头,肱肌。浅层有臂外侧皮神经,头静脉;深层有肌皮神经及肱动、静脉的肌支。

【功用功效】调气血,止疼痛。

【穴位主治】心前区疼,咳嗽,气短,干呕烦满,上臂内侧痛。

【配伍治验】配内关,治胸闷、气短及心前区痛;配京骨,治心脏瓣膜病。

【刺法灸法】直刺1~1.5寸。

尺泽 (LU5)

【穴名出处】《灵枢·本输》。

【穴位别名】鬼受、鬼堂。

【穴名释义】尺,古代以腕至肘为一尺;泽,指沼泽、低凹处,水聚之处。本穴为肺之合穴,属水,似于手太阴脉气至此像水之归聚处,故名尺泽。

【定位取穴】仰掌,微屈肘,在肘横纹中,肱二头肌桡侧凹陷处。

【局部解剖】皮肤,皮下组织,肱桡肌,肱肌。浅层有前臂外侧皮神经及头静脉;深层有桡神经,桡侧副动、静脉前支,桡侧返动、静脉。

【功用功效】疏经络,清肺热,降肺气,通水道,和肠胃。

【穴位主治】支气管炎,支气管哮喘,肺炎,肺结核,胸膜炎,咽喉肿痛,小儿惊风,水肿,遗尿,小便频数,急性胃肠炎,肘关节痛,屈伸不利,半身不遂,肢体麻木不仁。

【配伍治验】配极泉、合谷,治上肢瘫痪、麻木或屈伸不利;配曲池、少海、天井,治肘关节挛痛;配少商,治咽喉肿痛、吐衄;配列缺、肺俞,治支气管炎、支气管哮喘;配委中放血,治急性胃肠炎。

【刺法灸法】为"醒脑开窍"组方穴位之一:屈肘成120°角,直刺1寸,用提插泻法,使患者前臂、手指抽动3次为度。用于治疗中风病上肢不遂。

孔最(LU6)

【穴名出处】《针灸甲乙经》。

【穴位别名】无。

【穴名释义】孔,空穴,孔隙,意指通意;最,聚也,甚也。穴为肺经气血汇聚之处,刺之最宜宣通肺气,故名孔最。一说为最主要之孔穴而名。

【定位取穴】微屈肘,掌心向上。在前臂掌面桡侧,当尺泽与太渊连线上,腕横纹上7寸。

【局部解剖】皮肤,皮下组织,肱桡肌,桡侧腕屈肌,旋前圆肌,拇长屈肌。浅层有前臂外侧皮神经,头静脉;深层有桡神经浅支,正中神经肌支及桡动、静脉。

【功用功效】润肺利咽,解表清热。

【穴位主治】咳喘、咯血、咽痛、失音,热病汗不出,肘、臂痛屈伸不利。

【配伍治验】配少商,治咽痛;配大椎、合谷可解表清热;配风门、肺俞,治哮喘;配曲泽、肺俞,治咯血;配列缺,治支气管炎。

【刺法灸法】直刺0.5~1寸。

列缺(LU7)

【六名出处】《灵枢·经脉》。

【穴位别名】童玄,腕劳。

【穴名释义】列,分解、裂开、陈列;缺,器破、缺口、空隙。古称天上之裂缝:天门。穴为手太阴络穴,位于桡骨茎突上方,当肱桡肌腱与拇长展肌腱之间手按压有分裂缺口,又因手太阴经属肺,肺为藏之盖,居诸藏之上,至高无上日天,脉气由此别裂而去,似天上之裂缝,故名列缺。一说古称雷电之神为列缺,而闪电之形有似天庭破裂而名。

【定位取穴】微屈肘,侧腕掌心相对。在前臂桡侧缘,桡骨茎突上方,腕横纹上1.5寸,当肱桡肌与拇长展肌腱之间。

【局部解剖】皮肤,皮下组织,拇长展肌腱,肱桡肌腱,旋前方肌。浅层有前臂外侧皮神经和桡神经浅支及头静脉分布;深层有桡神经浅支和正中神经肌支及桡动、静脉。

【功用功效】宣肺理气,疏风解表,通经活络,利咽宽膈。

【穴位主治】头项痛,咳喘,咽喉痛,面瘫,口噤不开,外感,水肿,三叉神经痛,半身不遂。

【配伍治验】配翳风,治三叉神经痛;配合谷,治外感;配照海,治慢性咽炎;配后溪,治头项痛;配迎香,治鼻窦炎。

【刺法灸法】针尖向肘微斜刺入0.2~0.5寸。患者常感觉有较强的酸胀感向肘关节方向放射。

经渠 (LU8)

【穴名出处】《灵枢·本输》。

【穴位别名】无。

【穴名释义】经,通道,所行为经;渠,沟渠、水渠。穴为手太阴之经穴,即肺经脉气经过的冲渠要道,故名经渠。

【定位取穴】伸臂仰掌。在前臂掌面桡侧,桡骨茎突与桡动脉之间凹陷处,腕横纹上1寸。

【局部解剖】皮肤,皮下组织,桡侧腕屈肌腱与拇长展肌之间,旋前方肌。浅层有前臂外侧皮神经和桡神经浅支;深层有桡神经深支及桡动、静脉分布。

【功用功效】清肺降气,疏风解表。

【穴位主治】咳逆上气,胸痛,胸胀,喉痹,热病汗不出,手腕痛。

【配伍治验】配大椎、风池,治热病汗不出;配肺俞,治咳喘;配行间,治干咳。

【刺法灸法】避开桡动脉,直刺0.3~0.5寸。

太渊 (LU9)

【穴名出处】《灵枢·九针十二原》《灵枢·本输》。

【穴位别名】鬼心、太泉、大泉。

【穴名释义】太,大也;渊,深也。即博大而深,意指本穴为脉之大会,博大而深是乃气血最旺盛之处,故名太渊。

【定位取穴】伸臂仰掌。在腕横纹桡侧,桡动脉搏动处。

【局部解剖】皮肤,皮下组织,桡侧腕屈肌腱与拇长展肌腱之间。浅层有前臂外侧皮神经,桡神经浅支分布;深层有桡神经深支及桡动、静脉。

【功用功效】清肺理气,润肺利咽,疏经通络。

【穴位主治】肺虚咳嗽,咳血,气喘,胸胀痛,咽喉干痛,缺盆中痛,乳房刺痛,目痛生翳,臂内廉痛,无脉症。

【配伍治验】配人迎,治无脉症;配列缺,治风痰咳嗽;配太溪,治咽干;配鱼际,治咽痛;配内关,治胸胀痛;配列缺,治乳房刺痛。

【刺法灸法】避开桡动脉,直刺0.3~0.5寸。

鱼际 (LU10)

【穴名出处】《灵枢·本输》。

【穴位别名】无。

【穴名释义】鱼,指第一掌骨掌侧之肌肉隆起处,状若鱼腹,称鱼,或手突;际,指边缘之意。本穴在掌后肌肉隆起状若鱼腹处之边缘,亦称赤白肉际处,故名鱼际。

【定位取穴】侧腕掌心相对,自然半握拳。在手拇指本节(第1掌指关节)后凹陷处,约当第1掌骨中点桡侧,赤白肉际处。

【局部解剖】皮肤,皮下组织,拇短展肌,拇对掌肌,拇短屈肌。浅层有正中神经皮支,桡神经浅支等分布。深层有正中神经肌支,尺神经肌支和拇主要动脉分布。

【功用功效】疏风解表,润肺止咳,利咽止痛。

【穴位主治】咳嗽,吐血,发热,头痛,汗不出,喉痛,咽肿,咽干,失音,乳痈。

【配伍治验】配液门,治喉痛;配神门、曲泉,治肺出血;配肺俞,治小儿咳嗽;配足三里、足临泣,治乳痈;配风池、廉泉,治失音。

【刺法灸法】直刺0.5~0.8寸。

少商(LU11)

【穴名出处】《灵枢·本输》。

【穴位别名】鬼信。

【穴名释义】少,有小、微小、末端之意;商,为五音之一,肺音属商。穴为肺经井穴,位于四肢末端,又为肺气始发之处,喻水土之小流,故名少商。

【定位取穴】伸拇指,在手拇指末节桡侧,距指甲角0.1寸(指寸)。

【局部解剖】皮肤,皮下组织,指甲根。有桡神经浅支及正中神经的指掌侧固有神经指背支。拇主要动、静脉与第一掌背动、静脉所形成的动、静脉网。

【功用功效】苏厥救逆,清热利咽。

【穴位主治】中风昏迷;昏厥,咽喉肿痛,音哑,重舌,鼻衄,心下满,癫狂,热病。

【配伍治验】配商阳,治咽喉肿痛;配天突,治咳逆振寒;配曲泽,治血虚口渴;配人中,治中风昏迷、休克。配其他十一井穴放血,治高热不退。

【刺法灸法】直刺0.1寸或点刺放血。

手阳明大肠经腧穴

本经一侧20穴(左右两侧共40穴),其中15穴分布于上肢背面的桡侧,5穴在颈、面部。首穴商阳,末穴迎香。主治胃、肠等腹部疾病,神经精神方面病证,某些热性病,眼、耳、口、齿、鼻、咽喉等器官病证,以及本经脉所过部位之病证。

商阳(LI1)

【穴名出处】《灵枢·本输》。

【穴位别名】绝阳,而明。

【穴名释义】商为五音之一,发金音。穴属阳属金。

【定位取穴】在手食指末节桡侧,距指甲角0.1寸。

【局部解剖】有指及掌背动、静脉网;布有来自正中神经的指掌侧固有神经,桡神经的指背侧神经。

【功用功效】清泻阳明,宣肺利咽,开窍醒神。

【穴位主治】齿痛,咽喉肿痛,颔肿,手指麻木,热病汗不出,昏迷。现多用于腮腺炎,咽炎,急性扁桃体炎,口腔炎,急性胃肠炎等。

【配伍治验】配少商、人中,治疗中风昏迷。配合谷、少商,治疗咽喉肿痛。配少商治疗热病汗不出。

【刺法灸法】直刺0.1寸,或点刺出血。

二间（LI2）

【穴名出处】《灵枢·本输》。

【穴位别名】间谷。

【穴名释义】间，有居处、间隙之意。穴处第二掌指关节前凹陷处，故名。

【定位取穴】微握拳，当手食指本节（第2掌指关节）前桡侧凹陷中。

【局部解剖】有指屈浅、深肌腱；有来自桡动脉的指背及掌侧动、静脉，布有桡神经的指背侧固有神经，正中神经的指掌侧固有神经。

【功用功效】解表，清热，利咽。

【穴位主治】目昏，鼻衄，齿痛，咽喉肿痛，热病。现多用于咽喉炎，扁桃体炎等。

【配伍治验】配合谷治齿痛；配合谷、少商、鱼际，治疗咽喉肿痛；配合谷、睛明治疗目赤肿痛。

【刺法灸法】直刺0.2~0.3寸。

三间（LI3）

【穴名出处】《灵枢·本输》。

【穴位别名】少谷。

【穴名释义】间，有居处、间隙之意。穴处第二掌指关节后凹陷处，故名。

【定位取穴】微握拳，在手食指本节（第2掌指关节）后，桡侧凹陷处。

【局部解剖】有第一骨间背侧肌，深层为拇内收肌横头；有手背静脉网（头静脉其示部），指掌侧有固有动脉；布有桡神经浅支。

【功用功效】泄热利咽，调腑通便。

【穴位主治】齿痛，目痛，咽喉肿痛，手指及手背红肿。现多用于面神经麻痹，扁桃体炎，痢疾，肠炎，肩关节周围软组织疾患等。

【配伍治验】目中漠漠，即寻攒竹、三间；配前谷，睛明，治疗目急痛。

配天枢、足三里，治疗腹满肠鸣洞泻。

【刺法灸法】直刺0.3~0.5寸。

合谷（LI4）

【穴名出处】《灵枢·本输》。

【穴位别名】虎口。

【穴名释义】肉之大会为谷，大指、次指肌肉联合处，分张时形似深谷，穴处第二掌骨桡侧中点，故名。

【定位取穴】在手背，第1、2掌骨间，当第2掌骨桡侧的中点处。

简便取穴：以一手的拇指指骨关节横纹，放在另一手拇、食指之间的指蹼缘上，当拇指尖顶是穴。

【局部解剖】在第一、第二掌骨之间，第一骨间背侧肌中，深层有拇收肌横头；有手背静脉网，为头静脉的起部，腧穴近侧正当桡动脉从手背穿向手掌之处；布有桡神经浅支的掌背侧神经，深部有正中神经的指掌侧固有神经。

【功用功效】清热解表,镇静止痛。

【穴位主治】头痛,颈项痛,目赤肿痛,鼻衄,鼻塞,鼻渊,齿痛,耳聋,面肿,咽喉肿痛,疟疾,牙关紧闭,口眼㖞斜,热病无汗,多汗,腹痛,痢疾,便秘,闭经,滞产,小儿惊风,上肢疼痛,痿痹。现多用于面神经麻痹,面肌痉挛,三叉神经痛,电光性眼炎,近视眼,腮腺炎,扁桃体炎,舌炎,牙龈炎,牙痛,流行性感冒,高血压,皮肤瘙痒,荨麻疹等。

【配伍治验】配太阳治头痛;配太冲治目赤肿痛;配迎香治鼻疾;配少商治咽喉肿痛;配三阴交治经闭,滞产;配地仓、颊车治口眼歪斜。

【刺法灸法】直刺0.5-1寸,或深透后溪穴,针刺时手呈半握拳状。孕妇不宜针。

阳溪 (LI5)

【穴名出处】《灵枢·本输》。

【穴位别名】中魁。

【穴名释义】手背为阳,肉之小会为溪,穴处手背桡骨、腕骨及拇短伸肌腱与拇长伸肌腱之间的凹陷中,故名。

【定位取穴】在腕背横纹桡侧,手拇指向上翘时,当拇短伸肌腱与拇长伸肌腱之间的凹陷中。

【局部解剖】当拇短、长伸肌腱之间;有头静脉、桡动脉的腕背支;布有桡神经浅支。

【功用功效】清热散风,通利关节。

【穴位主治】头痛,目赤肿痛,齿痛,咽喉肿痛,手腕痛。现多用于中风半身不遂,桡骨茎突狭窄性腱鞘炎,小儿单纯性消化不良,腕关节及其周围软组织疾患等。

【配伍治验】配合谷治头痛;配解溪,治疗惊悸怔忡。

【刺法灸法】直刺0.5~0.8寸。

偏历 (LI6)

【穴名出处】《灵枢·本输》。

【穴位别名】无。

【穴名释义】偏,为偏斜;历,是经历、经过。本穴为络穴,处于桡骨阳侧,别走太阴,故名。

【定位取穴】屈肘,在前臂背面桡侧,当阳溪与曲池连线上,腕横纹上3寸处。

【局部解剖】在桡骨远端,桡侧腕伸肌腱与拇长展肌腱之间;有头静脉;掌侧为前臂外侧皮神经和桡神经浅支,背侧为前臂背侧皮神经和前臂骨间背侧神经。

【功用功效】清热解毒,利水消肿

【穴位主治】目赤,耳鸣,耳聋,鼻衄,手臂痛,咽喉痛,水肿。现多用于扁桃体炎,癫痫,水肿,前臂神经痛等。

【配伍治验】配曲池治手臂疼痛。

【刺法灸法】直刺或斜刺0.5~0.8寸。

温溜 (LI7)

【穴名出处】《针灸甲乙经》。

【穴位别名】逆注,蛇头,池头。

【穴名释义】温,温热之意;溜,停留之意。本穴为郄穴,气血深聚之处,故名。

【定位取穴】屈肘,在前臂背面桡侧,当阳溪与曲池连线上,腕横纹上5寸处。

【局部解剖】在桡侧腕伸肌肌腹与拇长展肌之间;有桡动脉分支及头静脉;布有前臂背侧皮神经与桡神经深支。

【功用功效】清邪热,理肠胃。

【穴位主治】头痛,面肿,咽喉疼痛,肠鸣,腹痛,肘臂痛。现多用于腮腺炎,扁桃体炎,口腔炎,舌炎,面神经麻痹,腹痛,癫痫等。

【配伍治验】配合谷治头痛。

【刺法灸法】直刺0.5~1寸。

下廉(LI8)

【穴名出处】《灵枢·本输》。

【穴位别名】手下廉。

【定位取穴】在前臂背面桡侧,当阳溪与曲池连线上,肘横纹下4寸处。

【局部解剖】在桡骨的桡侧,桡侧有腕伸短肌及腕伸长肌,深层有旋后肌;有桡动脉分支;布有前臂背侧皮神经及桡神经深支。

【功用功效】清胃调肠,疏风清热。

【穴位主治】头痛,眩晕,目痛,肘臂痛,腹胀,腹痛。

【配伍治验】配足三里治腹胀,腹痛。

【刺法灸法】直刺0.5~1寸。

上廉(LI9)

【穴名出处】《灵枢·本输》。

【穴位别名】无。

【定位取穴】在前臂背面桡侧,当阳溪与曲池连线上,肘横纹下3寸处。

【局部解剖】在桡侧腕伸肌肌腹与拇长展肌之间;有桡动脉分支及头静脉;布有前臂背侧皮神经与桡神经深支。

【功用功效】清咽利舌,疏风泄热。

【穴位主治】肩臂痛,上肢不遂,手臂麻木,肠鸣,腹痛。现多用于肩臂神经痛,上肢麻木,瘫痪,肠炎等。

【配伍治验】配曲池治手臂麻木。

【刺法灸法】直刺0.5~1寸。

手三里(LI10)

【穴名出处】《针灸甲乙经》。

【穴位别名】无。

【穴名释义】穴处于肱骨外上髁下三寸,故名。

【定位取穴】在前臂背面桡侧,当阳溪与曲池连线上,肘横纹下2寸处。

【局部解剖】肌肉、神经同下廉穴,血管为桡返动脉的分支。

【穴位主治】腹痛,腹泻,齿痛,颊肿,上肢不遂,肩背疼痛。现多用于臂神经痛,腰扭伤,面神经瘫痪,咽喉痛等。

【功用功效】清热明目,清肠利腑。

【配伍治验】配曲池治上肢不遂;配足三里,治疗腹胀腹泻。

【刺法灸法】直刺0.5~1.2寸。

曲池(LI11)

【穴名出处】《灵枢·本输》。

【穴位别名】鬼臣,阳泽。

【穴名释义】穴处肘骨曲角内缘陷中,曲肘时,穴处有凹,形似浅池;故名。

【定位取穴】在肘横纹外侧端,屈肘,当尺泽与肱骨外上髁连线中点。

【局部解剖】桡侧腕长伸肌起始部,肱桡肌的桡侧;有桡返动脉的分支;布有前臂背侧皮神经,内侧深层为桡神经本干。

【功用功效】清热解表,散风止痒。

【穴位主治】咽喉肿痛,齿痛,目赤痛,瘰疬,风疹,上肢不遂,腹痛吐泻,热病。

现多用于肩肘关节疼痛,流行性感冒,高血压,神经衰弱,荨麻疹,小儿麻痹后遗症,胸膜炎,甲状腺肿大,扁桃体炎等。

【配伍治验】配合谷、外关,治疗风热感冒;配合谷、血海、委中、膈俞治疗丹毒,荨麻疹。

【刺法灸法】直刺1~1.5寸。

肘髎(LI12)

【穴名出处】《灵枢·本输》。

【穴位别名】肘尖。

【穴名释义】肘,指肘部;髎指孔穴。穴处肘骨旁凹陷处,故名。

【定位取穴】在臂外侧,屈肘,曲池上方1寸,当肱骨边缘处。

【局部解剖】在桡骨外上髁上缘肱肌起始部,肱三头肌外缘;有桡侧副动脉;布有前臂背侧皮神经及桡神经。

【功用功效】通经络,利关节。

【穴位主治】肘臂部酸痛,麻木,挛急。

【配伍治验】配曲池治肘臂疾病;配臂臑,治疗瘰疬。

【刺法灸法】直刺0.5~1寸。

手五里(LI13)

【穴名出处】《灵枢·本输》。

【穴位别名】大禁。

【穴名释义】本穴在天府下五寸,三里上五寸,故名。

【定位取穴】在臂外侧,当曲池与肩髃连线上,曲池上3寸处。

【局部解剖】在肱骨桡侧,为肱桡肌起点,外侧为肱三头肌前缘,稍深为桡侧副动脉;布有前臂背侧皮神经,深层内侧为桡神经。

【功用功效】化痰消肿，通经止痛。

【穴位主治】肘臂挛痛，瘰疬。现多用于上肢麻木疼痛，肿胀，痿软等。

【配伍治验】配曲池治肘臂挛痛。

【刺法灸法】避开动脉，直刺0.5~1寸。

臂臑 (LI14)

【穴名出处】《灵枢·本输》。

【穴位别名】头冲，颈冲，臂脑。

【穴名释义】臑，指上臂内侧。本穴位于上臂肱骨内侧，故名。

【定位取穴】在臂外侧，三角肌止点处，当曲池与肩髃连线上，曲池上七寸处。

【局部解剖】在肱骨桡侧，三角肌下端，肱三头肌外侧头的前缘；有旋肱后动脉的分支及肱深动脉；布有前臂背侧皮神经，深层有桡神经本干。

【功用功效】清热明目，通利关节。

【穴位主治】肩臂痛，颈项拘急，瘰疬。现多用于颈淋巴结核，肩关节周围炎等。

【配伍治验】配曲池、手三里，治疗颈淋巴结核；配合谷治疗癫痫；配光明治目疾。

【刺法灸法】直刺或向上斜刺0.8~1.5寸。

肩髃 (LI15)

【穴名出处】《灵枢·经脉》。

【穴位别名】髃骨，中肩井，肩骨，扁骨，偏肩。

【穴名释义】髃指肩端骨，即肩胛骨肩峰端，穴处其前下方，故名。

【定位取穴】在臂外侧，三角肌上，臂外展，或向前平伸时，当肩峰前下方向凹陷处。

【局部解剖】有旋肱后动、静脉；布有锁骨上神经，腋神经。

【功用功效】清热祛风，通利关节。

【穴位主治】肩臂疼痛，上肢不遂，风疹，瘰疬。现多用于肩周炎，上肢瘫痪，臂神经痛等。

【配伍治验】配肩髎治肩臂疼痛。

【刺法灸法】直刺或向下斜刺0.8~1.5寸。

巨骨 (LI16)

【穴名出处】《素问·气府论》。

【穴位别名】无。

【穴名释义】巨，指大之意。巨骨就是锁骨，本穴位于锁骨肩峰端与肩胛冈之间凹陷处，故名。

【定位取穴】在肩上部，当锁骨肩峰端与肩胛冈之间凹陷处。

【局部解剖】在斜方肌与冈上肌中；深层有肩胛上动、静脉；布有锁骨上神经分支，副神经分支，深层有肩胛上神经。

【功用功效】散瘀止痛，理气消痰。

【穴位主治】肩臂疼痛，抬举不利，肩背痛。现多用于淋巴结核，肩关节周围炎等。

【配伍治验】配肩髃、肩髎治肩痛。

【刺法灸法】直刺,微斜向外下方,进针0.5~1寸。

天鼎(LI17)

【穴名出处】《灵枢·本输》。

【穴位别名】天顶。

【定位取穴】在颈外侧部,胸锁乳突肌后缘,当结喉旁,扶突与缺盆连线中点。

【局部解剖】在胸锁乳突肌下部后缘,浅层为颈阔肌,深层为中斜角肌起点,有颈外浅静脉;为副神经、颈皮神经在胸锁乳突肌后缘穿出处,深层为膈神经的起点。

【功用功效】理气化痰,利咽消肿。

【穴位主治】暴喑,咽喉肿痛,瘰疬,气瘿。现多用于舌骨肌麻痹,吞咽困难,扁桃体炎等。

【配伍治验】配少商治咽喉肿痛;配合谷治瘿气。

【刺法灸法】直刺0.5~0.8寸。

扶突(LI18)

【穴名出处】《灵枢·本输》。

【穴位别名】水穴。

【定位取穴】在颈外侧部,结喉旁,当胸锁乳突肌前、后缘之间。

【局部解剖】在胸锁乳突肌胸骨头间颈阔肌中,深层为肩胛提肌起始点;深层内侧有颈升动脉;布有耳大神经,颈皮神经,枕小神经及副神经。

【功用功效】清咽消肿,理气降逆。

【穴位主治】咳嗽,气喘,咽喉肿痛,暴喑,瘰疬,气瘿。现多用于吞咽困难,甲状腺肿大,声带小结,声音嘶哑等。

【配伍治验】配合谷治瘿气;配大椎、合谷、曲池,治疗咽喉肿痛。

【刺法灸法】直刺0.5~0.8寸。

口禾髎(LI19)

【穴名出处】《灵枢·本输》。

【穴位别名】长频,长颊。

【穴名释义】禾,指粮食;髎,指孔穴。本穴位于鼻孔下,口唇上,而谷入于口,嗅于鼻,故名。

【定位取穴】在上唇部,鼻孔外缘直下,平水沟穴。

【局部解剖】在上颌骨犬齿窝部,上唇方肌止端;有面动、静脉的上唇支;布有面神经、三叉神经第二支下支与眶下神经的吻合丛。

【功用功效】祛风邪,通鼻窍。

【穴位主治】鼻塞,鼻衄,口㖞。现多用于鼻炎,嗅觉减退,面神经麻痹或痉挛等。

【配伍治验】配迎香,地仓治疗口眼㖞斜

【刺法灸法】直刺或斜刺0.3~0.5寸。

迎香(LI20)

【穴名出处】《灵枢·本输》。

【穴位别名】冲阳。

【穴名释义】本穴位于鼻旁,主治鼻塞不闻香臭,故名。

【定位取穴】在鼻翼外缘中点旁,当鼻唇沟中间。

【局部解剖】在上唇方肌中,深部为梨状孔的边缘;有面动、静脉及眶下动、静脉分支;布有面神经与眶下神经的吻合丛。

【功用功效】疏散风热,通利鼻窍。

【穴位主治】鼻塞,不闻香臭,鼻衄,鼻渊,口㖞,面痒,面肿。现多用于嗅觉减退,面神经麻痹,面肌痉挛,胆道蛔虫等。

【配伍治验】配合谷治疗外感鼻塞;配印堂治疗鼻渊。

【刺法灸法】斜刺0.3寸。

足阳明胃经腧穴

本经一侧45穴(左右两侧共90穴),其中15穴分布于下肢的前外侧面,30穴在腹、胸部与头面部。首穴承泣,末穴厉兑。主治肠胃等消化系统、神经系统、呼吸系统、循环系统某些病证和咽喉、头面、口、牙齿、鼻等器官病证,以及本经脉所经过部位之病证。

承泣(ST1)

【穴名出处】《针灸甲乙经》。

【穴位别名】溪穴、目下。

【穴名释义】承,指承受;泣,指流泪。本穴在瞳孔下,当人流泪时,此处承受泪水,针本穴有收泪之效,故名。

【定位取穴】在面部,瞳孔直下,当眼球与眶下缘之间。

【局部解剖】在眶下缘上方,眼轮匝肌中,深层眶内有眼球下直肌,下斜肌;有眶下动、静脉分支,眼动、静脉的分支;布有眶下神经分支及动眼神经下支的肌支,面神经分支。

【穴位主治】目赤肿痛,流泪,夜盲,眼睑瞤动,口眼㖞斜。现多用于急、慢性结膜炎,近视,远视,散光,青光眼,斜视,角膜炎,泪囊炎,白内障,视神经炎,视神经萎缩,视网膜色素变性,面神经麻痹,面肌痉挛等。

【配伍治验】配太阳治目赤肿痛;配阳白治口眼㖞斜。

【刺法灸法】以左手拇指向上轻推眼球,紧靠眶缘缓慢直刺0.5~1.5寸,不宜提插,以防刺破血管引起血肿。

四白(ST2)

【穴名出处】《针灸甲乙经》。

【穴位别名】骨空。

【穴名释义】四,指广阔之意;白,指广明。本穴在目下一寸,主治目不明,故名。

【定位取穴】在面部,瞳孔直下,当眶下孔凹陷处。

【局部解剖】在眶下孔处,当眼轮匝肌和上唇方肌之间;有面动、静脉分支,眶下动、静脉有面神经分支,当眶下神经处。

【功用功效】疏风清热,明目利窍。

【穴位主治】目赤痛痒,口眼㖞斜,眼睑瞤动,面痛。现多用于结膜炎,角膜炎,近视,眼睑下垂,青光眼,面神经麻痹,三叉神经痛,鼻炎,胆道蛔虫等。

【配伍治验】配阳白、地仓、颊车、合谷治口眼㖞斜;配攒竹治眼睑瞤动。

【刺法灸法】直刺或斜刺0.3~1.5寸,不可深刺。

巨髎(ST3)

【穴名出处】《针灸甲乙经》。

【穴位别名】无。

【穴名释义】巨,大也;髎,空隙、凹陷之意。本穴位于面部颧骨下缘,此处凹陷甚大,故名。

【定位取穴】在面部,瞳孔直下,平鼻翼下缘处,当鼻唇沟外侧。

【局部解剖】浅层为上唇方肌,深层为犬齿肌;有面动、静脉及眶下动、静脉;布有面神经及眶下神经的分支。

【功用功效】熄风明目,舒筋活络。

【穴位主治】口眼㖞斜,眼睑瞤动,鼻衄,齿痛,唇颊肿。现多用于面神经麻痹,三叉神经痛,牙痛,鼻炎,角膜炎等。

【配伍治验】配合谷治齿痛;配地仓、颊车治口歪。

【刺法灸法】斜刺或平刺0.3~1.5寸。

地仓(ST4)

【穴名出处】《针灸甲乙经》。

【穴位别名】会维,胃维。

【穴名释义】地,指鼻以下;仓,指藏谷处。本穴位于鼻下口吻之旁,口以入谷,贮人胃中,犹如仓库,故名。

【定位取穴】在面部,口角外侧,上直对瞳孔。

【局部解剖】在口轮匝肌中,深层为颊肌;有面动、静脉;布有面神经和眶下神经分支,深层为颊肌神经的末支。

【功用功效】祛风止痛,舒筋活络。

【穴位主治】口角㖞斜,流涎,眼睑瞤动。现多用于面神经麻痹,三叉神经痛等。

【配伍治验】配人中、颊车、合谷治口㖞、流涎;配承浆、颊车、下关、合谷治疗口噤不开;配颊车、合谷治疗牙齿疼痛。

【刺法灸法】直刺0.2寸,或沿皮向外横刺1~1.5寸,也可透刺颊车穴。

大迎（ST5）

【穴名出处】《素问·气穴论》。

【穴位别名】髓孔。

【穴名释义】迎，有迎合之意。本穴位于下颌角前下方，穴前有面动脉通过，按压该穴有动脉搏动感，故名。

【定位取穴】在下颌角前方，咬肌附着部前缘，当面动脉搏动处。

【局部解剖】在咬肌附着部前缘；前方有面动、静脉；布有面神经及颊神经。

【功用功效】熄风止痛，消肿活络。

【穴位主治】口眼㖞斜，牙关紧闭，颊肿，面痛，齿痛。现多用于面神经麻痹，面肌痉挛，面颊肿，腮腺炎，三叉神经痛等。

【配伍治验】配颊车、合谷治疗牙齿疼痛；配下关、合谷、人中、颊车治疗牙关紧闭；配颊车、合谷、内庭、地仓、太冲治疗口角㖞斜；配臂臑、手五里治疗颈项瘰疬。

【刺法灸法】避开动脉，斜刺或平刺0.3~1.5寸。

颊车（ST6）

【穴名出处】《素问·气府论》。

【穴位别名】牙车、曲牙、鬼床、机关。

【穴名释义】耳前颧侧面称颊，下颌骨古称颊车骨，该骨总载诸齿开合如车辆转动，本穴正在前处，故名。

【定位取穴】在面颊部，下颌角前上方约1横指（中指），当咀嚼时咬肌隆起，按之凹陷处。

【局部解剖】在下颌角前方，有咬肌；有咬肌动、静脉；布有耳大神经，面神经及咬肌神经。

【功用功效】散风清热，开关通络。

【穴位主治】口眼㖞斜，齿痛，颊肿，面肿，疔腮，牙关紧闭。现多用于三叉神经痛，颞颌关节炎，咬肌痉挛，腮腺炎，面神经麻痹等。

【配伍治验】配地仓治口眼㖞斜。

【刺法灸法】直刺0.3~0.5寸，可以沿皮刺向地仓。

下关（ST7）

【穴名出处】《灵枢·本输》。

【穴位别名】无。

【穴名释义】下，指颧骨弓下方；关，指机关、活动之意。本穴位于下颌关节前牙关处，与上关相对，故名。

【定位取穴】在面部耳前方，当颧弓与下颌切迹所形成的凹陷中。

【局部解剖】当颧弓下缘，皮下有腮腺，为咬肌起始部；有面横动、静脉，最深层为上颌动、静脉；正当面神经颧眶支及耳颞神经分支，最深层为下颌神经。

【功用功效】消肿止痛，聪耳通络。

【穴位主治】耳聋，耳鸣，聤耳，齿痛，口眼㖞斜，面痛，牙关开合不利。现多用于下颌关节炎,咬肌痉挛,中耳炎,面神经麻痹,聋哑等。

【配伍治验】配翳风治耳疾;配大迎、颊车、巨髎治疗面瘫;配合谷、翳风、听宫、耳门治疗颞颌关节炎。

【刺法灸法】直刺0.5~1寸。

头维(ST8)

【穴名出处】《针灸甲乙经》。

【穴位别名】无。

【穴名释义】头,指头部;维,维护之意。本穴位于头角入发际处,为阳明脉气所发,维络于前,故名。

【定位取穴】在头侧部,当额角发际上0.5寸,头正中线旁4.5寸。

【局部解剖】在颞肌上缘帽状腱膜中;有颞浅动、静脉的额支;布有耳额神经的分支及面神经额支。

【功用功效】熄风镇静,止痛明目。

【穴位主治】头痛,目眩,目痛,流泪。现多用于血管神经性头痛,面神经麻痹,眼轮匝肌痉挛,精神分裂症等。

【配伍治验】配合谷治头痛;配太冲治目眩。

【刺法灸法】平刺0.5~1寸。

人迎(ST9)

【穴名出处】《灵枢·本输》。

【穴位别名】天五会,五会。

【穴名释义】人,指三部九候中的人候;迎,指动。穴当结喉旁,动脉应手处,故名。

【定位取穴】在颈部,喉结旁,当胸锁乳突肌的前缘,颈总动脉搏动处。

【局部解剖】有颈阔肌,在胸锁乳突肌前缘与甲状软骨接触部;有甲状腺上动脉;当颈内、外动脉分歧处,有颈前浅静脉,外为颈内静脉;布有颈皮神经,面神经颈支,深层颈动脉球,最深层为交感神经干,外侧有舌下神经降支及迷走神经。

【功用功效】宽胸定喘,散结清热。

【穴位主治】咽喉肿痛,喘息,气瘿,头晕,面赤。现多用于颈淋巴结核,甲状腺肿大,支气管哮喘,高血压,低血压等。

【配伍治验】配大椎、太冲治高血压。

【刺法灸法】避开颈总动脉,直刺0.3~0.8寸。

水突(ST10)

【穴名出处】《针灸甲乙经》。

【穴位别名】水门。

【穴名释义】水,指水液;突,上突,冲动之意。本穴位于颈部胸锁乳突肌前,结喉突起之旁,水饮或食物下咽时,穴处可见上突冲动,故名。

【定位取穴】在颈部,胸锁乳突肌的前缘,当人迎与气舍连线的中点。

【局部解剖】有颈阔肌,在甲状软骨外侧,胸锁乳突肌与肩胛舌骨肌上腹的交叉点;外侧为颈总动脉;布有颈皮神经,深层为交感神经发出的心上神经及交感干。

【功用功效】平喘利咽,理气化痰。

【穴位主治】咽喉肿痛,喘息,咳嗽。现多用于治疗扁桃体炎,甲状腺肿,支气管炎,支气管哮喘等。

【配伍治验】配天突治咳嗽、气喘。

【刺法灸法】直刺0.3~0.8寸。

气舍(ST11)

【穴名出处】《针灸甲乙经》。

【穴位别名】无。

【穴名释义】气,指空气;舍,指居处。本穴为足阳明胃经脉气驻留处所,又靠近气管,呼吸之气经流此处,主治胸胁支满,喘息,故名。

【定位取穴】在颈部,当锁骨内侧端的上缘,胸锁乳突肌的胸骨头与锁骨头之间。

【局部解剖】有颈阔肌,胸锁乳突肌起始部;有颈前浅静脉,深部为颈总动脉;一布有锁骨上神经前支,舌下神经的分支。

【功用功效】降逆平喘,化痰散结。

【穴位主治】咽喉肿痛,颈项强痛,喘息,呃逆,瘿瘤。现多用于支气管炎,支气管哮喘等。

【配伍治验】配水突治瘿瘤。

【刺法灸法】直刺0.3~0.5寸。不可深刺。

缺盆(ST12)

【穴名出处】《灵枢·经脉》。

【穴位别名】天盖。

【穴名释义】缺,指不完整;盆,指较深凹陷。本穴位于肩上横骨(锁骨)上窝,此处如破缺之盆,故名。

【定位取穴】在锁骨上窝中央,距前正中线4寸。

【局部解剖】在锁骨上窝之中点,有颈阔肌,肩胛舌骨肌;上方有颈横动脉;布有锁骨上神经中支,深层正当肩丛的锁骨上部。

【功用功效】宣散外邪,止咳定喘。

【穴位主治】咳嗽,气喘,咽喉肿痛,缺盆中痛,瘰疬。

【配伍治验】配巨阙、肺俞,治疗咳嗽;配合谷、少商、尺泽,治疗咽喉肿痛。

【刺法灸法】避开血管,直刺0.3~0.5寸,不可深刺。孕妇禁针。

气户(ST13)

【穴名出处】《针灸甲乙经》。

【穴位别名】无。

【穴名释义】气,指胸中肺气;户,指出入之所,气户就是指肺气出入之门户,本穴主治喘逆上气,肺气不利,故名。

【定位取穴】在胸部,当锁骨中点下缘,距前正中线4寸。

【局部解剖】在锁骨下方,胸大肌起始部,深层上方有锁骨下肌;有胸肩峰动、静脉分支,外上方为锁骨下静脉;为锁骨上神经,胸前神经分支分布处。

【功用功效】宣肺降气,宽胸止痛。

【穴位主治】胸部胀满,气喘,咳嗽,呃逆,胸肋痛。现多用于支气管炎,支气管哮喘,肋间神经痛,呃逆等。

【配伍治验】配肺俞治咳喘。

【刺法灸法】斜刺或平刺0.5~0.8寸。

库房(ST14)

【穴名出处】《针灸甲乙经》。

【穴位别名】无。

【穴名释义】库,指藏物;房,指房舍,犹气舍于胸中:本穴位于气户之下,主治咳逆上气,胸胁支满,故名。

【定位取穴】在胸部,当第1肋间隙,距前正中线4寸。

【局部解剖】在第一肋间隙有胸大肌、胸小肌,深层为肋间内、外肌,有胸肩峰动、静脉及胸外侧动、静脉分支;布有胸前神经分支。

【功用功效】止咳定喘,宽胸排脓。

【穴位主治】胸胁胀痛,咳嗽。现多用于支气管炎,支气管哮喘,胸膜炎,肋间神经痛等。

【配伍治验】配屋翳治胸肋胀痛。

【刺法灸法】斜刺或平刺0.5~0.8寸。

屋翳(ST15)

【穴名出处】《针灸甲乙经》。

【穴位别名】无。

【穴名释义】屋,指盖;翳,含华盖之意,也有遮蔽之意。本穴上有库房之房,下有膺窗之窗,内藏肺脏,犹如屋檐之覆蔽,故名。

【定位取穴】在胸部,当第2肋间隙,距前正中线4寸。

【局部解剖】在第二肋间隙,有胸大肌,胸小肌,深层为肋间内外肌;有胸肩峰动、静脉分支;布有胸前神经分支。

【功用功效】止咳化痰,通调水道。

【穴位主治】胸胁胀痛,咳嗽,气喘,乳痈。现多用于支气管炎,咯血,胸膜炎,肋间神经痛,乳腺炎等。

【配伍治验】配天宗治乳痈。

【刺法灸法】斜刺或平刺0.5~0.8寸。

膺窗(ST16)

【穴名出处】《针灸甲乙经》。

【穴位别名】无。

【穴名释义】窗,指空孔;膺,指胸。本穴位于胸部乳房之乳晕上缘,系妇人通乳之乳窍,能泄胸中郁气,主治胸满气塞,胁痛胀满,犹如室之有窗,气通光透,故名。

【定位取穴】在胸部,当第3肋间隙,距前正中线4寸。

【局部解剖】第三肋间隙,有胸大肌,深层为肋间内、外肌;有胸外侧动、静脉;布有胸前神经分支。

【功用功效】止咳宁嗽,消肿清热。

【穴位主治】胸胁胀痛,咳嗽,气喘,乳痈。现多用于肋间神经痛等。

【配伍治验】配屋翳治乳痈。

【刺法灸法】斜刺或平刺0.5~0.8寸。

乳中(ST17)

【穴名出处】《针灸甲乙经》。

【穴位别名】无。

【穴名释义】乳,指乳房;中,指中央。本穴位于乳头之正中,故名。

【定位取穴】在胸部,当第4肋间隙,乳头中央,距前正中线4寸。

【局部解剖】浅部为乳头、乳腺总管、乳腺组织(男性主要由结缔组织构成,乳腺组织不明显),其下为胸大肌,深层有肋间内、外肌。有肋间动脉、胸壁浅静脉。有第4肋间神经外侧皮支,深层为肋间神经干。

【功用功效】苏厥醒神,清热祛暑。

【穴位主治】乳痈、难产。

【配伍治验】无。

【刺法灸法】本穴不针不灸,只作胸腹部腧穴的定位标志。

乳根(ST18)

【穴名出处】《针灸甲乙经》。

【穴位别名】无。

【穴名释义】乳,指乳房;根,指基底部。本穴位于乳房根部,故名。

【定位取穴】在胸部,当乳头直下,乳房根部,当第5肋间隙,距前正中线4寸。

【局部解剖】在第五肋间隙,胸大肌下部,深层有肋间内、外肌;有肋间动脉,胸壁浅静脉;有第五肋间神经外侧皮支,深层为肋间神经干。

【功用功效】止咳平喘,宽胸通乳。

【穴位主治】胸痛,咳嗽,气喘,乳痈,乳汁少。现多用于乳腺炎,乳汁分泌不足,叻间神经痛,风湿性心脏病,冠心病心绞痛等。

【配伍治验】配少泽、膻中治乳痈;配少泽、足三里治乳少。

【刺法灸法】斜刺或平刺0.5~0.8寸。

不容(ST19)

【穴名出处】《灵枢·本输》。

【穴位别名】无。

【穴名释义】不,有否定的意思;容,指容纳。本穴属于胃经,适当胃脘处,内应胃之上口,针之可消化水谷,主治腹满,不能水谷之证,故名。

【定位取穴】在上腹部,当脐中上 6 寸,距前正中线 2 寸。

【局部解剖】当腹直肌及其鞘处,深层为腹横肌;有第七肋间动、静脉分支及腹壁上动、静脉;当第七肋间神经分支处。

【功用功效】止呕降逆,和胃平喘。

【穴位主治】腹胀,呕吐,胃痛,食欲缺乏。现多用于胃炎,胃或十二指肠溃疡,胃下垂,胃扩张等。

【配伍治验】配中脘治胃病;配期门治疗心痛,噫酸。

【刺法灸法】直刺 0.5~0.8 寸。

承满 (ST20)

【穴名出处】《灵枢·本输》。

【穴位别名】无。

【穴名释义】承,指承受;满,含盛之意。本穴处于不容之下,内应胃之上部,言承水谷已满,可主治胃脘胀满,胁下坚满,故名。

【定位取穴】在上腹部,当脐中上 5 寸,距前正中线 2 寸。

【局部解剖】当腹直肌及其鞘处,深层为腹横肌;有第七肋间动、静脉分支及腹壁上动、静脉分布;当第七肋间神经分支处。

【功用功效】理气和胃,降逆止呕。

【穴位主治】胃痛,腹胀,呕吐,食欲缺乏。现多用于胃炎,胃或十二指肠溃疡等。

【配伍治验】配足三里治胃痛;配脾俞、三阴交、胃俞、中脘,治疗纳呆,

【刺法灸法】直刺 0.8~1 寸。

梁门 (ST21)

【穴名出处】《灵枢·本输》。

【穴位别名】无。

【穴名释义】横木为梁,心之积日伏梁,指脐上心下部积聚。本穴能消积化滞,破梁开门,主治胸胁积气,故名。

【定位取穴】在上腹部,当脐中上 4 寸,距前正中线 2 寸。

【局部解剖】当腹直肌及其鞘处,深层为腹横肌;有第七肋间动、静脉分支及腹壁上动、静脉;当第八肋间神经分支处(右侧深部当肝下缘,胃幽门部)。

【功用功效】和胃降逆,消积化滞。

【穴位主治】胃痛,呕吐,食欲缺乏,腹胀,泄泻。现多用于胃或十二指肠溃疡,急、慢性胃炎,胃下垂,胃神经官能症等。

【配伍治验】配梁丘、中脘、足三里治胃痛;配梁门、日月,治疗反酸,呕吐。

【刺法灸法】直刺 0.8~1.2 寸。

关门(ST22)

【穴名出处】《灵枢·本输》。

【穴位别名】无。

【穴名释义】关,指不纳;门,指门户。本穴具有健脾之功,主治纳呆,犹如对水谷闭门不纳,故名。

【定位取穴】在上腹部,当脐中上3寸,距前正中线2寸。

【局部解剖】当腹直肌及其鞘处;有第八肋间动、静脉分支及腹壁上动、静脉分支;布有第八肋间神经分支(内部为横结肠)。

【功用功效】健脾和胃,利水消肿。

【穴位主治】腹胀,腹痛,食欲缺乏,肠鸣泄泻,水肿。现多用于急、慢性胃炎,急、慢性肠炎等。

【配伍治验】配足三里、水分治肠鸣腹泻。

【刺法灸法】直刺0.8~1.2寸。

太乙(ST23)

【穴名出处】《灵枢·本输》。

【穴位别名】无。

【穴名释义】太,作通解;小肠谓之乙,乙,即曲也。本穴位于关门下,内应小肠,小肠屈曲似乙,且本穴主治肠道疾病,故名。

【定位取穴】在上腹部,当脐中上2寸,距前正中线2寸。

【局部解剖】当腹直肌及其鞘处;有第八肋间动、静脉分支及其腹壁下动、静脉分支;布有第八肋间神经分支(内部为横结肠)。

【功用功效】清心宁神,化痰和胃。

【穴位主治】胃痛,心烦,癫狂,消化不良。现多用于急、慢性胃炎,急、慢性肠炎等。

【配伍治验】配中脘治胃痛;配百会、心俞、神门、大陵,主治癫狂,吐舌。

【刺法灸法】直刺0.8~1.2寸。

滑肉门(ST24)

【穴名出处】《灵枢·本输》。

【穴位别名】无。

【穴名释义】滑,灵活,通利之意;肉,指肌肉;门,指门户。本穴属于胃经经穴,主治舌及腹部脾胃疾患,而脾胃之肉、舌与肠都是滑利之肉,所以本穴是通利脾胃之门,故名。

【定位取穴】在上腹部,当脐中上1寸,距前正中线2寸。

【局部解剖】当腹直肌及其鞘处;有第九肋间动、静脉分支及腹壁下动、静脉分支;布有第九肋间神经分支(内部为小肠)。

【功用功效】化痰安神,和胃止吐。

【穴位主治】胃痛,呕吐,癫狂。现多用于急、慢性胃炎,急、慢性肠炎等。

【配伍治验】配足三里治胃痛;配少海、温溜治疗吐舌、舌强。

【刺法灸法】直刺 0.8~1.2 寸。

天枢 (ST25)

【穴名出处】《针灸甲乙经》。

【穴位别名】长溪、谷门、长谷。

【穴名释义】枢,指枢纽,此穴在脐旁,为上下腹的分界,脐上应天,脐下应地,穴当脐旁,通于中焦,职司升降之功,故名。

【定位取穴】在腹中部,平脐中,距脐中 2 寸。

【局部解剖】当腹直肌及其鞘处;有第九肋间动、静脉分支及腹壁下动、静脉分支;布有第十肋间神经分支(内部为小肠)。

【功用功效】调理肠府,升降气机。

【穴位主治】腹痛,腹胀,肠鸣,绕脐痛,便秘,泄泻,痢疾,月经不调,水肿。现多用于急、慢性胃炎,急、慢性肠炎,阑尾炎,肠麻痹,细菌性痢疾,消化不良等。

【配伍治验】配足三里治腹胀肠鸣;配气海治绕脐痛;配上巨虚、下巨虚治便秘、泄泻;配中极、三阴交、次髎、太冲,治疗痛经。

【刺法灸法】直刺 1~1.5 寸。孕妇不可灸。

外陵 (ST26)

【穴名出处】《针灸甲乙经》。

【穴位别名】无。

【穴名释义】外,指旁侧,此处指腹中线外侧;陵,指突起之处。本穴位于脐腹外下方,腹部正中线之旁,适当腹直肌隆起处,故名。

【定位取穴】在下腹部,当脐中下 1 寸,距前正中线 2 寸。

【局部解剖】当腹直肌及其鞘处;布有第十肋间动、静脉分支及腹壁下动、静脉分支;布有第十肋间神经分支(内部为小肠)。

【功用功效】通经止痛,调理肠胃。

【穴位主治】腹痛,疝气,痛经。现多用于阑尾炎,输尿管结石等。

【配伍治验】配子宫、三阴交治痛经。

【刺法灸法】直刺 1~1.5 寸。

大巨 (ST27)

【穴名出处】《针灸甲乙经》。

【穴位别名】腋门。

【穴名释义】巨,有大的含义。本穴是当腹直肌隆起高突阔大之处,故名。

【定位取穴】在下腹部,当脐中下 2 寸,距前正中线 2 寸。

【局部解剖】当腹直肌及其鞘处;有第十一肋间动、静脉分支,外侧为腹壁下动、静脉;布有第十一肋间神经(内部为小肠)。

【功用功效】理气消胀,通肠利水。

【穴位主治】小腹胀满,小便不利,疝气,遗精,早泄。现多用于腹直肌痉挛,肠梗阻,膀胱炎,尿潴留等。

【配伍治验】配中极、次髎治小便不利。

【刺法灸法】直刺 1～1.5 寸。

水道(ST28)

【穴名出处】《针灸甲乙经》。

【穴位别名】无。

【穴名释义】水,指水液;道,指道路。本穴位于大巨下 1 寸,内部适当膀胱,有通调水道,使水液渗注于膀胱之功,主治小便不通,故名。

【定位取穴】在下腹部,当脐中下 3 寸,距前正中线 2 寸。

【局部解剖】当腹直肌及其鞘处;有第十二肋间动、静脉分支,外侧为腹壁下动、静脉;布有第十二肋间神经(内部为小肠)。

【功用功效】清湿热,利膀胱,通水道。

【穴位主治】小腹胀满,小便不利,水肿,疝气,痛经,不孕。现多用于肾炎,膀胱炎,睾丸炎,尿潴留,子宫脱垂,卵巢炎等。

【配伍治验】配中极、关元、三阴交,阴陵泉,治疗尿血、淋痛;配三阴交、中极治痛经、不孕。

【刺法灸法】直刺 1～1.5 寸。

归来(ST29)

【穴名出处】《针灸甲乙经》。

【穴位别名】溪穴。

【穴名释义】归,指还也;来,就是返回的意思,含有恢复、复原之意。本穴主治睾丸上缩,子宫脱垂诸症,针刺本穴可以使诸症恢复原位而愈,故名。

【定位取穴】在下腹部,当脐中下 4 寸,距前正中线 2 寸。

【局部解剖】在腹直肌外缘,有腹内斜肌,腹横肌腱膜;外侧有腹壁下动、静脉;布有髂腹下神经。

【功用功效】行气疏肝,调经止带,益气升提。

【穴位主治】腹痛,疝气,痛经,月经不调,闭经,白带,阴挺。现多用于治疗睾丸炎,卵巢炎,子宫内膜炎,子宫脱垂,腹股沟疝等。

【配伍治验】配大敦治疝气;配三阴交、中极治月经不调;配维包、三阴交、气海。治疗子宫下垂。

【刺法灸法】直刺 1～1.5 寸。

气冲(ST30)

【穴名出处】《针灸甲乙经》。

【穴位别名】气街。

【穴名释义】气,指气街;冲,冲要,含冲动之意。本穴位于气街处,又为冲脉之起始部,主治疝气奔豚,气上冲攻心,故名。

【定位取穴】在腹股沟稍上方,当脐中下5寸,距前正中线2寸。

【局部解剖】在耻骨结节外上方,有腹外斜肌腱膜,在腹内斜肌、腹膜肌下部;有腹壁浅动、静脉分支,外壁为腹壁下动、静脉;布有髂腹股沟神经。

【功用功效】疏肝益肾,调经种子。

【穴位主治】肠鸣腹痛,疝气,月经不调,不孕,阳痿,阴肿。

【配伍治验】配气海治肠鸣腹痛。

【刺法灸法】直刺0.5~1寸。

髀关(ST31)

【穴名出处】《灵枢·本输》。

【穴位别名】无。

【穴名释义】髀,指股骨;关,指股骨上端关节处,含转动之意。本穴位于髂前上棘下方,位置在股骨上端关节处,故名。

【定位取穴】在大腿前面,当髂前上棘与髌底外侧端的连线上,屈髋时,平会阴,居缝匠肌外侧凹陷处。

【局部解剖】在缝匠肌和阔筋膜张肌之间;深层有旋股外侧动、静脉分支;布有股外侧皮神经。

【功用功效】疏通经络,强壮腰膝。

【穴位主治】下肢痿痹,股痛,屈伸不利。现多用于腹股沟淋巴结炎,股外侧皮神经炎,膝关节及其周围软组织疾患等。

【配伍治验】配伏兔治痿痹。

【刺法灸法】直刺1~2寸。

伏兔(ST32)

【穴名出处】《灵枢·本输》。

【穴位别名】外沟。

【穴名释义】伏,指卧的意思。本穴位置,其肌肉隆起,形似伏卧之兔,故名。

【定位取穴】在大腿前面,当髂前上棘与髌底外侧端的连线上,髌底上6寸。

【局部解剖】在股直肌的肌腹中有旋股外侧动、静脉分支;布有股前皮神经,股外侧皮神经。

【功用功效】散寒化湿,疏通经络。

【穴位主治】腰胯痛,膝冷,下肢麻痹,脚气。现多用于下肢瘫痪,股外侧皮神经炎,膝关节炎及其周围软组织疾患等。

【配伍治验】配髀关、阳陵泉治下肢痿痹。

【刺法灸法】直刺1~2寸。

阴市(ST33)

【穴名出处】《针灸甲乙经》。

【穴位别名】阴鼎。

【穴名释义】阴,有寒凉之意;市,集结之处。本穴为足阳明胃经脉气所发,而胃为水谷所归,五味皆入如市杂,有"胃为之市"之称,且具温经散寒之功,主治腰脚如冷水,膝挛,故名。

【定位取穴】在大腿前面,当髂前上棘与髌底外侧端的连线上,髌底上3寸。

【局部解剖】在股直肌和股外侧肌之间;有旋股外侧动脉降支;布有股前皮神经,股外侧皮神经。

【功用功效】温经散寒,强壮腰膝。

【穴位主治】腿膝麻痹、酸痛,屈伸不利,下肢不遂。现多用于下肢瘫痪,膝关节及周围软组织疾患等。

【配伍治验】配足三里、阳陵泉治腿膝痿痹。

【刺法灸法】直刺1~1.5寸。

梁丘(ST34)

【穴名出处】《针灸甲乙经》。

【穴位别名】无。

【穴名释义】梁,指高起;丘,指丘陵。本穴位于,膝膑上外缘上2寸凹陷处,穴前骨巨如梁,穴后肌肉内隆如丘,犹如山梁之上,故名。

【定位取穴】屈膝,大腿前面,当髂前上棘与髌底外侧端的连线上,髌底上2寸。

【局部解剖】在股直肌和股外侧肌之间;有旋股外侧动脉降支;布有股前皮神经,股外侧皮神经。

【功用功效】和胃消肿,宁神定痛。

【穴位主治】膝胫痹痛,胃痛,乳痛,下肢不遂。现多用于急性胃炎,胃痉挛,乳腺炎,膝关节及其周围软组织疾患等。

【配伍治验】配足三里、中脘治胃痛;配犊鼻、阳陵泉、阴陵泉、膝阳关、委中、委阳,治疗膝关节痛;配膝阳关、曲泉,治疗筋挛,膝不得屈伸。

【刺法灸法】直刺1~1.2寸。

犊鼻(ST35)

【穴名出处】《灵枢·本输》。

【穴位别名】外膝眼。

【穴名释义】犊,指小牛;鼻,含凹陷之意。本穴位于髌韧带外侧凹陷中,如牛犊鼻孔,故名。

【定位取穴】屈膝,在膝部,髌骨与髌韧带外侧凹陷中。

【局部解剖】在髌韧带外缘;有膝关节动、静脉网;布有腓肠外侧皮神经及腓总神经关节支。

【功用功效】消肿止痛,通经活络。

【穴位主治】膝痛,麻木,屈伸不利,脚气。现多用于下肢瘫痪,膝关节及其周围软组织疾患等。

【配伍治验】配阳陵泉、足三里治膝痛。

【刺法灸法】向后内斜刺0.5~1寸。

足三里（ST36）

【穴名出处】《灵枢·本输》。

【穴位别名】下陵，鬼邪。

【穴名释义】三里，指3寸，本穴位于膝下3寸，故名。

【定位取穴】在小腿前外侧，当犊鼻下3寸，距胫骨前缘一横指。

【局部解剖】在胫骨前肌，趾长伸肌之间；有胫前动、静脉；为腓肠外侧皮神经及隐神经的皮支分布处，深层当腓深神经。

【功用功效】和胃健脾，通腑化痰，升降气机。

【穴位主治】胃痛，呕吐，呃逆，腹胀，肠鸣，泄泻，痢疾，便秘，乳痈，肠痈，膝胫酸痛，脚气，水肿，咳嗽，气喘，虚劳羸瘦，疳积，完谷不化，中风，瘫痪，头晕，失眠，癫狂。现多用于急、慢性胃炎，胃或十二指肠溃疡，急、慢性胰腺炎，肝炎，消化不良，急、慢性肠炎，细菌性痢疾，阑尾炎，休克，神经性头痛，高血压，癫痫，神经衰弱，精神分裂症，动脉硬化，支气管哮喘，白细胞减少症，坐骨神经痛，下肢瘫痪，膝关节及周围软组织疾患等。

【配伍治验】配中脘、梁丘治胃痛；配内关治呕吐；配气海治腹胀；配膻中、乳根治乳痈；配阳陵泉、悬钟治下肢痹痛；常灸足三里可养生保健。

【刺法灸法】直刺1~2寸。

上巨虚（ST37）

【穴名出处】《灵枢·本输》。

【穴位别名】巨虚上廉，上廉，巨虚。

【穴名释义】巨，大的意思；虚，指空缺凹陷之处。胫骨、腓骨之间有较大的空隙，因而称之为巨虚，与下巨虚相对，故冠以上字。

【定位取穴】在小腿前外侧，当犊鼻下6寸，距胫骨前缘一横指。

【局部解剖】在胫骨前肌中；有胫前动、静脉；布有腓肠外侧皮神经及隐神经的皮支，深层当腓深神经。

【功用功效】理气通腑，调和肠胃。

【穴位主治】腹痛，腹胀，肠鸣，泄泻，痢疾，便秘，肠痈，中风瘫痪，脚气。现多用于急性细菌性痢疾，急性肠炎，单纯性阑尾炎等。

【配伍治验】配足三里、气海治便秘、泄泻；配天枢、阑尾点、足三里、三阴交、曲池，治疗肠痈。

【刺法灸法】直刺1~2寸。

条口（ST38）

【穴名出处】《针灸甲乙经》。

【穴位别名】无。

【穴名释义】条，指长之意；口，指出入经过之处。本穴位于上下巨虚之间，胫骨、腓骨间隙之间，当足尖上翘时，穴位肌肉出现凹陷，有如条口形状，故名。

【定位取穴】在小腿前外侧，当犊鼻下8寸，距胫骨前缘一横指（中指）。

【局部解剖】在胫骨前肌中;有胫前动、静脉;布有腓肠外侧皮神经及隐神经的皮支,深层当腓深神经。

【功用功效】理气舒筋,祛湿温经。

【穴位主治】膝胫麻木,酸痛,足缓不收,肩痛不举,脘腹疼痛。现多用于膝关节炎,多发性神经炎,下肢瘫痪,肩关节周围炎等。

【配伍治验】配肩髃、肩髎,治肩臂痛。也可用条口透承山治疗肩周炎;配悬钟、冲阳,治疗足缓难行;配承山、承筋,治疗下肢腓肠肌痉挛、拘急。

【刺法灸法】直刺1~1.5寸。

下巨虚 (ST39)

【穴名出处】《针灸甲乙经》。

【穴位别名】巨虚下廉,下廉。

【穴名释义】巨,大的意思;虚,指空缺凹陷之处。胫骨、腓骨之间有较大的空隙,因而称之为巨虚,与上巨虚相对,故冠以下字。

【定位取穴】在小腿前外侧,当犊鼻下9寸,距胫骨前缘一横指(中指)。

【局部解剖】在胫骨前肌与趾长伸肌之间,深层为胫长伸肌;有胫前动、静脉;布有腓浅神经分支,深层为腓深神经。

【功用功效】理气通腑,宁神定惊。

【穴位主治】小腹痛,腰脊痛引睾丸,乳痈,下肢痿痹。现多用于细菌性痢疾,急、慢性肠炎,下肢瘫痪等。

【配伍治验】配天枢、气海治腹痛;配阳陵泉、解溪,治疗下肢麻木;配足三里、梁丘、侠溪、肩井,治疗乳痈。

【刺法灸法】直刺1~1.5寸。

丰隆 (ST40)

【穴名出处】《灵枢·经脉》。

【穴位别名】无。

【穴名释义】丰,有满的含义;隆,指隆起、盛而言。本穴属于足阳明胃经,而足阳明经为多气多血之经,谷气隆盛之脉,同时本穴位于肌肉丰满而隆起之处,故名。

【定位取穴】在小腿前外侧,当外踝尖上8寸,条口外,距胫骨前缘二横指(中指)。

【局部解剖】在趾长伸肌外侧和腓骨短肌之间;有胫前动脉分支;当腓浅神经处。

【功用功效】化痰定喘,宁心安神。

【穴位主治】头痛,眩晕,咳嗽,哮喘,痰多,胸痛,便秘,癫狂,痫证,下肢痿痹、肿痛。现多用于神经衰弱,精神分裂症,高血压,耳源性眩晕,支气管炎,支气管哮喘,腓肠肌痉挛等。

【配伍治验】配百会、脾俞、风池治疗眩晕;配膻中、肺俞治疗痰多咳嗽;配神门、太冲,治疗癫痫;配神门、太冲、冲阳、人中,治疗狂证。

【刺法灸法】直刺1~1.5寸。

解溪（ST41）

【穴名出处】《灵枢·本输》。

【穴位别名】鞋带。

【穴名释义】解，有开的意思；溪，指凹陷处。本穴位于足部趾长伸肌腱、拇长伸肌腱之间凹陷处，当系鞋带处，故名。

【定位取穴】在足背与小腿交界处的横纹中央凹陷处，当拇长伸肌腱与趾长伸肌腱之间。

【局部解剖】在拇长伸肌腱与趾长伸肌腱之间；有胫前动、静脉；浅部当腓浅神经，深层当腓深神经。

【功用功效】清胃降逆，镇静宁神。

【穴位主治】踝关节疼痛，下肢痿痹，癫证，头痛，眩晕，腹胀，便秘。现多用于神经性头痛，消化不良，胃炎，肠炎，癫痫，面神经麻痹，足下垂，踝关节及其周围软组织疾患等。

【配伍治验】配阳陵泉、悬钟治下肢痿痹；配血海、商丘，治疗腹胀；配商丘、丘墟、昆仑、太溪，治疗足踝痛；配条口、丘墟、太白，治疗膝股痛，小腿转筋。

【刺法灸法】直刺0.5~1寸。

冲阳（ST42）

【穴名出处】《灵枢·本输》。

【穴位别名】跗阳、会原、会涌。

【穴名释义】冲，有动的含义；阳，指足背处阳位。本穴属于足阳明胃经，穴位于足背高处，有动脉冲动应手，故名。

【定位取穴】在足背最高处，当拇长伸肌腱和趾长伸肌腱之间，足背动脉搏动处。

【局部解剖】在趾长伸肌腱外侧；有足背动、静脉及足背静脉网；当腓浅神经的足背内侧皮神经第二支本干处，深层为腓深神经。

【功用功效】健脾和胃，镇静安神。

【穴位主治】上齿痛，足背红肿，口眼㖞斜，足痿。现多用于齿龈炎，癫痫，脉管炎等。

【配伍治验】配大椎、丰隆治癫、狂、痫。

【刺法灸法】避开动脉，直刺0.3~0.5寸。

陷谷（ST43）

【穴名出处】《灵枢·本输》。

【穴位别名】无。

【穴名释义】陷，凹之意；谷，含空洞的含义。本穴位于第二、三趾骨结合部前方，该处凹陷如山谷，故名。

【定位取穴】在足背，当第2、3跖骨结合部前方凹陷处。

【局部解剖】有第二跖骨间肌；有足背静脉网；布有足背内侧皮神经。

【功用功效】调和肠胃，健脾利水。

【穴位主治】面目浮肿，水肿，肠鸣腹痛，足背肿痛。现多用于结膜炎，急、慢性胃炎，急、慢性肠炎等。

【配伍治验】配下脘、天枢,治疗腹胀、肠鸣、腹痛;配内庭、太冲,治疗足跗肿。

【刺法灸法】直刺0.3~0.5寸;可灸。

内庭(ST44)

【穴名出处】《灵枢·本输》。

【穴位别名】无。

【穴名释义】内,人也;庭,指居处。本穴位于足背第二、三趾间缝纹端,两趾如门,犹如穴在纳入门庭之处,故名。

【定位取穴】在足背当第2、3跖骨结合部前方凹陷处。

【局部解剖】有足背静脉网;布有腓浅神经足背支。

【功用功效】健脾和胃,清心安神。

【穴位主治】齿痛,面痛,口角歪斜,咽喉痛,鼻衄,胃痛,吐酸,腹胀,泄泻,痢疾,便秘,足背肿痛,热病。现多用于急、慢性胃炎,急、慢性肠炎,齿龈炎,扁桃体炎,趾跖关节痛等。

【配伍治验】配合谷治齿痛;配地仓、颊车治口歪。

【刺法灸法】直刺或斜刺0.5~0.8寸。

厉兑(ST45)

【穴名出处】《灵枢·本输》。

【穴位别名】无。

【穴名释义】厉,指土而言,也有危病的意思;兑,为口、门之意。本穴属于足阳明胃经,胃为土,足阳明经脉"挟口还唇",且胃为水谷之海,食则用口,穴主口噤、口僻,故名。

【定位取穴】在足第2趾末节外侧,距趾甲角0.1寸。

【局部解剖】有趾背动脉形成的动脉网;布有腓浅神经的足背支。

【功用功效】清热化湿,调胃安神,苏厥醒神。

【穴位主治】面肿,鼻衄,口角歪斜,齿痛,喉痹,腹胀,足胫寒冷,热病,多梦,癫狂。现多用于精神分裂症,神经衰弱,消化不良,鼻炎,齿龈炎,扁桃体炎等。

【配伍治验】配内关、神门治多梦;配百会、人中、中冲、隐白、大敦,治疗中风昏迷;配内关、中脘、足三里,治疗胃脘疼痛;配条口、三阴交,治疗足胫寒不得卧。

【刺法灸法】浅刺0.1寸。

(李冠豪)

足太阴脾经腧穴

本经一侧21穴(左右两侧共42穴),其中11穴分布于下肢内侧面,10穴分布于侧胸腹部。首穴隐白,末穴大包。主治脾、胃等消化系统病证、泌尿生殖系统病证,以及本经脉所经过部位之病证。

隐白(SP1)

【穴名出处】《灵枢·本输》。

【穴位别名】鬼垒、鬼眼、阴白。

【穴名释义】隐,指隐藏;白,为金之色。穴为足太阴之井。足太阴属土,土者金之母,言足太阴脾经脉气所起,手太阴金气所隐,故名。

【定位取穴】在足大趾末节内侧,距趾甲角0.1寸。

【局部解剖】有趾背动脉;为腓浅神经的足背支及足底内侧神经。

【功用功效】健脾宁神,调经统血

【穴位主治】腹胀,便血,月经过多,崩漏,癫狂,多梦,惊风。现多用于上消化道出血,功能性子宫出血,急性肠炎,精神分裂症,神经衰弱,休克等。

【配伍治验】配地机、三阴交治疗出血症;配足三里,治疗大便下血;配脾俞、胃俞、足三里、天枢,治疗腹胀;配脾俞、肝俞、上脘,治疗吐血;配厉兑,治疗梦魇不宁。

【刺法灸法】浅刺0.1寸,或用三棱针点刺出血;可灸。

大都(SP2)

【穴名出处】《灵枢·本输》。

【穴位别名】太都。

【穴名释义】大,指盛大丰富;都,都会,储积,又是池的意思。本穴为土气丰富与蓄积之处,如水之入于池,故名。

【定位取穴】在足内侧缘,当足大趾本节(第1跖趾关节)前下方赤白肉际凹陷处。

【局部解剖】在拇展肌止点;有足底内侧动、静脉的分支;布有足底内侧神经的趾底固有神经。

【功用功效】健脾利湿,和胃宁神。

【穴位主治】腹胀,胃痛,呕吐,泄泻,便秘,热病。

【配伍治验】配足三里治腹胀;配中冲、关冲,治疗四肢厥逆;配关元、中极、三阴交,治疗崩漏。

【刺法灸法】直刺0.3~1.5寸。

太白(SP3)

【穴名出处】《灵枢·本输》。

【穴位别名】大白。

【穴名释义】太,就是大的意思。本穴位于足大趾后,内侧核骨下,赤白肉际凹陷中,故名。

【定位取穴】在足内侧缘,当足大趾本节(第1跖骨关节)后下方赤白肉际凹陷处。

【局部解剖】在拇展肌中;有足背静脉网,足底内侧动脉及足跗内侧动脉分支;布有隐神经及腓浅神经分支。

【功用功效】健脾化湿,理气和胃

【穴位主治】胃痛,腹胀,便秘,痢疾,吐泻,肠鸣,身重,脚气。现多用于治疗急、慢性胃炎,急性胃肠炎,神经性呕吐,消化不良,胃痉挛等。

【配伍治验】配中脘、足三里治疗胃痛;配中渚,治疗大便难;配公孙,治疗腹胀食不化,臌胀腹中气大满,肠鸣;配陷谷、大肠俞,治疗肠痈。

【刺法灸法】直刺 0.5~0.8 寸。

公孙(SP4)

【穴名出处】《灵枢·经脉》。

【穴位别名】无。

【定位取穴】在足内侧缘,当第一跖骨基底部的前下方。

【局部解剖】在拇展肌中;有跗内侧动脉分支及足背静脉网;布有隐神经及腓浅神经分支。

【功用功效】健脾化湿,和胃理气。

【穴位主治】胃痛,呕吐,腹痛,腹胀,泄泻,痢疾,肠鸣。现多用于食欲缺乏,消化不良,神经性呕吐,急、慢性胃炎,急、慢性肠炎,腹水等。

【配伍治验】配中脘、内关治疗胃酸过多、胃痛;配内关,治疗心、胸、胃部疾患;配束骨、八风,治疗足趾麻木。

【刺法灸法】直刺 0.6~1.2 寸。

商丘(SP5)

【穴名出处】《灵枢·本输》。

【穴位别名】无。

【穴名释义】商,五音之一,金声。丘,土山之意。本穴是足太阴脾经之经穴,五行属金,位于突起之内踝前下方,故名。

【定位取穴】在足内踝前下方凹陷中,当舟骨结节与内踝尖连线的中点处。

【局部解剖】有跗内侧动脉,大隐静脉;布有隐神经及腓浅神经分支丛。

【功用功效】健脾化湿,肃降肺气。

【穴位主治】腹胀,便秘,泄泻,肠鸣,舌体强痛,足踝痛,痔疾。现多用于神经性呕吐,消化不良,急、慢性胃炎,急、慢性肠炎,腓肠肌痉挛,踝关节及周围软组织疾患等。

【配伍治验】配气海、足三里治腹胀肠鸣;配三阴交,治疗脾虚便秘。

【刺法灸法】直刺 0.5~0.8 寸。

三阴交(SP6)

【穴名出处】《针灸甲乙经》。

【穴位别名】太阴、承命、下三里。

【穴名释义】本穴位于内踝上 3 寸骨下凹陷中,为足三阴经之交会穴,故名。

【定位取穴】在小腿内侧,当足内踝尖上 3 寸,胫骨内侧缘后方。

【局部解剖】在胫骨后缘和比目鱼肌之间,深层有屈趾长肌;有大隐静脉,胫后动、静脉;有小腿内侧皮神经,深层后方有胫神经。

【功用功效】滋补肝肾,补养精血,调经止带,健脾利湿。

【穴位主治】腹痛,肠鸣,腹胀,泄泻,痛经,月经不调,崩漏,带下,阴挺,不孕,滞产,遗精,阳痿,遗尿,小便不利,水肿,疝气,阴部痛,下肢痿痹,头痛,眩晕,失眠。现多用于神经性皮炎,湿疹,荨麻疹,高血压,急、慢性肠炎,细菌性痢疾,功能性子宫出血,遗尿,性功能减退,神经衰弱,小儿舞蹈病,下肢神经痛或瘫痪等。

【配伍治验】配足三里治肠鸣泄泻;配中极治月经不调;配子宫治疗阴挺;配大敦治疝气;配内关、神门治失眠;配极泉、尺泽、委中治疗中风半身不遂。

【刺法灸法】本穴为"醒脑开窍"针法组方主穴之一:患者取仰卧位,下肢平伸,暴露小腿,毫针沿胫骨内侧缘与皮肤呈45°角斜刺,进针1~1.5寸,用提插补法,使患侧下肢抽动3次为度。患者取仰卧位,下肢平伸,暴露小腿。用40mm毫针紧贴胫骨后缘直刺,进针20~25mm,施捻转或提插补法,可广泛用于妇科、男科及慢性腹泻等疾病的治疗。孕妇禁针。

漏谷(SP7)

【穴名出处】《针灸甲乙经》。

【穴位别名】太阴络。

【穴名释义】本穴位于内踝高点上6寸,骨下凹陷处,本经络脉由此漏而别走分出,穴似谷孔,故名。

【定位取穴】在小腿内侧,当内踝尖与阴陵泉的连线上,距内踝尖6寸,胫骨内侧缘后方。

【局部解剖】在胫骨后缘与比目鱼肌之间;深层有屈趾长肌;有大隐静脉,胚后动、静脉;有小腿内侧皮神经,深层内侧后方有胫神经。

【功用功效】健脾消肿,渗湿利尿。

【穴位主治】腹胀,肠鸣,腿膝厥冷、麻痹。现多用于消化不良,尿路感染,功能性子宫出血,癔症,脚气等。

【配伍治验】配足三里,治疗腹胀肠鸣;配血海、梁丘、足三里、三阴交,治疗膝腿麻木不仁;配太冲,治疗小便不利;配阴陵泉、三阴交,治疗下肢肿痛。

【刺法灸法】直刺0.5~1.5寸。

地机(SP8)

【穴名出处】《针灸甲乙经》。

【穴位别名】脾舍,地箕。

【穴名释义】地,土为地之体,意指足太阴脾土;机,要的意思。本穴属于足太阴脾经的郄穴,为本经气血深聚之要穴,故名。

【定位取穴】在小腿内侧,当内踝尖与阴陵泉的连线上,阴陵泉下3寸。

【局部解剖】在胫骨后缘与比目鱼肌之间;前方有大隐静脉及膝最上动脉的末支,深层有胫后动、静脉;布有小腿内侧皮神经,深层后方有胫神经。

【功用功效】健脾渗湿,调理月经。

【穴位主治】腹痛,腹胀,泄泻,水肿,小便不利,遗精,月经不调,痛经。现多用于胃痉挛,细菌性痢疾,功能性子宫出血,精液减少症等。

【配伍治验】配三阴交治痛经;配隐白治崩漏;配中都、跗阳,治疗下肢不行。

【刺法灸法】直刺0.5~1.5寸。

阴陵泉(SP9)

【穴名出处】《灵枢·热病》。

【穴位别名】阴之陵泉,阴陵。

【穴名释义】膝之内侧为阴,股骨内侧髁高突如陵,髁下凹陷似泉,本穴为足太阴脾经之合穴,五行属水,故谓之阴陵泉。

【定位取穴】在小腿内侧,当胫骨内侧髁后下方凹陷处。

【局部解剖】在胫骨后缘和腓肠肌之间,比目鱼肌起点上;前方有大隐静脉,膝最上动脉,最深层有胫后动、静脉;布有小腿内侧皮神经本干,最深层有胫神经。

【功用功效】健脾渗湿,益肾固精。

【穴位主治】腹痛,腹胀,泄泻,痢疾,水肿,黄疸,小便不利,遗尿,尿失禁,阴部痛,痛经,膝痛。现多用于急、慢性肠炎,细菌性痢疾,腹膜炎,尿潴留,尿失禁,尿路感染,阴道炎,膝关节及周围软组织疾患等。

【配伍治验】配肝俞、至阳治黄疸;阴陵泉透阳陵泉治膝痛;配水分,治疗水肿;配三阴交、日月、至阳、胆俞、阳纲,治疗黄疸。

【刺法灸法】直刺 1~2 寸。

血海 (SP10)

【穴名出处】《针灸甲乙经》。

【穴位别名】百虫窠,血郄。

【穴名释义】脾主统血,温五脏。本穴为足太阴脾经脉气所发,气血归聚之海。穴位主治妇人漏下,血闭不通,逆气胀,为妇人调经要穴,故名血海。

【定位取穴】屈膝,在大腿内侧,髌底内侧端上 2 寸,当股四头肌内侧头的隆起处。

【局部解剖】在股骨内上髁上缘,股内侧肌中间;有股动、静脉肌支;布有股前皮神经及股神经肌支。

【功用功效】健脾化湿,调经统血。

【穴位主治】月经不调,痛经,崩漏,闭经,风疹,湿疹,丹毒,股内侧痛。现多用于功能性子宫出血,睾丸炎,荨麻疹,湿疹,皮肤瘙痒,神经性皮炎,贫血,下肢内侧及膝关节疼痛等。

【配伍治验】配三阴交治月经不调;配曲池治瘾疹;配梁丘、膝阳关,阴陵泉,治疗膝关节肿痛。

【刺法灸法】直刺 0.5~1.5 寸。

箕门 (SP11)

【穴名出处】《针灸甲乙经》。

【穴名释义】箕,指簸箕,又星座名,风名;门,出入通达之处。以其必须箕锯取穴,乃可治下肢之风病,故名。

【定位取穴】在大腿内侧,当血海与冲门连线上,血海上 6 寸。

【局部解剖】在缝匠肌内侧缘,深层有大收肌;有大隐静脉,深层之外方有股动、静脉;布有股前皮神经,深部有隐神经。

【功用功效】健脾渗湿,清热利尿。

【穴位主治】小便不利,遗尿,腹股沟肿痛,下肢痿痹。现多用于睾丸炎,性功能减退,腹股沟淋巴结炎,小儿麻痹后遗症等。

【配伍治验】配太冲,治疗腹股沟疼痛;配然谷、行间,治疗淋证;配合阳、三阴交,治疗带下。

【刺法灸法】避开动脉,直刺0.5~1寸。

冲门(SP12)

【穴名出处】《针灸甲乙经》。

【穴位别名】慈官,上慈官,冲脉,前章门。

【穴名释义】冲,指上冲,有动的含义;门,出入通达之处。下腹逆气上冲,诸病常从此起,可与气冲同观,故名。

【定位取穴】在腹股沟外侧,距耻骨联合上缘中点3.5寸,当髂外动脉搏动处的外侧。

【局部解剖】在腹股沟韧带中点外侧的上方,在腹外斜肌腱膜及内斜肌下部;内侧为股动、静脉;布有股神经。

【功用功效】降逆利湿,理气消滞。

【穴位主治】腹痛,疝气,小便不利。现多用于治疗尿潴留,睾丸炎,精索神经痛,子宫内膜炎,子痫等。

【配伍治验】配三阴交、大敦,治疝气;配气冲,治疗带下。

【刺法灸法】避开动脉,直刺0.5~1寸。

府舍(SP13)

【穴名出处】《针灸甲乙经》。

【穴位别名】无。

【穴名释义】府,聚之意;舍,指居处。穴为足太阴、足厥阴、足少阴、足阳明、阴维之会,是五条经脉气汇聚之处所,故名。

【定位取穴】在下腹部,当脐中下4寸,冲门上方0.7寸,距前正中线4寸。

【局部解剖】在腹股沟韧带上方外侧,腹外斜肌腱膜及腹内斜肌下部,深层为腹横肌下部;布有腹壁浅动脉,肋间动、静脉;布有髂腹股沟神经(右当盲肠下部,左当乙状结肠下部)。

【功用功效】健脾消满,理中和胃。

【穴位主治】少腹痛,疝气。现多用于脾大,便秘,子宫附件炎,腹股沟淋巴结炎等。

【配伍治验】配气海治腹痛。

【刺法灸法】直刺0.5~1.5寸。

腹结(SP14)

【穴名出处】《针灸甲乙经》。

【穴位别名】腹屈、肠结、肠窟、临窟。

【穴名释义】结,结聚;本穴为腹气之所结聚,主腹内诸疾,故名。

【定位取穴】在下腹部,大横下1.3寸,距前正中线4寸。

【局部解剖】在腹内、外斜肌及腹横肌肌部;有第十一肋闯动、静脉;布有第十一肋司神经。

【功用功效】温脾止泻,镇痛止咳。

【穴位主治】绕脐腹痛,腹胀,疝气,泄泻,便秘。现多用于治疗细菌性痢疾等。

【配伍治验】配气海、天枢治腹痛。

【刺法灸法】直刺1~2寸。

大横(SP15)

【穴名出处】《针灸甲乙经》。

【穴位别名】肾气,人横。

【穴名释义】横,平线为横,指旁侧;穴在脐旁,横平4寸,故名。

【定位取穴】在腹中部,距脐中4寸。

【局部解剖】在腹外斜肌肌部及腹横肌肌部;布有第十一肋间动、静脉;布有第十二肋间神经。

【功用功效】理气止痛,通调腑气。

【穴位主治】腹痛,腹胀,泄泻,痢疾,大便秘结。现多用于治疗急、慢性肠炎,细菌性痢疾,习惯性便秘,肠麻痹,肠寄生虫病等。

【配伍治验】配中脘、足三里、三阴交,治疗腹痛、痢疾;配脾俞、三焦俞、中脘、天枢,治疗慢性胃痛;配天枢、中脘、关元、足三里、三阴交,治疗腹痛、洞泄。

【刺法灸法】直刺1~2寸。

腹哀(SP16)

【穴名出处】《针灸甲乙经》。

【穴位别名】肠哀、肠屈。

【定位取穴】在上腹部,当脐中上3寸,距前正中线4寸。

【局部解剖】在腹内外斜肌及腹横肌肌部;布有第八肋间动、静脉;布有第八肋间神经。

【功用功效】健脾消食,通降腑气。

【穴位主治】腹痛,食不化,便秘,痢疾。现多用于治疗消化不良,胃痉挛,胃及十二指肠溃疡,胃酸过多或减少,细菌性痢疾等。

【配伍治验】配气海治肠鸣。

【刺法灸法】直刺0.5~1.5寸。

食窦(SP17)

【穴名出处】《灵枢·本输》。

【穴位别名】命关,食关。

【穴名释义】窦,空也。食气由此孔穴而入,故名。

【定位取穴】在胸外侧部,当第5肋间隙,距前正中线6寸。

【局部解剖】在第五肋间隙,前锯肌中,深层有肋间内、外肌;布有胸外侧动、静脉,胸腹壁动、静脉;布有第五肋间神经外侧皮支。

【功用功效】运化水谷,和胃下气。

【穴位主治】胸胁胀痛。现多用于胃炎,腹水,肝区痛,肋间神经痛等。

【配伍治验】配膻中治胸胁胀痛。

【刺法灸法】斜刺或向外平刺 0.5~0.8 寸。

天溪 (SP18)

【穴名出处】《针灸甲乙经》。

【穴位别名】无。

【穴名释义】天,指上部;溪,指两肋间凹陷处。穴在胸部乳房,第四肋间隙中,功在宽胸通乳,犹如溪水畅流,故名。

【定位取穴】在胸外侧部,当第 4 肋间隙,距前正中线 6 寸。

【解剖】在第四肋间隙,胸大肌外下缘,下层为前锯肌,再深层为肋间内、外肌;有胸外侧动、静脉分支,胸腹壁动、静脉,第四肋间动、静脉;布有第四肋间神经。

【功用功效】宽胸通乳,止咳消肿。

【穴位主治】胸胁胀痛,咳嗽,气逆,乳痈,乳汁少。现多用于支气管炎,肺炎,肋间神经痛,乳汁分泌不足,乳腺炎等。

【配伍治验】配膻中治胸肋疼痛。

【刺法灸法】斜刺或向外平刺 0.5~0.8 寸。

胸乡 (SP19)

【穴名出处】《针灸甲乙经》。

【穴位别名】无。

【穴名释义】乡,乡村之意,指胸廓之侧,本穴位于前正中线旁开 6 寸,居胸侧所在外面,称为胸之乡,故名胸乡。

【定位取穴】在胸外侧部,当第 3 肋间隙,距前正中线 6 寸。

【局部解剖】在第三肋间隙,胸大肌、胸小肌外缘,前锯肌中,下层为肋间内、外肌;有胸外侧动、静脉,第三肋间动、静脉;布有第三肋间神经。

【功用功效】宽胸理气,疏肝止痛。

【穴位主治】胸胁胀痛。现多用于治疗支气管炎等。

【配伍治验】配膻中治胸肋胀痛。

【刺法灸法】斜刺或向外平刺 0.5~0.8 寸。

周荣 (SP20)

【穴名出处】《针灸甲乙经》。

【穴位别名】周营,周管。

【穴名释义】周,指周行;荣,指荣养,本穴位于脾、肺经气相接处,故名。

【定位取穴】在胸外侧部,当第 2 肋间隙,距前正中线 6 寸。

【局部解剖】在第二肋间隙,胸大肌中,下层为胸小肌,肋间内、外肌;有胸外侧动、静脉,第二肋间动、静脉;布有胸前神经分支,正当第一肋间神经。

【穴位主治】胸胁胀满,咳嗽气逆。现多用于治疗支气管炎,支气管扩张,肋间神经痛等。

【配伍治验】配膻中治胸肋胀满。

【刺法灸法】斜刺或向外平刺 0.5~0.8 寸。

大包(SP21)

【穴名出处】《灵枢·经脉》。

【穴位别名】无。

【穴名释义】该穴为脾之大络,总统阴阳诸络,灌溉五脏六腑,无所不包,故名大包。

【定位取穴】在侧胸部,腋中线上,当第6肋间隙处。

【局部解剖】在第六肋间隙,前锯肌中;有胸背动、静脉及第六肋间动、静脉;布有第六肋间神经,当胸长神经直系的末端。

【功用功效】统血养经,宽胸止痛。

【穴位主治】气喘,胸胁痛,全身疼痛,四肢无力。

【配伍治验】配足三里治四肢无力。

【刺法灸法】斜刺或向后平刺0.5~0.8寸。

手少阴心经腧穴

本经一侧9穴(左右两侧共18穴)。其中8穴分布于上肢掌侧面的尺侧,1穴在侧胸上部。首穴极泉,末穴少冲。主治胸、心、循环系统病证、神经精神方面病证以及本经脉所过部位之病证。

极泉(HT1)

【穴名出处】《针灸甲乙经》。

【穴位别名】臂内。

【穴名释义】手少阴心经主血脉,本穴位于腋窝深凹处,且居于九穴中最高处,喻本经脉气由此如泉中之水急流而出,故名极泉。

【定位取穴】在腋窝顶点,腋动脉搏动处。

【局部解剖】在胸大肌的外下缘,深层为喙肱肌;外侧为腋动脉;布有尺神经,正中神经,前臂内侧皮神经及臂内侧皮神经。

【功用功效】舒筋活血,宽胸理气。

【穴位主治】心痛,胁肋痛,瘰疬,肘臂冷痛,咽干。现多用于肋间神经痛,颈淋巴结核等。

【配伍治验】配肩髃、曲池治肩臂痛。

【刺法灸法】本穴为"醒脑开窍"针法组穴之一:原穴沿经下移1寸,避开腋毛,直刺1~1.5寸,用提插泻法,以患侧上肢抽动3次为度。

青灵(HT2)

【穴名出处】《太平圣惠方》。

【穴位别名】青灵泉。

【穴名释义】本穴属于心经,心藏神而主血脉是生命之本,神灵所居之处,故名青灵。

【定位取穴】在臂内侧,当极泉与少海的连线上,肘横纹上3寸,肱二头肌的内侧沟中。

【局部解剖】当肱二头肌内侧沟处,有肱三头肌;有贵要静脉,尺侧上副动脉;布右前臂内侧皮神经,尺神经。

【功用功效】通络止痛。

【穴位主治】心痛,胁痛,肩臂痛。现多于肩关节周围炎,肘关节炎,腋淋巴结炎,肋间神经痛,神经性头痛等。

【配伍治验】配肩髃、曲池治肩臂痛;配光明、合谷,治疗头痛,目疾。

【刺法灸法】直刺0.5~1寸。

少海(HT3)

【穴名出处】《针灸甲乙经》。

【穴位别名】曲节。

【穴名释义】少,指手少阴经;海,为百川之汇,本穴为合穴,属水,乃经气汇聚之处,故名。

【定位取穴】屈肘,当肘横纹内侧端与肱骨内上髁连线的中点处。

【局部解剖】有旋前圆肌,肱肌;有贵要静脉,尺侧上下副动脉,尺返动脉;布有前臂内侧皮神经,外前方有正中神经。

【功用功效】宁心安神,舒筋活络。

【穴位主治】心痛,手臂挛痛,麻木,手颤,瘰疬,腋胁痛。现多用于癔症,精神分裂症,急性舌骨肌麻痹或萎缩,尺神经麻痹,肋间神经痛等。

【配伍治验】配曲池治肘臂挛痛;配天井,治疗瘰疬;配风池、后溪,治疗头项强痛。

【刺法灸法】直刺0.5~1寸。

灵道(HT4)

【穴名出处】《针灸甲乙经》。

【穴位别名】无。

【定位取穴】在前臂掌侧,当尺侧腕屈肌腱的桡侧缘,腕横纹上1.5寸。

【局部解剖】在尺侧腕屈肌与指浅屈肌之间,深层为指深屈肌;有尺动脉通过;布有前臂内侧皮神经,尺侧为尺神经。

【功用功效】理气宁心安神。

【穴位主治】心痛,肘臂挛痛,暴喑。现多用于腕关节炎,尺神经麻痹,急性舌骨肌麻痹或萎缩,癔症,精神分裂症等。

【配伍治验】配心俞治心痛。

【刺法灸法】直刺0.3~1.5寸。

通里(HT5)

【穴名出处】《灵枢·经脉》。

【穴位别名】通理。

【穴名释义】经过为通,脉气所聚为里,心经络脉由此穴通向手太阳,故名。

【定位取穴】在前臂掌侧,当尺侧腕屈肌腱的桡侧缘,腕横纹上1寸。

【局部解剖】在尺侧腕屈肌与指浅屈肌之间,深层为指深屈肌;有尺动脉通过;布有前臂内侧皮神经,尺侧为尺神经。

【功用功效】宁心安神,活血通络开窍。

【穴位主治】心悸、怔忡,头晕,目眩,咽喉肿痛,暴喑,舌强不语,腕臂痛。现多用于扁桃体炎,心绞痛,心动过缓,神经衰弱,癔症性失语,精神分裂症,子宫内膜炎等。

【配伍治验】配廉泉、哑门治不语;配内关、心俞,治疗胸痹,心痛,怔忡;配太阳、风池、百会,治疗头痛,目眩;配行间、三阴交,治疗经血过多。

【刺法灸法】直刺0.3~1.5寸。

阴郄(HT6)

【穴名出处】《针灸甲乙经》。

【穴位别名】少阴郄,手少阴郄,石官。

【穴名释义】手少阴郄穴的简称,故名。

【定位取穴】在前臂掌侧,当尺侧腕屈肌腱的桡侧缘,腕横纹上0.5寸。

【局部解剖】在尺侧腕屈肌与指浅屈肌之间,深层为指深屈肌;有尺动脉通过;布有前臂内侧皮神经,尺侧为尺神经。

【功用功效】宁心养血,安神固表。

【穴位主治】心痛,惊悸,骨蒸盗汗,吐血,衄血,暴喑。现多用于神经衰弱,鼻出血,胃出血,急性舌肌麻痹,子宫内膜炎等。

【配伍治验】配心俞、巨阙治心痛;配大椎、后溪、三阴交,治阴虚盗汗;配中冲,治疗舌强,心下烦满。

【刺法灸法】直刺0.3~1.5寸。

神门(HT7)

【穴位别名】兑冲、中都,兑骨,锐中。

【穴位别名】无。

【穴名释义】心藏神,神气出入之所谓门,穴位输穴,为心气出入之所,故名。

【定位取穴】在腕部,腕掌侧横纹尺侧端,尺侧腕屈肌腱的桡侧凹陷处。

【局部解剖】在尺侧腕屈肌与指浅屈肌之间,深层为指深屈肌;有尺动脉通过;布有前臂内侧皮神经,尺侧为尺神经。

【功用功效】宁心安神,清心调气。

【穴位主治】心痛,心烦,怔忡,惊悸,健忘,不寐,癫狂,痫症,痴呆,胁痛,掌中热,目黄。现多用于无脉症,神经衰弱,心绞痛,癔症,舌骨肌麻痹,产后失血,淋巴结炎,扁桃体炎等。

【配伍治验】配内关、心俞治心痛;配内关、三阴交治健忘、失眠。

【刺法灸法】直刺0.3~0.5寸。

少府(HT8)

【穴名出处】《针灸甲乙经》。

【穴位别名】兑骨。

【穴名释义】少,指手少阴;府,聚也。穴为手少阴之荥,属火。心属火,穴为本经气血汇聚之处,故名。

【定位取穴】在手掌面,第4、第5掌骨之间,握拳时,当小指尖处。

【局部解剖】有第四蚓状肌,指浅、深屈肌腱,深部为骨间肌;有指掌侧总动、静脉;布有第四指掌侧固有神经。

【功用功效】清心泻热,行气活血。

【穴位主治】心悸,胸痛,小指挛痛,掌中热,遗尿,小便不利,阴痒。现多用于治疗阴道及阴部瘙痒,风湿性心脏病,心绞痛,心律不齐,癔症,肋间神经痛,臂神经痛等。

【配伍治验】配内关治心悸。

【刺法灸法】直刺0.3~1.5寸。

少冲(HT9)

【穴名出处】《针灸甲乙经》。

【穴位别名】经始。

【穴名释义】少,指手少阴。冲,要冲也。穴为手少阴之井,为心脉冲出之所在。手少阴由此相交于手太阳,为阴阳二经气交通之要冲也,故名。

【定位取穴】在小指末节桡侧,距指甲角0.1寸。

【局部解剖】有指掌侧固有动、静脉所形成的动、静脉网;布有指掌侧固有神经。

【功用功效】开窍,泻热。

【穴位主治】心悸,心痛,胸胁痛,癫狂,热病,昏厥。现多用于脑出血,休克,小儿惊厥,癔症,胸膜炎,肋间神经痛,喉炎等。

【配伍治验】配太冲、中冲、大椎治热病、昏迷。

【刺法灸法】浅刺0.1寸或点刺出血。

手太阳小肠经腧穴

本经一侧19穴(左右两侧共38穴),其中8穴分布于上肢背面的尺侧,11穴在肩、颈、面部。首穴少泽,末穴听宫。主治腹部小肠与胸、心、咽喉病证,某些热性病证,神经方面病证和头、面、颈、眼、耳病证以及本经脉所经过部位之病证。

少泽(SI1)

【穴名出处】《灵枢·本输》。

【穴位别名】小吉。

【穴名释义】少,小之意;泽,润泽。本穴为手太阳小肠经井穴,手太阳小肠主液。井穴脉气始出而微小,液有润泽身体之功效,故名。

【定位取穴】在小指末节尺侧,距指甲角0.1寸。

【局部解剖】有指掌侧固有动、静脉,指背动脉形成的动、静脉网;布有尺神经手背支。

【功用功效】清热利窍,利咽通乳。

【穴位主治】头痛,热病,昏厥,乳汁少,咽喉肿痛,目赤,目翳。现多用于治疗乳腺炎,乳汁分泌不足,神经性头痛,精神分裂症,中风昏迷等。

【配伍治验】配膻中、乳根,治乳汁少、乳痈;配天容、合谷、尺泽,治疗咽喉肿痛;配内关、人中、十二井穴放血,治疗热病昏迷。

【刺法灸法】患者取仰卧位或端坐位,伸手掌心朝下,毫针针尖稍向上肢近端倾斜进针,针0.1~0.2寸,局部出现痛感即止,不用补泻手法,用于治疗产后缺乳。

患者取仰卧位或端坐位,伸手掌心朝下,浅刺0.1寸或点刺出血2~5滴,用于治疗急性乳腺炎,急性扁桃体炎,急性咽喉炎及昏迷、昏厥的开窍复苏。

前谷(SI2)

【穴名出处】《灵枢·本输》。

【穴位别名】无。

【穴名释义】前,与后相对;本穴属于手太阳小肠经荥穴,位于手小指本节前外侧凹陷中,恰与后溪相对,穴处凹陷如谷,故名。

【定位取穴】在手掌尺侧,微握拳,当小指本节(第5指掌关节)前的掌指横纹头赤白肉际。

【局部解剖】有指背动、静脉;布有尺神经手背支。

【功用功效】疏肝清心,明目聪耳

【穴位主治】手指麻木,热病,耳鸣,头痛,小便赤。现多用于治疗前臂神经痛,扁桃体炎,乳腺炎,腮腺炎等。

【配伍治验】配耳门、翳风治耳鸣;配曲池、合谷、外关,治疗手痛,前臂麻木;配合谷、曲池、尺泽、少商,治疗咽喉肿痛;配睛明、太阳、束骨,治疗目翳,目痛。

【刺法灸法】直刺0.3~1.5寸。

后溪(SI3)

【穴名出处】《灵枢·本输》。

【穴位别名】无。

【穴名释义】本穴属于手太阳经输穴,位于掌指关节后,当尺侧横纹头赤白肉际,其形如沟渠,故名。

【定位取穴】在手掌尺侧,微握拳,当小指本节(第5指掌关节)后的远侧掌横纹头赤白肉际。

【局部解剖】在小指尺侧,第五掌骨小头后方,当小指展肌起点外缘;有指背动、静脉,手背静脉网;布有尺神经手背支。

【功用功效】清心解郁,清热截疟,散风舒筋。

【穴位主治】头项强痛,耳鸣,耳聋,咽喉肿痛,癫狂,疟疾,腰扭伤,盗汗,热病,手指挛急、麻木,肩臂疼痛。现多用于角膜炎,角膜白斑,扁桃体炎,落枕,急性腰扭伤,精神分裂症,癔症等。

【配伍治验】配列缺、悬钟治颈项强痛;配人中治急性腰扭伤;配环跳、阳陵泉,治疗腿痛;配腰奇、大椎,治疗腰脊强痛;配神门、鸠尾、腰奇,治疗癫痫。

【刺法灸法】直刺0.5~1寸。

腕骨（SI4）

【穴名出处】《灵枢·本输》。

【穴位别名】无。

【穴名释义】本穴位于手外侧腕骨前起骨下凹陷处,故名。

【定位取穴】在手掌尺侧,当第5掌骨基底与钩骨之间的凹陷处,赤白肉际。

【局部解剖】在手背尺侧,小指展肌起点外缘;有腕背侧动脉(尺动脉分支),手背静脉网;布有尺神经手背支。

【功用功效】增液止渴,利胆退黄

【穴位主治】热病无汗,头痛,项强,指挛腕痛,黄疸。现多用于治疗口腔炎,糖尿病等。

【配伍治验】配阳陵泉、肝俞、胆俞治黄疸;配大椎、天柱,治疗颈项强痛,落枕。

【刺法灸法】直刺0.3~1.5寸。

阳谷（SI5）

【穴名出处】《灵枢·本输》。

【穴位别名】无。

【穴名释义】本穴属于手太阳小肠经"经"穴,属火为阳,位于腕背凹陷处,其处形如山谷,故名。

【定位取穴】在手腕尺侧,当尺骨茎突与三角骨之间的凹陷处。

【局部解剖】当尺侧腕伸肌腱的尺侧缘;有腕背侧动脉;布有尺神经手背支。

【功用功效】清心宁神,明目聪耳。

【穴位主治】颈颔肿,手腕痛,热病。现多用于治疗尺神经痛,腮腺炎,齿龈炎,精神病,癫痫等。

【配伍治验】配阳池治腕痛;配曲池、外关,治疗上肢痿痹;配太冲、昆仑,治疗目急痛赤肿;配支沟、内关,治疗胁痛。

【刺法灸法】直刺0.3~1.5寸。

养老（SI6）

【穴名出处】《灵枢·本输》。

【穴位别名】无。

【穴名释义】本穴为奉养老人,调治老人疾病的要穴,故名养老。

【定位取穴】在前臂背面尺侧,当尺骨小头近端桡侧凹缘中。

【局部解剖】左尺骨背面,尺骨茎突上方,尺侧腕伸肌腱和小指固有伸肌腱之间;布有前臂骨间背侧动、静脉的末支,腕静脉网;有前臂背侧皮神经和尺神经。

【功用功效】舒筋增液,清上明目。

【穴位主治】目视不明,肘、肩、臂疼痛。现多用于急性腰扭伤,落枕,眼球充血,视力减退,半身不遂等。

【配伍治验】配太冲、足三里,治目视不明;配肩贞,治疗肩背肘疼痛;配外关、阳池,治疗腕下垂及腕关节疼痛;配腰眼、委中,治疗腰痛。

【刺法灸法】直刺或斜刺 0.5~0.8 寸。

支正(SI7)

【穴名出处】《灵枢·本输》。

【穴位别名】无。

【穴名释义】支,指离开、络脉之意;正,指正经。本穴为手太阳之络,正经由此别走少阴,络入心经,故名。

【定位取穴】在前臂背面尺侧,当阳谷与小海的连线上,腕背横纹上 5 寸。

【局部解剖】在尺骨背面,尺侧腕伸肌的尺侧缘;布有骨间背侧动、静脉;布有前臂内侧皮神经分支。

【功用功效】清热解表,疏肝宁神

【穴位主治】项强,头痛,目眩,肘臂手指挛痛,热病,癫狂。现多用于疥疮,睑腺炎,神经衰弱,神经性头痛,精神病等。

【配伍治验】配合谷治头痛;配内关、神门,治疗心前区痛。

【刺法灸法】直刺或斜刺 0.5~0.8 寸。

小海(SI8)

【穴名出处】《灵枢·本输》。

【穴位别名】无。

【穴名释义】小,指小肠经;海,指汇合之处。本穴属于手太阳小肠经合穴,脉气至此江河之水汇入海,故名。

【定位取穴】在肘内侧,当尺骨鹰嘴与肱骨内上髁之间凹陷处。

【局部解剖】尺神经沟中,为尺侧腕屈肌的起始部;有尺侧上、下副动脉和副静脉以及尺返动、静脉;布有前臂内侧皮神经,尺神经本干。

【功用功效】清热祛风,疏肝安神。

【穴位主治】头痛,颔肿颈痛,肩肘臂痛,痫证。现多用于尺神经疼痛、麻痹,齿龈炎,癫痫,精神分裂症,舞蹈病等。

【配伍治验】配手三里治肘臂疼痛;配支正、阳谷、腕骨,治疗尺神经麻痹。

【刺法灸法】直刺 0.3~1.5 寸。

肩贞(SI9)

【穴名出处】《素问·气穴论》。

【穴位别名】无。

【穴名释义】贞,正之意;肩,指肩部。本穴位于肩关节下方,正对腋纵纹头上方 1 寸处,主治肩部疾患,故名。

【定位取穴】在肩关节后下方,臂内收时,腋后纹头上 1 寸。

【局部解剖】在肩关节后下方,肩胛骨外侧缘,三角肌后缘,下层是大圆肌;有旋肩胛动、静脉;布有腋神经分支,最深部上方为桡神经。

【功用功效】祛风止痛,化痰消肿。

【穴位主治】肩胛痛,手臂不举。现多用于上肢瘫痪,肩关节周围炎等。

【配伍治验】配肩髃、肩髎,治疗肩周炎;配肩髎、曲池、肩井、手三里、合谷,治疗上肢不遂;配天井、臑会,治疗瘰疬。

【刺法灸法】直刺0.5~1.5寸。

臑俞(SI10)

【穴名出处】《针灸甲乙经》。

【穴位别名】无。

【穴名释义】臑,指肱骨上端,俞,指腧穴,本穴位于肩端后方,肱骨上端后上方,故名。

【定位取穴】在肩部,当腋后纹头直上,肩胛冈下缘凹陷中。

【局部解剖】在肩胛骨关节窝后方三角肌中,深层为冈下肌;有旋肱后动、静脉;布有腋神经,深层为肩胛上神经。

【功用功效】散风化痰,舒筋活络。

【穴位主治】肩臂疼痛,瘰疬,肩肿。现多用于肩周炎等。

【配伍治验】配肩髃、曲池,治肩臂疼痛;配后溪、臂臑、肩井,治疗肩周炎;配曲池,治疗上肢不遂。

【刺法灸法】直刺或斜刺1~1.5寸。

天宗(SI11)

【穴名出处】《灵枢·本输》。

【穴位别名】无。

【穴名释义】天,指上部,含遵守之意;宗,指本,含中心之意。本穴位于肩胛冈下窝中央,故名。

【定位取穴】在肩胛部,当冈下窝中央凹陷处,与第4胸椎相平。

【局部解剖】在冈下窝中央冈下肌中;有旋肩胛动、静脉肌支;布有肩胛神经。

【功用功效】肃降肺气,舒筋活络。

【穴位主治】肩胛疼痛,气喘,乳痈。

【配伍治验】配肩外俞治肩胛痛;配膻中、足三里治乳痈;配膻中、天突,治疗咳嗽气喘。

【刺法灸法】直刺或斜刺0.5~1寸。

秉风(SI12)

【穴名出处】《针灸甲乙经》。

【穴位别名】肩解。

【穴名释义】秉,捬除之意;风,指风邪。本穴主治肩风疼痛不举以及诸风痹痛,故名。

【定位取穴】在肩胛部,冈上窝中央,天宗直上,举臂有凹陷处。

【局部解剖】在肩胛冈上缘中央,表层为斜方肌,再下为冈上肌;有肩胛动、静脉;布有锁骨上神经和副神经,深层为肩胛上神经。

【功用功效】舒筋活络,散风止痛。

【穴位主治】肩胛痛,上肢酸麻,肩臂不举。现多用于冈上肌炎,肩周炎等。

【配伍治验】配天宗治肩胛疼痛;配天容、肩髃、外关,治疗上肢酸麻疼痛。

【刺法灸法】直刺或斜刺0.5~1寸。

曲垣(SI13)

【穴名出处】《针灸甲乙经》。

【穴位别名】无。

【穴名释义】曲,含弯之意;垣,指垣墙。本穴位于肩胛冈上窝内侧端,是处弯曲如墙垣,故名。

【定位取穴】在肩胛部,冈上窝内侧端,当臑俞与第2胸椎棘突连线的中点处。

【局部解剖】在肩胛冈上缘,斜方肌和冈上肌中;有颈横动、静脉降支,深层为肩胛上动、静脉肌支;布有第二胸神经后支外侧皮支、副神经,深层为肩胛上神经肌支。

【功用功效】舒筋活络,散风止痛。

【穴位主治】肩胛拘急疼痛。现多用于冈上肌腱炎,肩周炎等。

【配伍治验】配天宗、秉风,治肩胛疼痛。

【刺法灸法】直刺或斜刺0.5~1寸。

肩外俞(SI14)

【穴名出处】《针灸甲乙经》。

【穴位别名】无。

【穴名释义】本穴位于肩中俞的偏外下方,故名。

【定位取穴】在背部,当第1胸椎棘突下,旁开3寸。

【局部解剖】在肩胛骨内侧角边缘,表层为斜方肌,深层为肩胛提肌和菱形肌;有颈横动、静脉,布有第一神经后支内侧皮支,肩胛背神经和副神经。

【功用功效】舒筋活络。

【穴位主治】肩背疼痛,颈项强痛。现多用于肩胛区神经痛等。

【配伍治验】配肩中俞、大椎、列缺治肩背疼痛。

【刺法灸法】斜刺0.5~0.8寸。

肩中俞(SI15)

【穴名出处】《针灸甲乙经》。

【穴位别名】无。

【穴名释义】本穴位于肩井与大椎连线中点,主治肩胛疾患,故名。

【定位取穴】在背部,当第7颈椎棘突下,旁开2寸。

【局部解剖】在第一胸椎横突端,在肩胛骨内侧角边缘,表层为斜方肌,深层为肩胛提肌和菱形肌;有颈横动、静脉;布有第一胸神经后支内侧皮支,肩胛神经和副神经。

【功用功效】疏风解表,宣肺止咳。

【穴位主治】咳嗽,气喘,肩背疼痛,目视不明。

【配伍治验】配肩外俞,大椎治肩背疼痛。

【刺法灸法】斜刺0.5~0.8寸。

天窗（SI16）

【穴名出处】《灵枢·本输》。

【穴位别名】窗笼。

【穴名释义】天,指上部,含头颈之意;窗,指孔窍。本穴近天容,主治耳鼻喉等孔窍病,故名。

【定位取穴】在颈外侧部,胸锁乳突肌的后缘,扶突后,与喉结相平。

【局部解剖】在斜方肌前缘,肩胛提肌后缘,深层为头夹肌;有耳后动、静脉及枕动、静脉分支;布有颈皮神经,正当耳大神经丛的发出部及枕小神经。

【功用功效】聪耳利窍,熄风宁神。

【穴位主治】咽喉肿痛,暴喑,耳聋,耳鸣,颈项强痛。现多用于甲状腺肿大,口颊炎,齿龈炎,肋间神经痛等。

【配伍治验】配列缺治颈项强痛;配外关、翳风、中渚,治疗耳鸣,耳聋。

【刺法灸法】直刺0.5~1寸。

天容（SI17）

【穴名出处】《灵枢·本输》。

【穴位别名】无。

【穴名释义】天,指头;容,指面容。本穴位于下颌角后方,其脉自此人面容,故名。

【定位取穴】在颈外侧部,当下颌角的后方,胸锁乳突肌的前缘凹陷中。

【局部解剖】在下颌角后方,胸锁乳突肌停止部前缘,二腹肌后腹的下缘;前方有颈外浅静脉、颈内动、静脉;布有耳大神经的前支,面神经的颈支、副神经,其深层为交感神经干的颈上神经节。

【功用功效】利咽消肿,聪耳降逆。

【穴位主治】耳聋,耳鸣,咽喉肿痛,颊肿,咽中如梗,气瘿。现多用于扁桃体炎,颈项部扭伤等。

【配伍治验】配列缺治颈项强痛;配翳风、听会、中渚,治疗耳鸣耳聋。

【刺法灸法】直刺0.5~1寸。

颧髎（SI18）

【穴名出处】《针灸甲乙经》。

【穴位别名】兑骨。

【穴名释义】颧,指颧骨;髎,指骨边孔穴。本穴位于面部颧骨下凹陷处,故名。

【定位取穴】在面部,当目外眦直下,颧骨下缘凹陷处。

【局部解剖】在颧骨下颌突的后下缘稍后,咬肌的起始部,颧肌中;有面横动、静脉分支;布有面神经及眶下神经。

【功用功效】清热消肿,祛风止痉。

【穴位主治】口眼㖞斜,眼睑瞤动,面痛,齿痛,颊肿,目黄。现多用于面神经麻痹,面肌痉挛等。

【配伍治验】配地仓、颊车治口歪;配合谷治齿痛。

【刺法灸法】患者取仰卧位或平卧位。毫针沿颧骨最高点下缘快速进针,浅刺 0.2～0.5寸,不施补泻手法,用于治疗面肌痉挛。

患者取仰卧位或平卧位,进针 0.5～1 寸,施捻转泻法。用于面肌痉挛的健侧及发病 2 周以后的周围性面瘫的患侧。

患者取平卧位,用三棱针点刺穴位皮肤 2～3 点,然后用闪火拔罐法加压后出血 1～3ml,用于治疗面肌痉挛和周围性面瘫及三叉神经上颌支疼痛。

听宫(SI19)

【穴名出处】《灵枢·刺节真邪论》。

【穴位别名】多所闻,耳中,窗笼。

【穴名释义】宫,为五音之首,又含要处之意。本穴当耳屏前方,主治耳疾,为恢复听力的要穴,故名。

【定位取穴】在面部,耳屏前,下颌骨髁状突的后方,张口时呈凹陷处。

【局部解剖】有颞浅动、静脉的耳前支;布有面神经及三叉神经的第三支的耳颞神经。

【功用功效】开窍聪耳。

【穴位主治】耳聋,耳鸣,聤耳,牙关不利,齿痛。现多用于聋哑,中耳炎,下颌关节功能紊乱,声音嘶哑等。

【配伍治验】配翳风、中渚治耳鸣、耳聋;配颊车、合谷、下关,治疗齿痛。

【刺法灸法】张口,直刺 0.5～1.5 寸。

足太阳膀胱经腧穴

本经一侧 67 穴(左右两侧共 134 穴),其中 49 穴分布于头面部、项部和背腰部之督脉的两侧,余 18 穴则分布于下肢后面的正中线上及足的外侧部。首穴睛明,末穴至阴。主治泌尿生殖系统、神经精神方面、呼吸系统、循环系统、消化系统病证和热性病,以及本经脉所经过部位的病证。

睛明(BL1)

【穴名出处】《针灸甲乙经》。

【穴位别名】泪孔,泪空,泪腔,精明,目内眦。

【穴名释义】睛,指眼睛;明,指光明。本穴位于目内眦外,因主治眼睛疾病,能使患眼复明,故名。

【定位取穴】在面部,目内眦角稍上方凹陷处。

【局部解剖】在眶内缘睑内侧韧带中,深部为眼内直肌;有内眦动、静脉和滑车上下动、静脉,深层上方有眼动、静脉本干;布有滑车上、下神经,深层为眼神经,上方为鼻睫神经。

【功用功效】祛风,清热,明目。

【穴位主治】目赤肿痛,眦痒,迎风流泪,夜盲,色盲,目眩,近视。现多用于散光,视神经炎,视神经萎缩,视网膜炎,视网膜出血,翼状胬肉,早期轻度白内障等。

【配伍治验】配球后、光明治视目不明;配合谷、四白,治疗目生翳膜;配合谷、风池,治疗目赤肿痛,目痒。

【刺法灸法】嘱患者闭目,医者左手轻推眼球向外侧固定,左手缓慢进针,紧靠眶缘直刺0.5~1寸。不捻转,不提插(或只轻微地捻转和提插)。出针后按压针孔片刻,以防出血。本穴禁灸。

攒竹(BL2)

【穴名出处】《针灸甲乙经》。

【穴位别名】眉本,眉头,始光,明光,光明,员柱,眉柱。

【穴名释义】攒,指聚;竹,指竹叶。人之眉毛聚结直立似竹,本穴位于眉头攒聚之处,故名。

【定位取穴】在面部,当眉头陷中,眶上切迹处。

【局部解剖】有额肌及皱眉肌;当额动、静脉处;布有额神经内侧支。

【功用功效】清热明目,散风止痉。

【穴位主治】头痛,目眩,眉棱骨痛,目视不明,迎风流泪,目赤肿痛,眼睑瞤动,青盲。现多用于视力减退,急性结膜炎,视网膜出血,视神经萎缩,角膜白斑,面肌痉挛等。

【配伍治验】配阳白治口眼㖞斜、眼睑下垂;配风池、合谷,治疗目赤肿痛,流泪;配列缺、颊车,治疗面瘫,面肌痉挛;配阳白、太阳、透攒,治疗三叉神经痛。

【刺法灸法】平刺0.5~0.8寸。禁灸。

眉冲(BL3)

【穴名出处】《脉经》。

【穴位别名】小竹。

【穴名释义】眉,指眉头、眉毛;冲,指动,又有直上之意。眉冲,是经气从眉头直冲入发际而名。

【定位取穴】在头部,当攒竹直上入发际0.5寸,神庭与曲差连线之间。

【局部解剖】有额肌;当额动、静脉处;布有额神经内侧支。

【功用功效】祛风通窍,明目醒神。

【穴位主治】头痛,眩晕,痫证,鼻塞。现多用于鼻炎,癫痫等。

【配伍治验】配太阳治头痛;配太阳、鱼腰,治疗视物不明,目痛;配后溪治疗癫痫。

【刺法灸法】平刺0.3~1.5寸。

曲差(BL4)

【穴名出处】《针灸甲乙经》。

【穴位别名】鼻冲。

【穴名释义】曲,有拐弯,屈曲不直之意;差,有差错不齐之意。足太阳之脉经睛明直行向上,行至眉冲处及横行向外,曲而不齐,故名。

【定位取穴】在头部,当前发际正中直上0.5寸,旁开1.5寸,即神庭与头维连线的内1/3与中1/3交点处。

【局部解剖】有额肌;当额动、静脉处;布有额神经内侧支。

【功用功效】祛风,明目,通络。

【穴位主治】头痛,鼻塞,鼻衄,目视不明,目眩。现多用于面神经麻痹,三叉神经痛等。

【配伍治验】配合谷治头痛、鼻塞;配百会、太冲,治疗头痛,目眩;配心俞,治疗心中烦满。

【刺法灸法】平刺0.5~0.8寸。

五处(BL5)

【穴名出处】《针灸甲乙经》。

【穴位别名】巨处。

【穴名释义】本穴为足太阳膀胱经起始的第五个穴位,故名。

【定位取穴】在头部,当前发际正中直上1寸,旁开1.5寸。

【局部解剖】有额肌;当额动、静脉处;布有额神经内侧支。

【功用功效】散风清热,明目镇静。

【穴位主治】头痛,目眩,癫痫。

【配伍治验】配合谷、太冲治头痛、目眩。

【刺法灸法】平刺0.5~0.8寸。

承光(BL6)

【穴名出处】《针灸甲乙经》。

【穴位别名】无。

【穴名释义】承,指承受,继承之意;光,指光明。因本穴主治眼睛疾病,能使眼目重新承受光明,故名。

【定位取穴】在头部,当前发际正中直上2.5寸,旁开1.5寸。

【局部解剖】有帽状腱膜;有额动、静脉,颞浅动、静脉及枕动、静脉的吻合网;当额神经外侧支和枕大神经会合支处。

【功用功效】祛风,明目,降逆。

【穴位主治】头痛,目眩,鼻塞。现多用于角膜白斑,鼻炎,感冒等。

【配伍治验】配百会治头痛;配大都,治疗呕吐。

【刺法灸法】平刺0.3~1.5寸。

通天(BL7)

【穴名出处】《针灸甲乙经》。

【穴位别名】天臼,天白,天目,天伯,天归。

【穴名释义】通,指通达,贯通;天,指高位。本穴位于足太阳膀胱经至高之位,比喻脉气通于天,故名。

【定位取穴】在头部,当前发际正中直上4寸,旁开1.5寸。

【局部解剖】有帽状腱膜;有颞浅动、静脉和枕动、静脉的吻合网;布有枕大神经分支。

【功用功效】祛风通窍。

【穴位主治】头痛,眩晕,鼻塞,鼻衄,鼻渊。现多用于口肌痉挛,慢性气管炎,三叉神经痛等。

【配伍治验】配迎香、合谷治鼻疾。

【刺法灸法】平刺0.3~1.5寸。

络却(BL8)

【穴名出处】《针灸甲乙经》。

【穴位别名】强阳,脑盖,络郄,及行。

【穴名释义】络,指细小络脉,联络等意;却,有退、还之意。本穴位于足太阳膀胱经"从巅入络脑,还出别下项"之处,故名。

【定位取穴】在头部,当前发际正中直上5.5寸,旁开1.5寸。

【局部解剖】在枕肌停止处;有枕动、静脉分支;布有枕大神经分支。

【功用功效】熄风明目,清心安神。

【穴位主治】眩晕,目视不明,耳鸣,癫狂。现多用于面神经麻痹,甲状腺肿,枕肌和斜方肌痉挛,白内障,精神病,忧郁症等。

【配伍治验】配风池治头晕。

【刺法灸法】平刺0.3~1.5寸。

玉枕(BL9)

【穴名出处】《针灸甲乙经》。

【穴位别名】无。

【穴名释义】玉,乃贵重之意,枕,指枕骨,又名玉枕骨,故名。

【定位取穴】在后头部,当后发际正中直上2.5寸,旁开1.3寸平枕外隆凸上缘的凹陷处。

【局部解剖】有枕肌;有枕动、静脉;布有枕大神经分支。

【功用功效】祛风,通窍,利目

【穴位主治】头项痛,眩晕,目痛,鼻塞。现多用于视觉减退,多汗症等。

【配伍治验】配大椎治头项痛;配合谷,治疗鼻塞不通。

【刺法灸法】平刺0.3~1.5寸。

天柱(BL10)

【穴名出处】《灵枢·本输》。

【穴位别名】无。

【穴名释义】本穴位于项部斜方肌起始部,颈椎骨(天柱骨)上端,支撑头颅,意是擎天之柱而名。

【定位取穴】在项部大筋(斜方肌)外缘之后发际凹陷中,约当后发际正中旁开1.3寸。

【局部解剖】在斜方肌起部,深层为头半棘肌:有枕动、静脉干;布有枕大神经干。

【功用功效】疏风通络,息风宁神。

【穴位主治】头痛,鼻塞,咽喉肿痛,项强,肩背痛。现多用于咽喉炎,癔症,神经衰弱等。

【配伍治验】配大椎治头痛项强。

【刺法灸法】直刺或斜刺0.5~0.8寸,不可向内上方深刺,以免伤及延髓。

大杼 (BL11)

【穴名出处】《灵枢·海论》。

【穴位别名】背俞,本神,风府,大俞,百旁,百劳。

【穴名释义】大,指长大;杼,指织布机上用的梭子。背部椎骨横突形状整齐,有如织布机之梭子,又因古称椎骨位杼骨,上椎犹大,本穴位于其旁,故名。

【定位取穴】在背部,当第1胸椎棘突下,旁开1.5寸。

【局部解剖】有斜方肌,菱形肌,上后锯肌,最深层为最长肌;有第一肋间动、静脉后支布有第一胸神经后支的皮支,深层为第一胸神经后支外侧支。

【功用功效】祛风解表,宣肺定喘,舒筋通络。

【穴位主治】头痛,项背痛,肩胛酸痛,咳嗽,发热,颈项强直。现多用于颈椎病等。

【配伍治验】配肩中俞、肩外俞治肩背痛;配丰隆、膻中,治疗哮喘。

【刺法灸法】斜刺0.5~0.8寸。

风门 (BL12)

【穴名出处】《针灸甲乙经》。

【穴位别名】热府,背俞。

【穴名释义】风,指风邪;门,为出入之所。本穴属于足太阳膀胱经,足太阳主一身之表,为风邪入侵之门户,又因本穴主治风病,故名风门。

【定位取穴】在背部,当第2胸椎棘突下,旁开1.5寸。

【局部解剖】有斜方肌,菱形肌,上后锯肌,深层为最肌;有第二肋间动、静脉后支;布有二、三胸神经后支的皮支,深层为第三胸神经后支外侧支。

【功用功效】祛风,宣肺解表。

【穴位主治】伤风咳嗽,发热,头痛,项强,腰背痛。现多用于感冒,支气管炎,肺炎,百日咳,荨麻疹等。

【配伍治验】配肺俞、大椎治咳嗽、气喘;配合谷治伤风咳嗽。

【刺法灸法】斜刺0.5~0.8寸。

肺俞 (BL13)

【穴名出处】《灵枢·背腧》。

【穴位别名】无。

【穴名释义】肺,指肺脏;俞,与腧、输通,转输、输注之意(以下均同)。该穴乃肺脏经气转输之处,故名。

【定位取穴】在背部,当第3胸椎棘突下,旁开1.5寸。

【局部解剖】有斜方肌,菱形肌,深层为最长肌;有第三肋间动、静脉后支;布有第三或第四胸神经后支的皮支,深层为第三胸神经后支外侧支。

【功用功效】宣肺,平喘,理气。

【穴位主治】咳嗽,气喘,胸痛,吐血,骨蒸潮热,盗汗。现多用于皮肤瘙痒,荨麻疹,肺结核,肺炎等。

【配伍治验】配风门治咳喘;配合谷、迎香治鼻疾。

【刺法灸法】斜刺 0.5~0.8 寸。

厥阴俞(BL14)

【穴名出处】《针灸甲乙经》。

【穴位别名】厥俞,阙俞,心包俞。

【穴名释义】本穴是手厥阴心包经脉气转注之处,主治心、心包疾患,故名。

【定位取穴】在背部,当第4胸椎棘突下,旁开1.5寸。

【局部解剖】有斜方肌、菱形肌,深层为最长肌;布有第四肋间动、静脉后支;正当第四或第五胸神经后支的皮支,深层为第四胸神经后支外侧支。

【功用功效】宽胸理气,理气安神。

【穴位主治】咳嗽,心痛,心悸,胸闷,呕吐。现多用于风湿性心脏病,神经衰弱,肋间神经痛等。

【配伍治验】配内关治心痛、心悸。

【刺灸法】斜刺 0.5~0.8 寸。

心俞(BL15)

【穴名出处】《灵枢·背腧》。

【穴位别名】无。

【穴名释义】本穴是心气输注之处,主治心之疾患,故名。

【定位取穴】在背部,当第5胸椎棘突下,旁开1.5寸。

【局部解剖】有斜方肌,菱形肌,深层为最长肌;有第五肋间动、静脉后支;布有第五或第六胸神经后支的皮支,深层为第五胸神经后支外侧支。

【功用功效】宽胸理气,宁心通络

【穴位主治】心痛,惊悸,健忘,心烦,咳嗽,吐血,梦遗,盗汗,癫狂,痫证。现多用于冠心病,心绞痛,风心病,神经衰弱,肋间神经痛,精神分裂症,癔症等。

【配伍治验】配巨阙、内关治心痛、惊悸;配内关、神门治失眠、健忘。

【刺法灸法】斜刺 0.5~0.8 寸。

督俞(BL16)

【穴名出处】《太平圣惠方》。

【穴位别名】高盖,商盖,高益。

【穴名释义】督,指督脉,本穴是督脉之气输注之处,故名。

【定位取穴】在背部,当第6胸椎棘突下,旁开1.5寸。

【局部解剖】有斜方肌,背阔肌肌腱,最长肌;有第六肋间动、静脉后支,颈横动脉降支;布有肩胛背神经,第六或第七胸神经后支的皮支,深层为第六胸神经后支外侧支。

【功用功效】宽胸,理气。

【穴位主治】心痛,胃痛。现多用于心内膜炎,膈肌痉挛,乳腺炎,皮肤瘙痒,牛皮癣等。

【配伍治验】配内关治心痛、胸闷。

【刺法灸法】斜刺 0.5~0.8 寸。

膈俞 (BL17)

【穴名出处】《灵枢·背腧》。

【穴位别名】无。

【穴名释义】膈,指横膈,横膈之气系于背,本穴位置接近膈膜,主治呃逆,故名。

【定位取穴】在背部,当第 7 胸椎棘突下,旁开 1.5 寸。

【局部解剖】在斜方肌下缘,有背阔肌,最长肌;布有第七肋间动、静脉后支;布有第七或第八胸神经后支的皮支,深层为第七胸神经后支外侧支。

【功用功效】宽胸理气,和血止血。

【穴位主治】呕吐,呃逆,噎膈,饮食不下,气喘,咳嗽,吐血,潮热,盗汗,风疹。现多用于贫血,慢性出血性疾病,膈肌痉挛,胃炎,肠炎,荨麻疹,小儿营养不良等。

【配伍治验】配内关、足三里治呕吐,呃逆;配足三里、血海、膏肓治贫血。

【刺法灸法】斜刺 0.5~0.8 寸。

肝俞 (BL18)

【穴名出处】《灵枢·背腧》

【穴位别名】无。

【穴名释义】穴近肝脏,为肝脉经气输注之处,主治肝脏疾患,故名。

【定位取穴】在背部,当第 9 胸椎棘突下,旁开 1.5 寸。

【局部解剖】在背阔肌,最长肌和髂肋肌之间;有第九肋间动、静脉后支;布有第九或第十胸神经后支的皮支,深层为第九胸神经后支外侧支。

【功用功效】疏肝利胆,明目镇静。

【穴位主治】黄疸,胁痛,目赤,目眩,雀目,癫狂,痫症,脊背痛,吐血,鼻衄。现多用于急,慢性肝炎,胆囊炎,视网膜出血,胃炎,胃痉挛,肋间神经痛,神经衰弱,精神病,月经不调等。

【配伍治验】配支沟、阳陵泉治胁痛;配太冲治目眩。

【刺法灸法】斜刺 0.5~0.8 寸。

胆俞 (BL19)

【穴名出处】《针灸甲乙经》。

【穴位别名】无。

【穴名释义】本穴位置接近胆腑,为胆经之气输注之处,主治胆腑疾患,故名。

【定位取穴】在背部,当第 10 胸椎棘突下,旁开 1.5 寸。

【局部解剖】在背阔肌,最长肌和髂肋肌之间;有第十肋间动、静脉后支;布有第十胸神经后支的皮支,深层为第十胸神经后支的外侧支。

【功用功效】清热利胆。

【穴位主治】黄疸,口苦,胸胁痛,肺痨,潮热。现多用于胆囊炎,胆道蛔虫,急慢性肝炎,胃炎,腋窝淋巴结炎,肋间神经痛等。

【配伍治验】配阳陵泉、太冲治胆道疾病。

【刺法灸法】斜刺 0.5~0.8 寸。

脾俞（BL20）

【穴名出处】《针灸甲乙经》。

【穴位别名】无。

【穴名释义】本穴位置接近脾脏，为脾经之气输注之处，主治脾脏疾患，故名。

【定位取穴】在背部，当第 11 胸椎棘突下，旁开 1.5 寸。

【局部解剖】在背阔肌，最长肌和髂肋肌之间；有第十一肋间动、静脉后支；布有第十一胸神经后支的皮支，深层为第十一胸神经后支肌支。

【功用功效】健脾，和胃，化湿。

【穴位主治】胃脘痛，腹胀，黄疸，呕吐，泄泻，痢疾，便血，月经过多，水肿，纳呆，背痛。现多用于胃溃疡，胃炎，胃下垂，神经性呕吐，肝炎，贫血，慢性出血性疾病，糖尿病等。

【配伍治验】配足三里治腹胀、便秘。

【刺法灸法】斜刺 0.5~0.8 寸。

胃俞（BL21）

【穴名出处】《针灸甲乙经》。

【穴位别名】无。

【穴名释义】本穴位置接近胃腑，为胃经之气输注之处，主治胃腑疾患，故名。

【定位取穴】在背部，当第 12 胸椎棘突下，旁开 1.5 寸。

【局部解剖】在腰背筋膜，最长肌和髂肋肌之间；有肋下动、静脉后支；布有第十二胸神经后支的皮支，深层为第十二胸神经后支外侧支。

【功用功效】理中，和胃，降逆。

【穴位主治】胸胁痛，胃脘痛，纳呆，腹胀，肠鸣，泄泻，翻胃，呕吐。现多用于胃下垂，胃痉挛，胰腺炎，糖尿病等。

【配伍治验】配中脘、梁丘治胃痛；配脾俞、大肠俞，治疗肠鸣腹泻。

【刺法灸法】斜刺 0.5~0.8 寸。

三焦俞（BL22）

【穴名出处】《针灸甲乙经》。

【穴位别名】无。

【穴名释义】本穴是三焦之气输注之处，主治三焦疾患，故名。

【定位取穴】在腰部，当第 1 腰椎棘突下，旁开 1.5 寸。

【局部解剖】在腰背筋膜，最长肌和髂肋肌之间；有第一腰动、静脉后支；布有第十胸神经后支的皮支，深层为第一腰神经后支外侧支。

【功用功效】调三焦，利水道。

【穴位主治】腹胀，肠鸣，完谷不化，呕吐，泄泻，痢疾，水肿，腰背强痛。现多用于尿潴留，胃炎，肠炎，肾炎，神经衰弱等。

【配伍治验】配气海、足三里治肠鸣、腹胀。

【刺法灸法】直刺 0.5~1 寸。

肾俞 (BL23)

【穴名出处】《灵枢·背腧》。

【穴位别名】无。

【穴名释义】本穴位置接近肾脏,为肾经之气输注之处,主治肾脏疾患,故名。

【定位取穴】在腰部,当第 2 腰椎棘突下,旁开 1.5 寸。

【局部解剖】在腰背筋膜,最长肌和髂肋肌之间;有第二腰动、静脉后支;布有第一腰神经后支的外侧支,深层为第一腰丛。

【功用功效】补肾益气,通阳利水。

【穴位主治】遗精,阳痿,遗尿,月经不调,白带,腰痛,腰膝酸软,头昏目眩,耳鸣,耳聋,水肿,气喘,泄泻。现多用于肾炎,尿路感染,半身不遂等。

【配伍治验】配太溪、三阴交治月经不调;配翳风、耳门治耳鸣、耳聋。

【刺法灸法】直刺 0.5~1 寸。

气海俞 (BL24)

【穴名出处】《太平圣惠方》。

【穴位别名】无。

【穴名释义】本穴与任脉之气海穴位相对应,为人身原气转输之处,故名。

【定位取穴】在腰部,当第 3 腰椎棘突下,旁开 1.5 寸。

【局部解剖】在腰背筋膜,最长肌和髂肋肌之间;有第二腰动、静脉后支;布有第二腰神经后支的外侧支,深层为第一腰丛。

【功用功效】补气益肾,健腰调经。

【穴位主治】腰痛,月经不调,痛经,气喘。现多用于功能性子宫出血,下肢瘫痪等。

【配伍治验】配足三里、天枢治腹胀、肠鸣。

【刺法灸法】直刺 0.5~1 寸。

大肠俞 (BL25)

【穴名出处】《针灸甲乙经》。

【穴位别名】裂结俞。

【穴名释义】本穴是大肠经之气输注之处,主治大肠疾病,故名。

【定位取穴】在腰部,当第 4 腰椎棘突下,旁开 1.5 寸。

【局部解剖】在腰背筋膜,最长肌和髂肋肌之间;有第四腰动、静脉后支;布有第三腰神经皮支,深层为腰丛。

【功用功效】调肠理气。

【穴位主治】腰脊酸痛,腹胀,肠鸣,泄泻,便秘,下肢痿痹,腰腿痛。现多用于骶髂关节炎,坐骨神经痛,阑尾炎,肠出血,脚气等。

【配伍治验】配气海、足三里、支沟治便秘;配次髎,治疗小便不利;配腰阳关,至阳治疗腰脊强痛。

【刺法灸法】直刺0.8~1.2寸。艾炷灸5~0壮,或艾灸灸10~20分钟。

关元俞(BL26)

【穴名出处】《太平圣惠方》。

【穴位别名】无。

【穴名释义】本穴与任脉关元相对应,为人体阳气交关之处,故名。

【定位取穴】在腰部,当第5腰椎棘突下,旁开1.5寸。

【局部解剖】有骶棘肌,有腰最下动、静脉后支的内侧支;布有第五腰神经后支。

【功用功效】壮腰培元,通调二便。

【穴位主治】腰痛,腹胀,泄泻,遗尿,腰腿痛,小便频数。现多用于慢性肠炎,糖录病,贫血,慢性盆腔炎,膀胱炎等。

【配伍治验】配气海治腹胀;配膀胱俞治疗风劳腰痛。

【刺法灸法】直刺0.8~1.2寸。

小肠俞(BL27)

【穴名出处】《针灸甲乙经》。

【穴位别名】无。

【穴名释义】本穴位置接近小肠,为小肠经之气输注之处,主治小肠疾患,故名。

【定位取穴】在骶部,当骶正中嵴旁1.5寸,平第1骶后孔。

【局部解剖】在骶髂肌起始部和臀大肌起始部之间;有骶外侧动、静脉后支的外侧支;布有第一骶神经后支外侧支,第五腰神经后支。

【功用功效】通调二便,清利湿热。

【穴位主治】小腹胀痛,痢疾,遗精,尿血,遗尿,白带,腰骶痛,腰腿痛。现多用于骶髂关节炎,肠炎,盆腔炎,淋病,子宫内膜炎等。

【配伍治验】配天枢、足三里、上巨虚、关元治腹胀、痢疾、便秘;配肾俞、三阴交、三焦俞、关元、曲泉治泌尿系结石。

【刺法灸法】直刺或斜刺0.8~1寸;灸3~7壮。

膀胱俞(BL28)

【穴名出处】《针灸甲乙经》。

【穴位别名】无。

【穴名释义】本穴位置接近膀胱,为膀胱经之气输注之处,主治膀胱疾患,故名。

【定位取穴】在骶部,当骶正中嵴旁1.5寸,平第2骶后孔。

【局部解剖】在骶棘肌起部和臀大肌起部之间;有骶外侧动、静脉后支;布有臀中皮神经分支。

【功用功效】通利膀胱,疏经活络。

【穴位主治】小便不通,遗尿,尿频,泄泻,便秘,腰脊强痛。现多用于坐骨神经痛,痢疾,糖尿病,子宫内膜炎,膀胱炎,膀胱结石等。

【配伍治验】配肾俞治小便不利;配委中、风市,治疗腰腿痛,下肢瘫痪。

【刺法灸法】直刺或斜刺0.8~1.2寸。

中膂俞(BL29)

【穴名出处】《针灸甲乙经》。

【穴位别名】中膂,中膂内俞,脊内俞。

【穴名释义】中,指人体中部;膂,指脊柱两旁隆起之肌肉。本穴位于二十椎下两旁各1.5寸之肌肉隆起处,故名。

【定位取穴】在骶部,当骶正中嵴旁1.5寸,平第3骶后孔。

【局部解剖】有臀大肌,深层为骶结节韧带起始部;当臀下动、静脉的分支处,布有臀下皮神经。

【功用功效】益肾健腰,通肠理气。

【穴位主治】痢疾,疝气,腰脊强痛。现多用于腰骶神经根病,肠炎,糖尿病等。

【配伍治验】配大敦治疝气;配合谷、足三里,治疗痢疾。

【刺法灸法】直刺1~1.5寸。

白环俞(BL30)

【穴名出处】《针灸甲乙经》。

【穴位别名】玉环俞,玉房俞。

【穴名释义】环,绕之意。足太阳膀胱经之支脉从腰部挟脊柱外侧直下贯臀部至此穴后,再绕回,又因本穴内应精室,为人体精气输注之处,主治白带、白浊,故名。

【定位取穴】在骶部,当骶正中嵴旁1.5寸,平第4骶后孔。

【局部解剖】在臀大肌,骶结节韧带下内缘;有臀下动、静脉,深层为阴部内动、静脉;布有皮神经,深层为阴部神经。

【功用功效】利湿健腰,益肾调经。

【穴位主治】遗尿,疝痛,白带,月经不调,腰髋冷痛,二便不利,里急后重,脱肛。现多用于坐骨神经痛,子宫内膜炎,小儿麻痹后遗症,下肢瘫痪等。

【配伍治验】配三阴交、肾俞,治遗尿、月经不调。

【刺法灸法】直刺0.5~1.5寸。

上髎(BL31)

【穴名出处】《针灸甲乙经》。

【穴位别名】无。

【穴名释义】髎,指骨空深处,也指骶骨后孔。本穴位于第一骶骨孔中,居上,故名。

【定位取穴】在骶部,当髂后上棘与中线之间,适对第1骶后孔处。

【局部解剖】在骶棘肌起始部及臀大肌起始部;当骶外侧动、静脉后支处;布有第一骶神经后支。

【功用功效】健腰调经,清利下焦。

【穴位主治】腰痛,二便不利,月经不调,赤白带下,阴挺。现多用于骶髂关节炎,坐骨神经痛,下肢瘫痪,小儿麻痹后遗症等。

【配伍治验】配三阴交、中极、治小便不利。

【刺法灸法】直刺 0.5~1.5 寸。

次髎 (BL32)

【穴名出处】《针灸甲乙经》。

【穴位别名】无。

【穴名释义】髎,指骨空深处,也指骶骨后孔。本穴位于第二骶骨孔中,居次,故名。

【定位取穴】在骶部,当髂后上棘内下方,适对第 2 骶后孔处。

【局部解剖】在臀大肌起始部;当骶外侧动、静脉后支处;为第二骶神经后支通过处。

【功用功效】健腰调经,清利下焦。

【穴位主治】腰痛,疝气,月经不调,赤白带下,痛经,遗精,阳痿,遗尿,小便不利,下肢痿痹。现多用于尿潴留,睾丸炎,卵巢炎,盆腔炎,子宫内膜炎等。

【配伍治验】配三阴交、中极、肾俞治遗尿;配血海治疗痛经。

【刺法灸法】直刺 0.5~1.5 寸。

中髎 (BL33)

【穴名出处】《针灸甲乙经》。

【穴位别名】中空。

【穴名释义】髎,指骨空深处,也指骶骨后孔。本穴位于第三骶骨孔中,居中,故名。

【定位取穴】在骶部,当次髎下内方,适对第 4 骶后孔处。

【局部解剖】在臀大肌起始部;当骶外侧动、静脉后支处;为第三骶神经后支通过处。

【功用功效】健腰调经,清利下焦。

【穴位主治】腰痛,便秘,泄泻,小便不利,月经不调,带下。现多用于下肢瘫痪,小儿麻痹后遗症等。

【配伍治验】配支沟、足三里治便秘。

【刺法灸法】直刺 0.5~1.5 寸。

下髎 (BL34)

【穴名出处】《针灸甲乙经》。

【穴位别名】无。

【穴名释义】髎,指骨空深处,也指骶骨后孔。本穴位于第四骶骨孔中,居下,故名。

【定位取穴】在骶部,当中髎下内方,适对第 4 骶后孔处。

【局部解剖】在臀大肌起始部;有臀下动、静脉分支;当第四骶神经后支通过处。

【功用功效】健腰利便,清利下焦。

【穴位主治】腰痛,小腹痛,小便不利,便秘,带下。现多用于子宫内膜炎,盆腔炎,尿潴留,下肢瘫痪等。

【配伍治验】配气海治腹痛。

【刺法灸法】直刺 0.5~1.5 寸。

会阳 (BL35)

【穴名出处】《针灸甲乙经》。

【穴位别名】利极,利机。

【穴名释义】会,指会合,交汇;阳,指阳经、阳气。本穴位于尾骶骨两旁,为足太阳膀胱经与督脉两条阳经交汇之处,又与会阴穴相对应,故名。

【定位取穴】在骶部,尾骨端旁开 0.5 寸。

【局部解剖】有臀大肌;有臀下动、静脉分支;布有尾骨神经;深部有阴部神经干。

【功用功效】益肾固带,通理二便。

【穴位主治】痢疾,便血,泄泻,痔疾,阳痿,带下。现多用于阴部神经性皮炎,淋病,坐骨神经痛等。

【配伍治验】配承山治痔疾。

【刺法灸法】直刺 1~1.5 寸。

承扶 (BL36)

【穴名出处】《针灸甲乙经》。

【穴位别名】阴关,皮部,扶承。

【穴名释义】承,指承受;扶,指扶持,意为承接于上而辅之下。本穴位于臀下横纹正中,有承受上身而扶持下肢的作用,故名承扶。

【定位取穴】在大腿后面,臀下横纹的中点。

【局部解剖】在臀大肌下缘;有坐骨神经伴行的动、静脉;布有股后皮神经,深层为坐骨神经。

【功用功效】消痔通便,舒筋活络。

【穴位主治】腰骶臀股疼痛,下肢痿痹,大便难,痔疾。现多用于坐骨神经痛,小儿麻痹后遗症,尿潴留等。

【配伍治验】配委中治腰骶疼痛;配承筋、委中、阳谷,治疗痔疮疼痛、腋下肿。

【刺法灸法】直刺 1~2 寸。

殷门 (BL37)

【穴名出处】《针灸甲乙经》。

【穴位别名】无。

【穴名释义】殷,指盛大;门,出入之所。本穴位于大腿后面,肌肉丰隆、阔大,是足太阳膀胱经脉气出入之门户,故名。

【定位取穴】在大腿后面,当承扶与委中的连线上,承扶下 6 寸。

【局部解剖】在半腱肌与股二头肌之间,深层为大收肌;外侧为股深动、静脉第三穿支;布有股后皮神经,深层正当坐骨神经。

【功用功效】疏通经络,强健腰腿。

【穴位主治】腰痛,腰腿痛,下肢痿痹、瘫痪。现多用于坐骨神经痛,下肢麻痹,小儿麻痹后遗症等。

【配伍治验】配大肠俞治腰痛;配风市、足三里,治疗下肢痿痹。

【刺法灸法】直刺1~2寸。

浮郄(BL38)

【穴名出处】《针灸甲乙经》。

【穴位别名】无。

【穴名释义】浮,指上方、表浅;郄,指空隙。本穴位于委阳上一寸,乃足太阳膀胱经脉气自殷门浮出于此空处,故名。

【定位取穴】在腘横纹外侧端,委阳上1寸,股二头肌腱的内侧。

【局部解剖】在股二头肌腱内侧;有膝上外侧动、静脉;布有股后皮神经,正当腓总神经处。

【功用功效】舒筋活络,清热解痉。

【穴位主治】便秘,股腘部疼痛,麻木,筋挛急。现多用于急性胃肠炎,膀胱炎,尿闭等。

【配伍治验】配承山治下肢痿痹。

【刺法灸法】直刺0.5~1.5寸。

委阳(BL39)

【穴名出处】《灵枢·本输》。

【穴位别名】无。

【穴名释义】委,指屈之意;阳,指外。本穴位于委中穴的外侧,故名。

【定位取穴】在腘横纹外侧端,当股二头肌腱的内侧。

【局部解剖】在股二头肌腱内侧;有膝上外侧动、静脉;布有股后皮神经,正当腓总神经处。

【功用功效】调理气机,通利三焦。

【穴位主治】腰脊强痛,小腹胀满,水肿,小便不利,腿足挛痛。现多用于腰背肌痉挛,腓肠肌痉挛,肾炎,膀胱炎等。

【配伍治验】配三焦俞、肾俞、治小便不利。

【刺法灸法】直刺0.5~1.5寸。

委中(BL40)

【穴名出处】《灵枢·本输》。

【穴位别名】委中央,腿凹。

【穴名释义】委,指屈曲;中,指正中。本穴位于腘窝横纹中央故名。

【定位取穴】在腘横纹中点,当股二头肌腱与半腱肌肌腱的中间。

【局部解剖】在腘窝正中,有腘筋膜;皮下有股腘静脉,深层内侧为腘静脉,最深层为腘动脉;有股后皮神经,正当胫神经处。

【功用功效】理血泻热,舒筋活络。

【穴位主治】腰痛,髋关节活动不利,腘筋挛急,下肢痿痹,半身不遂,腹痛,吐泻,丹毒。现多用于坐骨神经痛,中风后遗症,肠炎,痔疮,湿疹等。

【配伍治验】配大肠俞治腰痛。

【刺法灸法】本穴为"醒脑开窍"针法组穴之一：患者取仰卧位,暴露下肢,仰卧直腿抬高取穴,直刺0.5~1寸,施提插泻法,使患侧下肢抽动3次为度。

患者取俯卧位,暴露下肢,用毫针直刺,进针约0.5~1寸,施捻转或提插补泻法,患者局部针感向下肢末端放射,用于治疗膀胱疾病和下肢疼痛。

患者取俯卧位,暴露下肢,令腘部皮肤绷紧,在腘横纹上委中穴及其两侧寻找弩张的表浅静脉,用三棱针点刺放血,然后闪火拔罐法加压,使出血达1~3ml,用于治疗急性腰扭伤。

附分（BL41）

【穴名出处】《针灸甲乙经》。

【穴位别名】无。

【穴名释义】附,指依附、附属附近;分,指分行、分别、分支。足太阳膀胱经在背部左右侧各有相互依附之内外两行,第二行由此穴分别而下,故名。

【定位取穴】在背部,当第2胸椎棘突下,旁开3寸。

【局部解剖】在肩胛冈内端边缘,有斜方肌,菱形肌,深层为髂肋肌;有颈横动脉降支,当第二肋间动、静脉后支;布有第二胸神经后支。

【功用功效】疏风散寒,舒筋活络。

【穴位主治】肩背拘急,颈项强痛,肘臂麻木。现多用于颈部肌肉痉挛,肺炎,肋间神经痛等。

【配伍治验】配大椎治颈项强痛。

【刺法灸法】斜刺0.5~0.8寸。

魄户（BL42）

【穴名出处】《针灸甲乙经》。

【穴位别名】无。

【穴名释义】本穴位于肺俞穴旁,其位应肺,乃肺气出入之门户,又因肺为魄之处,故名。

【定位取穴】在背部,当第3胸椎棘突下,旁开3寸。

【局部解剖】在肩胛骨脊柱缘,有斜方肌,菱形肌,深层为髂肋肌;有第三肋间动、静脉背侧支颈横动脉降支;布有第二、三胸神经后支。

【功用功效】止咳平喘,利肺通络。

【穴位主治】肺痨,咳血,咳嗽,气喘,项强,肩背痛。现多用于支气管炎,肺炎等。

【配伍治验】配天突、膻中治咳喘。

【刺法灸法】斜刺0.5~0.8寸。

膏肓（BL43）

【穴名出处】《备急千金要方》。

【穴位别名】膏肓俞。

【穴名释义】膏,指心下部分;肓,指膈膜。本穴位于心膈之间,故名。

【定位取穴】在背部,当第4胸椎棘突下,旁开3寸。

【局部解剖】在肩胛骨脊柱缘,有斜方肌、菱形肌,深层为髂肋肌;有第四肋间动、静脉背侧支及颈横动脉降支;布有第三、四胸神经后支。

【功用功效】理肺补虚,养阴调心。

【穴位主治】肺痨,咳嗽,气喘,吐血,盗汗,健忘,遗精。现多用于肺结核,支气管炎,胸膜炎,神经衰弱,各种慢性虚损性疾病等。

【配伍治验】配尺泽、肺俞治咳喘。

【刺法灸法】斜刺0.5~0.8寸。

神堂(BL44)

【穴名出处】《针灸甲乙经》。

【穴位别名】无。

【穴名释义】神,意指心神;堂,指居室。本穴位于心俞旁,内应心,故名。

【定位取穴】在背部,当第5胸椎棘突下,旁开3寸。

【局部解剖】在肩胛骨脊柱缘,有斜方肌,菱形肌,深层为髂肋肌;有第五肋间动静脉背侧支及颈横动脉降支;布有第四、五胸神经后支。

【功用功效】宽胸理气,宁心定喘。

【穴位主治】气喘,心痛,心悸,胸闷,咳嗽,脊背强痛。现多用于心脏病,神经衰弱,精神分裂症,肋间神经痛等。

【配伍治验】配膻中治胸闷。

【刺法灸法】斜刺0.5~0.8寸。

譩譆(BL45)

【穴名出处】《素问·骨空论》。

【穴位别名】五胠俞。

【穴名释义】譩譆,指叹息声。以手压穴处,"令病人譩譆,譩譆应手",故以为名。

【定位取穴】在背部,当第6胸椎棘突下,旁开3寸。

【局部解剖】在斜方肌外缘,有髂肋肌;有第六肋间动、静脉背侧支;布有第五、六胸神经后支。

【功用功效】理气止痛,清肺宣热

【穴位主治】咳嗽,气喘,肩背痛。现多用于肋间神经痛,腋神经痛,腰背肌痉挛等。

【配伍治验】配大椎、肩外俞治肩背痛。

【刺法灸法】斜刺0.5~0.8寸。

膈关(BL46)

【穴名出处】《针灸甲乙经》。

【穴位别名】阳关。

【穴名释义】本穴与膈俞相平,内应膈肌,为胸腹交关之隔界,有时治疗膈肌病证的关键腧穴,故名。

【定位取穴】在背部,当第7胸椎棘突下,旁开3寸。

【局部解剖】有背阔肌,髂肋肌;有第七肋间动、静脉背侧支;布有第六胸神经后支。

【功用功效】宽胸理气,和胃降逆。

【穴位主治】饮食不下,呃逆,呕吐,嗳气,脊背强痛。现多用于肋间神经痛,膈肌痉挛,胃出血等。

【配伍治验】配内关治嗳气。

【刺法灸法】斜刺 0.5~0.8 寸。

魂门 (BL47)

【穴名出处】《针灸甲乙经》。

【穴位别名】无。

【穴名释义】本穴位于肝俞旁,内应肝脏。又因肝藏魂,此穴为肝魂出入之门户,主治肝之疾患,故名。

【定位取穴】在背部,当第 9 胸椎棘突下,旁开 3 寸。

【局部解剖】有背阔肌,髂肋肌;有第九肋间动、静脉背侧支;布有第八、九胸神经后支。

【功用功效】疏肝利胆,和中健胃。

【穴位主治】胸胁痛,呕吐,泄泻,背痛。

【配伍治验】配阳陵泉、支沟治胸胁痛。

【刺法灸法】斜刺 0.5~0.8 寸。

阳纲 (BL48)

【穴名出处】《针灸甲乙经》。

【穴位别名】肠风、痔俞。

【穴名释义】阳,指阳气;纲,指统领。本穴位于胆俞两旁,内应胆,胆为甲木,禀少阳升发之气,统领阳气,故名。

【定位取穴】在背部,当第 10 胸椎棘突下,旁开 3 寸。

【局部解剖】有背阔肌,髂肋肌;有第十肋间动、静脉背侧支;布有第九、十胸神经后支。

【功用功效】疏肝利胆,健脾化湿。

【穴位主治】肠鸣,腹痛,泄泻,胁痛,黄疸。现多用于胃炎,肝炎,胆囊炎等。

【配伍治验】配气海治腹胀。

【刺法灸法】斜刺 0.5~0.8 寸。

意舍 (BL49)

【穴名出处】《针灸甲乙经》。

【穴位别名】无。

【穴名释义】意,意念,意志,脾藏意;舍,居处之意。本穴位于脾俞两旁,内应脾,故名。

【定位取穴】在背部,当第 11 胸椎棘突下,旁开 3 寸。

【局部解剖】有背阔肌,髂肋肌;有第十一肋间动、静脉背侧支;布有第十、十一胸神经后支。

【功用功效】健脾化湿,和中利胆。

【穴位主治】腹胀,肠鸣,呕吐,泄泻,饮食不下。现多用于糖尿病等。

【配伍治验】脾俞、胃俞治腹胀。

【刺法灸法】斜刺 0.5~0.8 寸。

胃仓(BL50)

【穴名出处】《针灸甲乙经》。

【穴位别名】食仓。

【穴名释义】本穴位于胃俞两旁,内应胃腑,又因胃为仓廪之官,故名。

【定位取穴】在背部,当第 12 胸椎棘突下,旁开 3 寸。

【局部解剖】有背阔肌,髂肋肌;有肋下动、静脉背侧支;布有第十二、十三胸神经后支。

【功用功效】健脾和胃,理气消食。

【穴位主治】腹胀,胃脘痛,脊背痛,小儿食积。现多用于胃炎,胃、十二指肠溃疡,肠炎等。

【配伍治验】配足三里治胃痛。

【刺法灸法】斜刺 0.5~0.8 寸。

肓门(BL51)

【穴名出处】《针灸甲乙经》。

【穴位别名】无。

【穴名释义】肓,指肓膜;门,出入之处。本穴位于三焦俞两旁,又因三焦熏于肓膜,故名。

【定位取穴】在腰部,当第 1 腰椎棘突下,旁开 3 寸。

【局部解剖】有背阔肌,髂肋肌;有第一腰动、静脉背侧支;布有第十二胸神经后支。

【功用功效】调气散瘀,通经活络。

【穴位主治】腹痛,便秘,痞块,乳疾。现多用于胃炎,脾大,下肢瘫痪等。

【配伍治验】配气海、天枢治便秘。

【刺法灸法】斜刺 0.5~0.8 寸。

志室(BL52)

【穴名出处】《针灸甲乙经》。

【穴位别名】精宫。

【穴名释义】志,乃志向,此指肾之精气;室,指居处。本穴位于肾俞两旁,内应肾脏,乃肾气留住之处,故名。

【定位取穴】在腰部,当第 2 腰椎棘突下,旁开 3 寸。

【局部解剖】有背阔肌,髂肋肌;有第二腰动、静脉背侧支;布有第十二胸神经后支外侧支,第一腰神经外侧支。

【功用功效】益肾固精,壮腰强身。

【穴位主治】遗精,阳痿,遗尿,尿频,小便不利,月经不调,腰膝疼痛,水肿。现多用于肾下垂,前列腺炎,阴囊湿疹,下肢瘫痪等。

【配伍治验】配命门治遗精。

【刺法灸法】斜刺 0.5~0.8 寸。

胞肓 (BL53)

【穴名出处】《针灸甲乙经》。

【穴位别名】无。

【穴名释义】胞,指膀胱;肓,指维系膀胱的脂膜。本穴位于膀胱俞两旁,内应膀胱,主治膀胱疾病,故名。

【定位取穴】在臀部,平第 2 骶后孔,骶正中嵴旁开 3 寸。

【局部解剖】有臀大肌,臀中肌及臀小肌;正当臀上动、静脉;布有臀上皮神经,深层为臀上神经。

【功用功效】清热利湿,通调二便。

【穴位主治】肠鸣,腹胀,便秘,癃闭,腰脊强痛。

【配伍治验】配委中治腰痛。

【刺法灸法】直刺 0.5~1.5 寸。

秩边 (BL54)

【穴名出处】《针灸甲乙经》。

【穴位别名】无。

【穴名释义】秩,指秩序、顺序、次序;边,两旁、侧、周缘、远之意。本穴在足太阳膀胱经背部排序边侧最下处,故名。

【定位取穴】在臀部,平第 4 骶后孔,骶正中嵴旁开 3 寸。

【局部解剖】有臀大肌,在梨状肌下缘;正当臀下动、静脉深层当臀下神经及股后皮神经,外侧为坐骨神经。

【功用功效】清利下焦,通经活络。

【穴位主治】腰骶痛,下肢痿痹,小便不利,外阴肿痛,痔疾,大便难。现多用于膀胱炎,睾丸炎,坐骨神经痛等。

【配伍治验】配委中、大肠俞治腰腿疼痛。

【刺法灸法】患者取俯卧位,暴露腰骶部。用芒针针尖对准腹部水道穴的位置进针,针深约 3~5 寸,使针感传至小腹、会阴部,部分患者针感可达睾丸或阴茎部。这种秩边透水道的刺法主要用于前列腺疾患。

患者取俯卧位,暴露腰骶部。毫针直刺,针深约 3~5 寸,使针感沿坐骨神经走行向下肢末端放射,施提插泻法,用于治疗坐骨神经痛。

合阳 (BL55)

【穴名出处】《针灸甲乙经》。

【穴位别名】无。

【穴名释义】合,指会合。阳,指小腿后、上部。本穴正当小腿后、上部,腓肠肌二头相会合处,故名合阳。

【定位取穴】在小腿后面,当委中与承山的连线上,委中下 2 寸。

【局部解剖】在腓肠肌二头之间；有小隐静脉，深层为腘动、静脉；布有腓肠肌内侧皮神经，深层为腓神经。

【功用功效】调理下焦，通经活络。

【穴位主治】腰脊痛，下肢疼痛、麻痹。现多用于腓肠肌痉挛，子宫内膜炎，痔疾等。

【配伍治验】配腰阳关治腰痛。

【刺法灸法】患者取俯卧位，暴露下肢。毫针直刺，视患者腓肠肌粗细进针1~2寸，以针尖抵达肌腹中心为准。施提插泻法，使针感传至腘窝处为佳，用于各种肛肠疾患，其中对内痔出血患者，针刺宜略浅。

患者取俯卧位，暴露下肢。毫针直刺，进针1~1.5寸，施提插平补平泻法，适用于局部疼痛性疾病。

承筋 (BL56)

【穴名出处】《针灸甲乙经》。

【穴位别名】直肠。

【穴名释义】承，指承受、承接。筋，指肌肉、肌腱、韧带。本穴位于腓肠肌中央，为承受筋肉之处，故名。

【定位取穴】在小腿后面，当委中与承山的连线上，腓肠肌肌腹中央，委中下5寸。

【局部解剖】在腓肠肌两肌腹之间；有小隐静脉，深层为腓后动、静脉；布有腓肠内侧皮神经，深层为腓神经。

【功用功效】理气消痔，舒筋止痛。

【穴位主治】腿痛转筋，痔疾，腰背拘急。现多用于下肢麻痹，腓肠肌痉挛，坐骨神经痛等。

【配伍治验】配委中治下肢挛痛；配大肠俞、委中治疗痔疮。

【刺法灸法】直刺0.5~1.5寸。

承山 (BL57)

【穴名出处】《针灸甲乙经》。

【穴位别名】鱼腹，伤山，肉柱。

【穴名释义】承，指承受、承接；山，指山谷。本穴位于腓肠肌结合间凹陷处，状如山谷，此处承载一身如山之重，故名。

【定位取穴】在小腿后面正中，委中与昆仑之间，当伸直小腿或足跟上提时腓肠肌肌腹下出现尖角凹陷处。

【局部解剖】在腓肠肌两肌腹交界下端；有小隐静脉，深层为股后动、静脉；布有腓肠内侧皮神经，深层为腓神经。

【功用功效】舒筋通络，理气消痔。

【穴位主治】腰痛，腿痛转筋，痔疾，便秘，脚气。现多用于腓肠肌痉挛，坐骨神经痛，下肢瘫痪等。

【配伍治验】配大肠俞治痔疾；配肾俞、委中，治疗腰背痛；配条口、足三里、承筋，治疗足软无力。

【刺法灸法】直刺1~2寸。

飞扬(BL58)

【穴名出处】《针灸甲乙经》。

【穴位别名】厥阳。

【穴名释义】飞,飞翔之意,也指迅速;扬,举之意,也指飞举。本穴是足太阳膀胱经络脉,经气在此迅速如飞别走少阴,故名。

【定位取穴】在小腿后面,外踝后,昆仑直上七寸,承山穴外下方1寸处。

【局部解剖】有腓肠肌及比目鱼肌;布有腓肠外侧皮神经。

【功用功效】祛风清热,宁神通络。

【穴位主治】头痛,目眩,鼻塞,鼻衄,腰背痛,痔疾,腿软无力。现多用于腓肠肌痉挛,风湿性关节炎,肾炎,膀胱炎等。

【配伍治验】配委中治腿痛。

【刺法灸法】直刺0.5~1.5寸。

跗阳(BL59)

【穴名出处】《针灸甲乙经》。

【穴位别名】附阳,付阳。

【穴名释义】跗,指足背;阳,指上、背、外侧。本穴位于小腿下端外侧足背上方,故名。

【定位取穴】在小腿后面,外踝后,昆仑穴直上3寸。

【局部解剖】在腓骨的后部,跟腱外前缘,深层为拇长屈肌;有小隐静脉,深层为腓动脉末支;布有腓肠神经。

【功用功效】祛风化湿,舒筋活络。

【穴位主治】头重,头痛,腰骶痛,外踝肿痛,下肢瘫痪。现多用于坐骨神经痛,腓肠肌痉挛等。

【配伍治验】配环跳、委中,治疗下肢痿痹。

【刺法灸法】直刺0.8~1.2寸。

昆仑(BL60)

【穴名出处】《针灸甲乙经》。

【穴位别名】上昆仑,下昆仑。

【穴名释义】原为山名,意指高大。本穴位于外踝之后,其处突起如山,故名。

【定位取穴】在足部外踝后方,当外踝尖与跟腱之间的凹陷处。

【局部解剖】有腓骨短肌;有小隐静脉及外踝后动、静脉;布有腓肠神经。

【功用功效】清热镇痉,通络催产。

【穴位主治】头痛,目眩,项强,鼻衄,肩背腰腿痛,脚跟肿痛,难产,痫证。现多用于坐骨神经痛,下肢瘫痪,高血压,内耳性眩晕等。

【配伍治验】配风池治头痛、目眩。

【刺法灸法】直刺0.5~0.8寸。

仆参（BL61）

【穴名出处】《针灸甲乙经》。

【穴位别名】安邪。

【穴名释义】仆，卑称也，指仆从。参，参拜也。昔时仆从参拜主人，常行屈膝礼，此时足跟向上微露，穴当其处，故名。

【定位取穴】在足外侧部，外踝后下方，昆仑直下，跟骨外侧，赤白肉际处。

【局部解剖】有腓动、静脉的跟骨外侧支；布有腓肠神经跟骨外侧支。

【功用功效】舒筋通络，强脑镇静。

【穴位主治】下肢痿痹，足跟痛，癫痫。现多用于踝关节炎，下肢瘫痪等。

【配伍治验】配太溪治足跟痛。

【刺法灸法】直刺0.3~0.5寸。

申脉（BL62）

【穴名出处】《针灸甲乙经》。

【穴位别名】鬼路，巨阳。

【穴名释义】申，与伸通，含屈伸跷捷之意。脉指阳跷脉。穴通阳跷脉，为阳跷所生也，擅长治疗筋脉拘急，屈伸不利等病症，故名。

【定位取穴】在足外侧部，外踝直下方凹陷中。

【局部解剖】在腓骨长短肌腱上缘；有外踝动脉网及小隐静脉；布有腓肠神经的足背外侧皮神经分支。

【功用功效】镇静安神，舒筋通络。

【穴位主治】痫证，癫狂，头痛，眩晕，失眠，腰腿疼痛。现多用于坐骨神经痛，内耳性眩晕，精神分裂症等。

【配伍治验】配肾俞、肝俞、百会治眩晕。

【刺法灸法】直刺0.3~1.5寸。

金门（BL63）

【穴名出处】《针灸甲乙经》。

【穴位别名】关梁，梁关。

【穴名释义】金者，水所从出。金门，足太阳之"郄"，"阳维所别属也"。太阳经至此，将与足少阴之气交接，犹时届九秋，金风肃起，乃寒水所生之门，故以为名。

【定位取穴】在足外侧部，当外踝前缘直下，骰骨下缘处。

【局部解剖】在腓骨长肌腱和小趾外展肌之间；有足底外侧动、静脉；布有足背外侧皮神经，深层为足底外侧神经。

【功用功效】安神定惊，舒筋通络。

【穴位主治】头癫狂，痫证，小儿惊风，腰痛，外踝痛，下肢痹痛。现多用于踝关节炎，腓肠肌痉挛等。

【配伍治验】配太阳合谷治头痛。

【刺法灸法】直刺 0.3~L5 寸。

京骨（BL64）

【穴名出处】《针灸甲乙经》。

【穴位别名】无。

【穴名释义】京，巨、大之意。本穴位于足外侧大骨下，故名。

【定位取穴】在足外侧部，第 5 跖骨粗隆下方，赤白肉际处。

【局部解剖】在小趾外展肌下方；有足底外侧动、静脉；布有足背外侧皮神经，深层为足底外侧神经。

【功用功效】清头明目，镇痉舒筋。

【穴位主治】头痛，项强，目翳，癫痫，腰痛。现多用于小儿惊风，神经性头痛等。

【配伍治验】配百会、太冲治头痛。

【刺法灸法】直刺 0.3~1.5 寸。

束骨（BL65）

【穴名出处】《针灸甲乙经》。

【穴位别名】刺骨。

【穴名释义】束，聚、捆、约束之意；骨，此处指趾骨。本穴位于足小趾外侧，本节后凹陷处，为骨收束处，故名。

【定位取穴】在足外侧，足小趾本节（第 5 跖趾关节）的后方，赤白肉际处。

【局部解剖】在小趾外展肌下方；有第四趾跖侧总动、静脉；有第四趾跖侧神经及足背外侧皮神经分布。

【功用功效】祛风清热，宁心通络。

【穴位主治】癫狂，头痛，项强，目眩，腰背及下肢后侧痛。现多用于神经性头痛，精神分裂症，坐骨神经痛等。

【配伍治验】配肾俞、太冲治目眩。

【刺法灸法】直刺 0.3~0.5 寸。

足通谷（BL66）

【穴名出处】《灵枢·本输》。

【穴位别名】无。

【穴名释义】通，指通达，意指经气流动；谷，喻穴处凹陷形若山谷，本穴在第五跖趾前下治凹陷处，足太阳脉至此更接近阴经，与谷含阴象之意相符，故以为名。

【定位取穴】在足外侧，足小趾本节（第 5 跖趾关节）的前方，赤白肉际处。

【局部解剖】有趾跖侧动、静脉；布有趾跖侧固有神经及足背外侧皮神经。

【功用功效】祛风清热，宁神通络。

【穴位主治】头痛，项强，目眩，鼻衄，癫狂。现多用于精神病，功能性子宫出血等。

【配伍治验】配大椎治项强。

【刺法灸法】直刺 0.2~0.3 寸。

至阴（BL67）

【穴名出处】《针灸甲乙经》。

【穴位别名】独阴。

【穴名释义】至，指尽、到、极之意；阴，这里指足少阴肾经。本穴位于足小趾外侧端，足太阳膀胱经脉气极尽之处，并由此交至于足少阴肾经，故名。

【定位取穴】在足小趾末节外侧，距趾甲角0.1寸。

【局部解剖】有趾背动脉及趾跖侧固有动脉形成的动脉网；布有趾跖侧固有神经及足背外侧皮神经。

【功用功效】通窍活络，舒筋转胎。

【穴位主治】头痛，鼻塞，鼻衄，目痛，胎位不正，难产，胞衣不下。现多用于神经性头痛，偏瘫，胎位不正等。

【配伍治验】配太冲、百会治头痛。

【刺法灸法】浅刺0.1寸。胎位不正用灸法。

足少阴肾经腧穴

本经一侧27穴（左右两侧共54穴），其中10穴分布于下肢内侧面的后缘，余17穴位于胸腹部任脉两侧。首穴涌泉，末穴俞府。主治泌尿生殖系统、神经精神方面病证、呼吸系统、消化系统和循环系统某些病证，以及本经脉所经过部位的病证。

涌泉（KI1）

【穴名出处】《灵枢·本输》。

【穴位别名】地冲、地衢、蹶心。

【穴名释义】本穴位于足心而居一身之下，肾为六经之里，由足太阳膀胱经之至阴穴而至足心。比喻经气初出如泉水涌出于下，故名。

【定位取穴】在足底部，卷足时足前部凹陷处，约当第2、3趾趾缝纹头端与足跟连线的前1/3与后2/3交点上。

【局部解剖】有趾短屈肌腱，趾长屈肌腱，第二蚓状肌，深层为骨间肌；有来自胫前动脉的足底弓；布有足底内侧神经支。

【功用功效】益肾调便，平肝熄风。

【穴位主治】头顶痛，头晕，眼花，咽喉痛，舌干，失音，小便不利，大便难，小儿惊风，足心热，癫疾，霍乱转筋，昏厥。现多用于神经衰弱，三叉神经痛，扁桃体炎，高血压，精神分裂症，癔症，中暑，休克等。

【配伍治验】配然谷治喉痹；配阴陵泉治热病挟脐急痛，胸胁满；配水沟、照海治癫痫；配太冲、百会治头项痛。

【刺法灸法】直刺0.5~0.8寸；可灸。

然谷（KI2）

【穴名出处】《灵枢·本输》。

【穴位别名】龙泉，龙渊，然骨。

【穴名释义】然，指然骨，舟骨粗隆；谷，指凹陷处。本穴位于舟骨粗隆前下方凹陷处，故名。

【定位取穴】在足内侧缘，足舟骨粗隆下方，赤白肉际。

【局部解剖】有拇趾外展肌，有跖内侧动脉及跗内侧动脉分支；布有小腿内侧皮神经末支及足底内侧神经。

【功用功效】益肾固泄，导赤清心。

【穴位主治】月经不调，阴挺，阴痒，白浊，遗精，阳痿，小便不利，泄泻，胸胁胀痛，咳血，小儿脐风，口噤不开，消渴，黄疸，下肢痿痹，足跗痛。现多用于咽喉炎，肾炎，膀胱炎，睾丸炎，不孕症，糖尿病等。

【配伍治验】配承山治转筋；配气冲、四满治石水；配太溪治热病烦心、足寒、多汗。

【刺法灸法】直刺0.5~0.8寸；可灸。

太溪（KI3）

【穴名出处】《灵枢·本输》。

【穴位别名】吕细。

【穴名释义】太，指大之意；溪，指山间流水。足少阴肾经脉气出于涌泉，流经然谷，至此聚而成太溪，故名。

【定位取穴】在足内侧，内踝后方，当内踝尖与跟腱之间的凹陷处。

【局部解剖】有胫后动、静脉；布有小腿内侧皮神经，当胫神经之经过处。

【功用功效】益肾纳气，培土生金。

【穴位主治】头痛目眩，咽喉肿痛，齿痛，耳聋，耳鸣，咳嗽，气喘，胸痛咳血，消渴，月经不调，失眠，健忘，遗精，阳痿，小便频数，腰脊痛，下肢厥冷，内踝肿痛。现多用于支气管哮喘，肾炎，膀胱炎，慢性喉炎，神经衰弱，贫血，下肢瘫痪等。

【配伍治验】配然谷主治热病烦心，足寒清，多汗；配肾俞治肾胀；配支沟、然谷治心痛如锥刺。

【刺法灸法】直刺0.5~0.8寸；可灸。

大钟（KI4）

【穴名出处】《灵枢·本输》。

【穴位别名】太钟。

【穴名释义】钟，汇聚之意，为足少阴肾经大络别注之处，足少阴肾经脉气由太溪至此汇聚得以深入，再转注足太阳膀胱经，故名。

【定位取穴】在足内侧，内踝下方，当跟腱附着部的内侧前方凹陷处。

【局部解剖】有胫后动脉跟骨内侧支；布有小腿内侧皮神经及胫神经的跟骨内侧神经。

【功用功效】益肾平喘，通调二便。

【穴位主治】咳血,气喘,腰脊强痛,痴呆,嗜卧,足跟痛,二便不利,月经不调。现多用于尿潴留,哮喘,咽痛,神经衰弱等。

【配伍治验】配太溪、神门治心肾不交之心悸、失眠;配行间治虚火上炎之易惊善怒;配鱼际治虚火上炎之咽痛。

【刺法灸法】直刺0.3~0.5寸;可灸。

水泉(KI5)

【穴名出处】《针灸甲乙经》。

【穴位别名】水原。

【穴名释义】泉,水源之意;本穴是肾经之气血深聚之处,又肾主水,其穴似深处之水源,故名。

【定位取穴】在足内侧,内踝后下方,当太溪直下1寸,跟骨结节的内侧凹陷处。

【局部解剖】有胫后动脉跟骨内侧支;布有小腿内侧皮神经及胫神经的跟骨内侧神经。

【功用功效】益肾清热,活血通经。

【穴位主治】闭经,月经不调,痛经,阴挺,小便不利,目昏花。现多用于闭经,子宫脱垂,附件炎,膀胱炎,前列腺炎等。

【配伍治验】配中极、水道治肾气亏虚;配气海、血海、肾俞、三阴交、气海俞治肾绞痛、肾结石;配肾俞、中极、血海治血尿。

【刺法灸法】直刺0.3~0.5寸;可灸。

照海(KI6)

【穴名出处】《针灸甲乙经》。

【穴位别名】阴跷,漏阴。

【穴名释义】照,是光及之象;海,为水归聚之处。本穴位于内踝之下,为阴跷脉所生,足少阴肾经脉气归聚之处。因穴处脉气明显,阔大如海,故名。

【定位取穴】在足内侧,内踝尖下方凹陷处。

【局部解剖】在拇趾外展肌止点,后方有胫后动、静脉;布有小腿内侧皮神经,深部为胫神经本干。

【功用功效】调阴宁神,通调二便。

【穴位主治】咽喉干燥,痫证,失眠,嗜卧,惊恐不安,目赤肿痛,月经不调,痛经,赤白带下,阴挺,阴痒,疝气,小便频数,不寐,脚气。现多用于慢性咽喉炎,扁桃体炎,子宫脱垂,便秘,神经衰弱,癔症,癫痫等。

【配伍治验】配列缺、天突、太冲、廉泉治咽喉病证;配神门、风池、三阴交治阴虚火旺之失眠症。

【刺法灸法】直刺0.5~0.8寸;可灸。

复溜(KI7)

【穴名出处】《灵枢·本输》。

【穴位别名】伏白,伏留,昌阳,外命,外俞。

【穴名释义】复,指返还;溜,通流。足少阴肾经脉气,由涌泉经然谷、太溪,下行大钟、水泉,再绕行至照海,复从太溪直上而流于本穴,故名。

【定位取穴】在小腿内侧,太溪直上2寸,跟腱的前方。

【局部解剖】在比目鱼肌下端移行于跟腱处之内侧;前方有胫后动、静脉;布有腓肠内侧皮神经,小腿内侧皮神经,深层为胫神经。

【功用功效】补肾益阴,通调水道。

【穴位主治】泄泻,肠鸣,水肿,腹胀,腿肿,足痿,盗汗,脉微细时无,身热无汗,腰脊强痛。现多用于肾炎,睾丸炎,功能性子宫出血,尿路感染,下肢瘫痪等。

【配伍治验】配后溪、阴郄治盗汗不止;配中极、阴谷治癃闭。

【刺法灸法】直刺0.8~1寸;可灸。

交信(KI8)

【穴名出处】《针灸甲乙经》。

【穴位别名】内筋。

【穴名释义】因足少阴肾经之脉由本穴交会于脾经三阴交,而古代五德配五行中,脾属土,配信,故而名交信。

【定位取穴】在小腿内侧,当太溪直上2寸,复溜前0.5寸,胫骨内侧缘的后方。

【局部解剖】在趾长屈肌中;深层为胫后动、静脉;布有小腿内侧皮神经,后方为胫神经本干。

【功用功效】益肾调经,通调二阴。

【穴位主治】月经不调,崩漏,阴挺,泄泻,大便难,睾丸肿痛,五淋,疝气,阴痒,泻痢赤白,膝、股内廉痛。现多用于功能性子宫出血,痢疾,肠炎等。

【配伍治验】配关元、三阴交治妇科疾患之月经不调;配太冲、血海、地机治崩漏;配中都治疝气;配阴陵泉治五淋;配中极治癃闭;配关元治阴挺。

【刺法灸法】直刺0.5~1寸;可灸。

筑宾(KI9)

【穴名出处】《灵枢·本输》。

【穴位别名】筑滨,腿肚。

【穴名释义】筑者杵之意,宾者膑,本穴有利于膑,治小腿,足病。足用力时,此处坚实,故名。

【定位取穴】在小腿内侧,当太溪与阴谷的连线上,太溪上5寸,腓肠肌肌腹的内下方。

【局部解剖】在腓肠肌和趾长屈肌之间;深部有胫后动、静脉;布有腓肠内侧皮神经和小腿内侧皮神经,深层为胫神经本干。

【功用功效】益肾宁心,理气止痛。

【穴位主治】癫狂,痫证,呕吐涎沫,疝痛,小儿脐疝,小腿内侧痛。现多用于肾炎,膀胱炎,睾丸炎,腓肠肌痉挛等。

【配伍治验】配肾俞、关元治水肿;配大敦、归来治疝气;配承山、合阳、阳陵泉治小腿痿、痹、瘫;配水沟、百会治癫、狂、痫证。

【刺法灸法】直刺 0.5~0.8 寸;可灸。

阴谷 (KI10)

【穴名出处】《灵枢·本输》。

【穴位别名】无。

【穴名释义】阴,指内侧;谷,指凹陷之处。本穴位于膝关节内侧,当半腱肌与半膜肌肌腱之间凹陷处,故名阴谷。

【定位取穴】在腘窝内侧,屈膝时,当半腱肌肌腱与半膜肌肌腱之间。

【局部解剖】在半腱肌肌腱和半膜肌肌腱之间;有膝上内侧动、静脉;布有股内侧皮神经。

【功用功效】益肾助阳,调理月经。

【穴位主治】阳痿,疝痛,月经不调,崩漏,小便难,阴中痛,癫狂,膝股内侧痛。现多用于肾炎,膀胱炎,睾丸炎,腓肠肌痉挛等。

【配伍治验】配照海、中极治癃闭;配大赫、曲骨、命门治寒疝、阳痿、早泄、月经不调、崩漏。

【刺法灸法】直刺 0.8~1.2 寸。

横骨 (KI11)

【穴名出处】《针灸甲乙经》。

【穴位别名】下极,屈骨,屈骨端,髓孔,曲骨。

【穴名释义】横骨就是指阴上横起之骨.即耻骨,本穴位于其上方,故名。

【定位取穴】在下腹部,当脐中下 5 寸,前正中线旁开 0.5 寸。

【局部解剖】有腹内、外斜肌腱膜,腹横肌腱膜及腹直肌;有腹壁下动、静脉及阴部外动脉;布有髂腹下神经分支。

【功用功效】益肾助阳,清热利湿。

【穴位主治】阴部痛,少腹痛,遗精,阳痿,遗尿,小便不通,疝气。现多用于阴道炎,盆腔炎,附件炎,尿潴留等。

【配伍治验】配中极、三阴交治癃闭;配关元、肾俞、志室、大赫治阳痿、遗精、崩漏、月经不调。

【刺法灸法】直刺 0.8~1.2 寸;可灸。

大赫 (KI12)

【穴名出处】《针灸甲乙经》。

【穴位别名】阴维,阴关。

【穴名释义】大赫,盛大之意。本穴为冲脉少阴之会,内应胞宫精室,因本穴阴气盛大故名。

【定位取穴】在下腹部,当脐中下 4 寸,前正中线旁开 0.5 寸。

【局部解剖】在腹内、外斜肌腱膜,腹横肌腱膜及腹直肌中;有腹壁下动、静脉肌支;布有第十二肋间神经及髂腹下神经。

【功用功效】补肾固精,调经种子。

【穴位主治】阴部痛,子宫脱垂,遗精,带下,月经不调,痛经,不孕,泄泻,痢疾。现多用于子宫脱垂等。

【配伍治验】配阴交、肾俞、带脉、大敦、中极治阳痿、遗精、带下;配命门、肾俞、志室、中极、关元治男科病、不育症。

【刺法灸法】直刺0.8~1.2寸;可灸。

气穴(KI13)

【穴名出处】《针灸甲乙经》。

【穴位别名】胞门,子户。

【穴名释义】本穴位于关元旁开0.5寸,邻近"丹田"。因肾主纳气,本穴为纳气要穴,故名。

【定位取穴】在下腹部,当脐中下3寸,前正中线旁开0.5寸。

【局部解剖】在腹内、外斜肌腱膜,腹横肌腱膜及腹直肌中;有腹壁下动、静脉肌支;布有第十二肋间神经及髂腹下神经。

【功用功效】益冲任,调二阴。

【穴位主治】月经不调,白带,小便不通,泄泻,痢疾,腰脊痛,阳痿。

【配伍治验】配天枢、大肠俞治消化不良;配中极、阴陵泉、膀胱俞治五淋、小便不利;配气海、三阴交、肾俞、血海治月经不调、血带、宫冷不孕、先兆流产、阳痿、不育症。

【刺法灸法】直刺或斜刺0.8~1.2寸;可灸。

【附注】冲脉、足少阴会穴。

四满(KI14)

【穴名出处】《针灸甲乙经》。

【穴位别名】髓府,髓中。

【穴名释义】四,指序号;满,指溢满。本穴为足少阴肾经进入腹部后第四穴,当膀胱水液储蓄溢满之处,故名。

【定位取穴】在下腹部,当脐中下2寸,前正中线旁开0.5寸。

【局部解剖】在腹内、外斜肌腱膜,腹横肌腱膜及腹直肌中;有腹壁下动、静脉肌支;布有第十一肋间神经。

【功用功效】调经利水。

【穴位主治】月经不调,崩漏,带下,不孕,产后恶露不净,小腹痛,遗精,遗尿,疝气,便秘,水肿。

【配伍治验】配气海、三阴交、大敦、归来治疝气、睾丸肿痛;配气海、三阴交、肾俞、血海治月经不调、带下、遗精等病证。

【刺法灸法】直刺0.8~1.2寸;可灸。

中注(KI15)

【穴名出处】《针灸甲乙经》。

【穴位别名】无。

【穴名释义】本穴为冲脉、足少阴之会,冲脉与足少阴肾经并行直上于本穴相交,足少阴脉气由此经冲脉注入胞中,故名。

【定位取穴】在下腹部,当脐中下 1 寸,前正中线旁开 0.5 寸。

【局部解剖】在腹内、外斜肌腱膜,腹横肌腱膜及腹直肌中;有腹壁下动、静脉肌支;布有第十肋间神经。

【功用功效】调和月经,通调腑气。

【穴位主治】月经不调,腰腹疼痛,大便燥结,泄泻,痢疾。

【配伍治验】配肾俞、委中、气海俞治腰背痛;配血海、肾俞、太冲、三阴交、阴交、中极治妇科病、月经不调、卵巢炎、睾丸炎、附件炎。

【刺法灸法】直刺 0.8~1.2 寸;可灸。

肓俞(KI16)

【穴名出处】《针灸甲乙经》。

【穴位别名】子户。

【穴名释义】肓,指肓膜。本穴位于脐旁,当大腹与少腹之间,内应肓膜,故名。

【定位取穴】在腹中部,当脐中旁开 0.5 寸。

【局部解剖】在腹内、外斜肌腱膜,腹横肌腱膜及腹直肌中;有腹壁下动、静脉朋支;布有第十肋间神经。

【功用功效】理气止痛,润燥通便。

【穴位主治】腹痛绕脐,呕吐,腹胀,痢疾,泄泻,便秘,疝气,月经不调,腰酉痛。现多用于胃痉挛,肠炎,肠麻痹,膀胱炎等。

【配伍治验】配天枢、足三里、大肠俞治便秘、泄泻、痢疾;配中脘、足三里、内庭、天枢治胃痛、腹痛、疝痛、排尿时尿道涩痛等症。

【刺法灸法】直刺 0.8~1.2 寸;可灸。

商曲(KI17)

【穴名出处】《针灸甲乙经》。

【穴位别名】高曲,商舍,商谷。

【穴名释义】商,金之音,大肠属金。曲,弯曲之意。本穴内应大肠横曲处,故名。

【定位取穴】在上腹部,当脐中上 2 寸,前正中线旁开 0.5 寸。

【局部解剖】在腹直肌内缘,有腹壁上动、静脉分支;布有第九肋间神经。

【功用功效】益气健脾,消食导滞。

【穴位主治】腹痛,泄泻,便秘,腹中积聚。现多用于胃痉挛,腹膜炎等。

【配伍治验】配中脘、大横治腹痛、腹胀;配支沟治便秘;配大肠俞、天枢治泄泻、痢疾。

【刺法灸法】直刺 0.5~0.8 寸;可灸。

石关(KI18)

【穴名出处】《针灸甲乙经》。

【穴位别名】石阙,石门,食关。

【穴名释义】石,指石硬,含坚满之意。关,指关要。本穴接近胃脘,为饮食之关,又为攻坚消满之要穴,故名。

【定位取穴】在上腹部,当脐中上3寸,前正中线旁开0.5寸。

【局部解剖】在腹直肌内缘,有腹壁上动、静脉分支;布有第九肋间神经。

【功用功效】攻坚消满,补肾种子。

【穴位主治】呕吐,腹痛,便秘,产后腹痛,妇人不孕。现多用于食管痉挛,膈肌痉挛,胃痉挛等。

【配伍治验】配中脘、内关治胃痛、呕吐、腹胀;配三阴交、阴交、肾俞治先兆流产和不孕症。

【刺法灸法】直刺0.5~0.8寸;可灸。

阴都(KI19)

【穴名出处】《针灸甲乙经》。

【穴位别名】石宫,食宫,通关。

【穴名释义】都,指汇聚。本穴为足少阴与冲脉之会,故名。

【定位取穴】在上腹部,当脐中上4寸,前正中线旁开0.5寸。

【局部解剖】在腹直肌内缘,有腹壁上动、静脉分支;布有第八肋间神经。

【功用功效】宽胸降逆,理气和中。

【穴位主治】腹胀,肠鸣,腹痛,便秘,妇人不孕,胸胁满,疟疾。

【配伍治验】配巨阙治心中烦满;配三阴交、血海治闭经;配中脘、天枢、足三里、四缝治纳呆及小儿疳积。

【刺法灸法】直刺0.5~0.8寸;可灸。

腹通谷(KI20)

【穴名出处】《针灸甲乙经》。

【穴位别名】通骨。

【穴名释义】通,指通过;谷,指水谷。本穴平上脘,为水谷通过之道,故名。

【定位取穴】在上腹部,当脐中上5寸,前正中线旁开0.5寸。

【局部解剖】在腹直肌内缘,有腹壁上动、静脉分支;布有第八肋间神经。

【功用功效】健脾和胃,宁心安神。

【穴位主治】腹痛,腹胀,呕吐,心痛,心悸,胸痛,暴喑。现多用于急、慢性胃炎,哮喘,肺气肿,肋间神经痛,急性舌骨肌麻痹等。

【配伍治验】配内关、中脘治胃气逆;配申脉、照海治癫痫、惊悸;配上脘、足三里治纳呆。

【刺法灸法】直刺或斜刺0.5~0.8寸;可灸。

幽门(KI21)

【穴名出处】《针灸甲乙经》。

【穴位别名】上门,幽关。

【穴名释义】幽,指隐微。足少阴肾经脉气行至本穴后,即出腹部之阴,而达于胸廓之阳。

冲脉与足少阴交会后即散于胸中,足少阴脉气由此行入胸廓之门,故名。

【定位取穴】在上腹部,当脐中上 6 寸,前正中线旁开 0.5 寸。

【局部解剖】在腹直肌内缘,有腹壁上动、静脉分支;布有第七肋间神经。

【功用功效】健脾和胃,降逆止呕。

【穴位主治】腹痛,呕吐,善哕,消化不良,泄泻,痢疾。现多用于胃痉挛,慢性胃炎,胃溃疡,肋间神经痛等。

【配伍治验】配玉堂治烦心呕吐;配中脘、建里治胃痛、噎膈、呕吐;配天枢治腹胀、肠鸣、泄泻。

【刺法灸法】直刺 0.5~0.8 寸,不可深刺,以免伤及内脏;可灸。

步廊 (KI22)

【穴名出处】《针灸甲乙经》。

【穴位别名】步郎。

【穴名释义】步,指步行。廊,指庭堂两侧之走廊。足少阴经由腹上行胸部,穴在中庭两旁,故名步廊。

【定位取穴】在胸部,当第 5 肋间隙,前正中线旁开 2 寸。

【局部解剖】在胸大肌起始部,有肋间外韧带及肋间内肌;有第五肋间动、静脉;布有第五肋间神经前皮支,深部为第五肋间神经。

【功用功效】宽胸理气,止咳平喘。

【穴位主治】胸痛,咳嗽,气喘,呕吐,不嗜食,乳痈。

【配伍治验】配定喘、列缺治外感和内伤咳喘;配心俞、内关治胸痹、心悸怔忡。

【刺法灸法】斜刺或平刺 0.5~0.8 寸,不可深刺,以免伤及内脏,可灸。

神封 (KI23)

【穴名出处】《针灸甲乙经》。

【穴位别名】无。

【穴名释义】神,指神明;封,指疆界,范围。本穴接近心脏,处于心脏所居之封界,因心主神明,故名。

【定位取穴】在胸部,当第 4 肋间隙,前正中线旁开 2 寸。

【局部解剖】在胸大肌中,有肋间外韧带及肋间内肌;有第四肋间动、静脉;布有第四肋间神经前皮支,深部为第四肋间神经。

【功用功效】宽胸止咳,和胃降逆。

【穴位主治】咳嗽,气喘,胸胁支满,呕吐,不嗜食,乳痈。现多用于胸膜炎,肋间神经痛,支气管炎,腹直肌痉挛等。

【配伍治验】配阳陵泉、支沟治胸胁胀痛。

【刺法灸法】斜刺或平刺 0.5~0.8 寸;可灸。

灵墟 (KI24)

【穴名出处】《针灸甲乙经》。

【穴位别名】灵墙。

【穴名释义】灵,指神灵;墟,指墟址。本穴位于心脏旁,因心藏神,灵与之同义,穴为神灵之墟址,故名。

【定位取穴】在胸部,当第3肋间隙,前正中线旁开2寸。

【局部解剖】在胸大肌中,有肋间外韧带及肋间内肌;有第三肋间动、静脉;布有第三肋间神经前皮支,深层为第三肋间神经。

【功用功效】疏肝宽胸,肃降肺气。

【穴位主治】咳嗽,气喘,痰多,胸胁胀痛,呕吐,乳痈。

【配伍治验】配足三里、中脘、内关治呕吐、纳呆;配神门、神藏治失眠健忘。

【刺法灸法】斜刺或平刺0.5~0.8寸;可灸。

神藏(KI25)

【穴名出处】《针灸甲乙经》。

【穴位别名】无。

【穴名释义】神,指神明。本穴位于心脏旁,因心藏神,故名。

【定位取穴】在胸部,当第2肋间隙,前正中线旁开2寸。

【局部解剖】在胸大肌中,有肋间外韧带及肋间内肌;有第二肋间动、静脉;布有第二肋间神经前皮支,深层正当第二肋间神经。

【功用功效】宽胸理气,止咳化痰。

【穴位主治】咳嗽,气喘,胸痛,烦满,呕吐,不嗜食。现多用于支气管炎,胸膜炎,肋间神经痛等。

【配伍治验】配天突、内关、太冲治梅核气;配心俞、玉堂治胸痹、噎膈、冠心病、心肌梗死。

【刺法灸法】斜刺或平刺0.5~0.8寸;可灸。

彧中(KI26)

【穴名出处】《针灸甲乙经》。

【穴位别名】域中,或中。

【穴名释义】彧,文貌。本穴平华盖,近肺脏,肺为相傅之官,为文郁之府,故名彧中。

【定位取穴】在胸部,当第1肋间隙,前正中线旁开2寸。

【局部解剖】在胸大肌中,有肋间外韧带及肋间内肌;有第一肋间动、静脉;布有第一肋间神经前皮支,深层为第一肋间神经,皮下有锁骨上神经前支。

【功用功效】宽胸顺气,止咳平喘。

【穴位主治】咳嗽,气喘,痰壅,胸胁胀满,不嗜食。现多用于支气管炎,胸膜炎,肋间神经痛等。

【配伍治验】配风门、肺俞治外邪袭肺;配天突、间使、华盖治咽喉肿痛。

【刺法灸法】斜刺或平刺0.5~0.8寸;可灸。

俞府(KI27)

【穴名出处】《针灸甲乙经》。

【穴位别名】输府。

【穴名释义】俞,指脉气输注处;府,指会也。足少阴肾经脉气从足至胸,汇聚于本穴,故名。

【定位取穴】在胸部,当锁骨下缘,前正中线旁开2寸。

【局部解剖】在胸大肌中;有胸内动、静脉的前穿支;布有锁骨上神经前支。

【功用功效】止咳平喘,和胃降逆。

【穴位主治】咳嗽,气喘,胸痛,呕吐,不嗜食。现多用于气管炎,胸膜炎,肋间神经痛等。

【配伍治验】配天突、肺俞、鱼际治咳嗽、咽痛;配足三里、合谷治胃气上逆之呕吐、呃逆。

【刺法灸法】斜刺或平刺0.5~0.8寸;可灸。

手厥阴心包经腧穴

本经一侧9穴(左右两侧共18穴)。其中8穴分布于上肢掌面的正中线上,1穴在前胸上部。首穴天池,末穴中冲,主治胸、心等循环系统病证、神经精神方面病证及本经脉所过部位之病证。

天池(PC1)

【穴名出处】《灵枢·本输》。

【穴位别名】天会。

【穴名释义】穴在胸廓,居天位,其处凹陷似池,故名天池。

【定位取穴】在胸部,当第4肋间隙,乳头外1寸,前正中线旁开5寸。

【局部解剖】在胸大肌外下部,胸小肌下部起端,深层为第四肋间内、外肌;有胸腹壁静脉,胸外侧动、静脉分支;布有胸前神经肌支及第四肋间神经。

【功用功效】宽胸理气,通经活络。

【穴位主治】胸闷,胁痛,腋下肿痛。现多用于心绞痛,腋窝淋巴结炎,肋间神经痛,乳腺炎,乳汁分泌不足等。

【配伍治验】配列缺、丰隆治咳嗽;配内关治心痛;配支沟治胁肋痛。

【刺法灸法】斜刺或平刺0.5~0.8寸;可灸。本穴正当胸腔,内容心、肺,不宜深刺。

天泉(PC2)

【穴名出处】《针灸甲乙经》。

【穴位别名】天温,天湿。

【穴名释义】天,指上部;泉,水出之处。本穴承天池之气,如池中之水由此涌出下流。穴当臂之上部,故而得名。

【定位取穴】在臂内侧,当腋前纹头下2寸,肱二头肌的长、短头之间。

【局部解剖】在肱二头肌的长短头之间;有肱动、静脉肌支;为臂内侧皮神经及肌皮神经分布处。

【功用功效】宽胸理气,散瘀止痛。

【穴位主治】心痛,胁胀,咳嗽,胸壁及上臂内侧痛。现多用于心动过速,支气管炎,肋间神经痛,膈肌痉挛等。

【配伍治验】配内关、通里治心痛、心悸;配肺俞、支沟治咳嗽、胸胁痛;配侠白、曲池、外关治上肢痿、痹、瘫、痛。

【刺法灸法】直刺0.5~0.8寸;可灸。

曲泽(PC3)

【穴名出处】《灵枢·本输》。

【穴位别名】无。

【穴名释义】曲,屈曲之意;泽,水之归聚处。本穴为合穴,为水之归聚处,位于微曲肘时,肘横纹中肱二头肌腱尺侧微凹如泽处,故名。

【定位取穴】在肘横纹中,当肱二头肌腱的尺侧缘。

【局部解剖】在肱二头肌腱的尺侧;当肱动、静脉处;布有正中神经的本干。

【功用功效】宁心清热,和中降逆。

【穴位主治】心痛,心悸,热病,烦躁,胃痛,呕吐,肘臂痛,手臂震颤。现多用于风湿性心脏病,小儿舞蹈病,急性胃肠炎,支气管炎,中暑等。

【配伍治验】配神门、鱼际治呕血;配内关、大陵治心胸痛;配大陵、心俞、厥阴俞治心悸、心痛;配少商、尺泽、曲池治疗肘臂挛急、肩臂痛;配鱼际、神门,治疗呕血。

【刺法灸法】直刺0.8~1寸,或者用三棱针刺血;可灸。

郄门(PC4)

【穴名出处】《针灸甲乙经》。

【穴位别名】掌后。

【穴名释义】郄,通隙;门,指门户,本穴位于掌后两筋相夹,分肉之间,状如门户,故名。

【定位取穴】在前臂掌侧,当曲泽与大陵的连线上,腕横纹上5寸。

【局部解剖】在桡侧腕屈肌腱与掌长肌腱之间,有指浅屈肌,深部为指深屈肌;有前臂正中动、静脉,深部为前臂掌侧骨间动、静脉;布有前臂内侧皮神经,其下为正中神经,深层有前臂掌侧骨间神经。

【功用功效】清心理气,宽胸止咳,凉血止血。

【穴位主治】心痛,心悸,衄血,呕血,咳血,胸痛,疔疮,痫证。现多用于心肌炎,风湿性心脏病,心绞痛,胸膜炎,精神病,膈肌痉挛等。

【配伍治验】配大陵止咯血;配曲泽、大陵治心痛;配梁丘、足三里、太冲治神经性呕吐;配内关治急性缺血性心肌损伤。

【刺法灸法】直刺0.5~1寸;可灸。

间使(PC5)

【穴名出处】《灵枢·本输》。

【穴位别名】鬼营,鬼路。

【穴名释义】间,指两筋之间,使,指臣使。穴属手厥阴心包经穴,居于两筋之间,经气由此传递,故名。

【定位取穴】在前臂掌侧,当曲泽与大陵的连线上,腕横纹上 3 寸,掌长肌腱与桡侧腕屈肌腱之间。

【局部解剖】在桡侧腕屈肌腱与掌长肌腱之间,有指浅屈肌,深部为指深屈肌;有前臂正中动、静脉,深层为前臂掌侧骨间动、静脉;布有前臂内侧皮神经,前臂外侧皮神经,其下为正中神经掌皮支,最深层为前臂掌侧骨间神经。

【功用功效】宽胸解郁,宁心,和胃祛痰。

【穴位主治】心痛,心悸,胃痛,呕吐,热病,烦躁,疟疾,癫狂,痫证,腋肿,肘臂挛痛。现多用于心肌炎,风湿性心脏病,荨麻疹,癔症,精神分裂症,胃炎,子宫内膜炎等。

【配伍治验】配支沟治疟疾;配尺泽治反胃、呕吐、呃逆;配水沟、太冲治癔症;配腰奇治癫痫。

【刺法灸法】直刺 0.5~1 寸;可灸。

内关(PC6)

【穴名出处】《灵枢·本输》。

【穴位别名】阴维。

【穴名释义】内,指内脏;关,指关隘,本穴为本经治疗内脏疾病的要穴,故名。

【定位取穴】在前臂掌侧,当曲泽与大陵的连线上,腕横纹上 2 寸,掌长肌腱与桡侧腕屈肌腱之间。

【局部解剖】在桡侧腕屈肌腱与掌长肌腱之间,有指浅屈肌,深层为指深屈肌;有前臂正中动、静脉,深层为前臂掌侧骨间动、静脉;布有前臂内侧皮神经,下为正中神经掌皮支,最深层为前臂掌侧骨间神经。

【功用功效】宁心安神,疏肝和胃,止痛。

【穴位主治】心痛,心悸,胸痛,胃痛,呕吐,呃逆,失眠,癫狂,痫证,郁证,眩晕,中风,偏瘫,哮喘,偏头痛,热病,产后血晕,肘臂挛痛。现多用于风湿性心脏病,心肌炎,心绞痛,心动过速,心律不齐,胃炎,膈肌痉挛,急性胆囊炎,癔症,癫痫,甲状腺功能亢进,血管性头痛,血栓闭塞性脉管炎,疟疾等。

【配伍治验】配公孙治腹痛。配膈俞治胸满支肿;配中脘、足三里治胃脘痛、呕吐、呃逆;配外关、曲池治上肢不遂、手震颤;配患侧悬厘治偏头痛;配建里除胸闷。

【刺法灸法】本穴为"醒脑开窍"针法组方主穴之一:在掌长肌腱与桡侧腕屈肌腱之间垂直进针,直刺 0.5~1 寸,采用捻转提插结合泻法,施手法 1 分钟。

在掌长肌腱与桡侧腕屈肌腱之间垂直进针,直刺 0.5~1 寸,针感局部,用于治疗心律失常、心悸。

在掌长肌腱与桡侧腕屈肌腱之间进针,针尖指向腕关节方向,针柄与皮肤成 30°角,针深 0.8~1,2 寸,施捻转补泻法,用于治疗正中神经损伤、腕管综合征等局部疾患。

大陵(PC7)

【穴名出处】《灵枢·本输》。

【穴位别名】心主,鬼心。

【穴名释义】陵,指丘陵。穴处两筋之间凹陷处,当腕骨隆起处后方,喻骨隆起如大丘陵之状,故名。

【定位取穴】在腕掌横纹的中点处,当掌长肌腱与桡侧腕屈肌腱之间。

【局部解剖】在掌长肌腱与桡侧腕屈肌腱之间,有拇长屈肌和指深屈肌腱;有腕掌侧动、静脉网;布有前臂内侧皮神经,正中神经掌皮支,深层为正中神经本干。

【功用功效】宁心安神,宽胸和胃。

【穴位主治】心痛,心悸,胃痛,呕吐,癫狂,痫症,胸闷,胁痛,惊悸,失眠,烦躁,口臭。现多用于心动过速,胃炎,扁桃体炎,精神分裂症,腕关节及周围软组织疾患等。

【配伍治验】配劳宫治心绞痛、失眠;配外关、支沟治腹痛、便秘;配水沟、间使、心俞、丰隆治癫、狂、痫、惊悸。

【刺法灸法】直刺0.3~0.5寸;可灸。

劳宫(PC8)

【穴名出处】《灵枢·本输》。

【穴位别名】五里,掌中,鬼窟,鬼路。

【穴名释义】劳宫,劳指劳动,宫是王者所居之室。本穴为手厥阴心包经之荥火穴,位在手掌中央,手为劳动之器官,故名为劳;心包为心之外卫,性属相火,火经火穴是心火的代表,故尊称为宫。劳宫者,意指位当手心,心神所居之宫阙。

【定位取穴】在手掌心,当第2、3掌骨之间偏于第3掌骨,握拳屈指的中指尖处。

【局部解剖】在第二、三掌骨间,下为掌腱膜,第二蚓状肌及指浅、深屈肌腱,深层为拇指内收肌横头的起端,有骨间肌;有指掌侧总动脉;布有正中神经的第二指掌侧总神经。

【功用功效】清心泻热,消肿止痒。

【穴位主治】心痛,癫狂,痫症,口疮,口臭,鹅掌风,呕吐,反胃。现多用于心绞痛,口腔炎,小儿惊厥,癔症,精神分裂症,手掌多汗症,手指麻木,高血压等。

【配伍治验】配后溪治三消、黄疸;配涌泉治五般痫。

【刺法灸法】直刺0.3~0.5寸;可灸。

中冲(PC9)

【穴名出处】《灵枢·本输》。

【穴位别名】手心主。

【穴名释义】心脉从中指直冲而出,穴处中指尖端中央,故名。

【定位取穴】在手中指末节尖端中央。

【局部解剖】有指掌侧固有动、静脉所形成的动、静脉网;为正中神经之指掌侧固有神经分布处。

【功用功效】开窍清心泻热。

【穴位主治】中风昏迷,舌强不语,中暑,昏厥,小儿惊风,热病,舌下肿痛。

【配伍治验】配内关、水沟治小儿惊风、中暑、中风昏迷等;配金津、玉液、廉泉治舌强不语、舌体肿痛;配商阳治耳聋时不闻音。

【刺法灸法】浅刺0.1寸;或用三棱针点刺出血。

手少阳三焦经腧穴

本经一侧23穴(左右两侧共46穴),其中13穴分布于上肢背面的正中线上,10穴在颈、侧头部。首穴关冲,末穴丝竹空。主治胸、心、肺、咽喉病证,某些热性病证和本经所经过部位之病证。

关冲(SJ1)

【穴名出处】《针灸甲乙经》。

【穴位别名】无。

【穴名释义】关,指关口,出入之要道;冲,含动、通之意。本穴为手少阳三焦经的井穴,经气由此而出,同时在少冲、中冲之间,故名。

【定位取穴】在手环指末节尺侧,距指甲角0.1寸。

【局部解剖】有指掌固有动、静脉形成的动、静脉网;布有来自尺神经的指掌侧固有神经。

【功用功效】苏厥开窍,清热泻火,通络止痛。

【穴位主治】头痛,目赤,咽喉肿痛,舌强,热病,心烦。现多用于喉炎,眼结膜炎,扁桃体炎,流行性腮腺炎等。

【配伍治验】配内关、人中治中暑、昏厥。

【刺法灸法】浅刺0.1寸,或用三棱针点刺出血;可灸。

液门(SJ2)

【穴名出处】《针灸甲乙经》。

【穴位别名】掖门。

【穴名释义】液,指水液;门,为出入之处。本穴为手少阳三焦经荥穴,属水。三焦乃决渎之官,主水液之出入,故名。

【定位取穴】在手背部,当第4、5指间,指蹼缘后方赤白肉际处。

【局部解剖】有来自尺动脉的指背动脉;布有来自尺神经的手背支。

【功用功效】利窍通关,疏风泄热,通络止痛。

【穴位主治】头痛,目赤,暴聋,咽喉肿痛,疟疾,手臂痛。现多用于咽喉炎,前臂肌痉挛,齿龈炎,角膜白斑等。

【配伍治验】配鱼际治咽喉痛。

【刺法灸法】直刺0.3~0.5寸;可灸。

中渚(SJ3)

【穴名出处】《灵枢·本输》。

【穴位别名】中注、下都。

【穴名释义】中,中间之意;渚,指水中小州。本穴为手少阳三焦经之输穴,脉气至此输注流连,其势较缓,如江中逢州,故名。

【定位取穴】在手背部,当环指本节(掌指关节)的后方,第4、5掌骨间凹陷处。

【局部解剖】有第四骨间肌;皮下有手背静脉网及第四掌背动脉;布有来自尺神经的手背支。

【功用功效】益肾调经,理肠泄热,通利水道。

【穴位主治】头痛,目眩,目赤,目痛,耳聋,耳鸣,喉痹,肩背肘臂酸痛,手指不能屈伸,脊膂痛,热病。现多用于肘腕关节炎,神经性耳聋,肋间神经痛等。

【配伍治验】配角孙治耳鸣耳聋;配太白治大便难;配支沟、内庭治嗌痛。

【刺法灸法】直刺 0.3~0.5 寸;可灸。

阳池(SJ4)

【穴名出处】《灵枢·本输》

【穴位别名】别阳。

【穴名释义】手背、腕部为阳;池,凹陷处。本穴位于手背腕部筋骨凹陷中,故名。

【定位取穴】在腕背横纹中,当指总伸肌腱的尺侧缘凹陷处。

【局部解剖】皮下有手背静脉网,第四掌背动脉;布有尺神经手背支及前臂背侧皮神经末支。

【功用功效】疏调三焦,清热泻火,舒筋通络。

【穴位主治】腕痛;肩臂痛,耳聋,疟疾,消渴,口干,喉痹。现多用于腕关节炎,风湿热,糖尿病等。

【配伍治验】配合谷、尺泽、曲池、中渚治手臂拘挛。

【刺法灸法】直刺 0.3~0.5 寸;可灸。

外关(SJ5)

【穴名出处】《灵枢·经脉》。

【穴位别名】无。

【穴名释义】外,指体表;关,指关隘、要冲。本穴为手少阳三焦经之别络,与阳维脉相同,且别走心主厥阴,穴位在外,与内关相对,故名。

【定位取穴】在前臂背侧,当阳池与肘尖的连线上,腕背横纹上 2 寸,尺骨与桡骨之间。

【局部解剖】在桡骨与尺骨之间,指总伸肌与拇长伸肌之间,屈肘俯掌则在指总伸肌的桡侧;深层有前臂骨间背侧动脉和掌侧动、静脉;布有前臂背侧皮神经,深层有前臂骨间背侧及掌侧神经。

【功用功效】清利三焦,祛风解热,通络止痛。

【穴位主治】热病,头痛,颊痛,耳聋,耳鸣,目赤肿痛,胁痛,肩背痛,肘臂屈伸不利,手指疼痛,手颤。现多用于高血压,偏头痛,偏瘫,小儿麻痹后遗症等。

【配伍治验】配足临泣治颈项强痛、肩背痛;配大椎、曲池治外感热病;配阳陵泉治胁痛。

【刺法灸法】直刺 0.5~1 寸。艾炷灸 3~5 壮,或艾条灸 5~10 分钟。

支沟(SJ6)

【穴名出处】《灵枢·本输》。

【穴位别名】飞虎。

【穴名释义】支,通肢。沟,指沟渠。穴在上肢前臂尺桡二骨之间,因喻脉气行于两骨间如水行如渠,故而得名。

【定位取穴】在前臂背侧,当阳池与肘尖的连线上,腕背横纹上3寸,尺骨与桡骨之间。

【局部解剖】在桡骨与尺骨之间,指总伸肌与拇长伸肌之间,屈肘俯掌时则在指总伸肌的桡侧;深层有前臂骨间背侧和掌侧动、静脉;布有前臂背侧皮神经,深层有前臂骨间背侧及掌侧神经。

【功用功效】清利三焦,降逆通便,舒筋通络。

【穴位主治】耳鸣,耳聋,胁肋痛,呕吐,便秘,热病,肩背重,暴暗。现多用于肋间神经痛,习惯性便秘,舌骨肌麻痹,产后血晕等。

【配伍治验】配天枢治大便秘结;配双侧支沟治急性腰扭伤、胁痛。

【刺法灸法】直刺0.5~1寸;可灸。

会宗 (SJ7)

【穴名出处】《灵枢·本输》。

【穴位别名】郄穴。

【穴名释义】会,聚合之意;宗,本也,含结之意。本穴为手少阳三焦经之郄穴,位居支沟、三阳络之间斜外方,三焦经气由支沟汇聚此处,故名。

【定位取穴】在前臂背侧,当腕背横纹上3寸,支沟尺侧,尺骨的桡侧缘。

【局部解剖】尺骨桡缘,在小指固有伸肌和尺侧腕伸肌之间;有前臂骨间背侧动、静脉;布有前臂背侧皮神经,深层有前臂骨间背侧神经和骨间掌侧神经。

【功用功效】清三焦火,安神志,通经络。

【穴位主治】耳聋,痫证,上肢肌肤痛。

【配伍治验】配听会、耳门治疗耳聋;配大包治上肢肌肉疼痛,软组织挫伤。

【刺法灸法】直刺0.5~1寸;可灸。

三阳络 (SJ8)

【穴名出处】《针灸甲乙经》。

【穴位别名】通间,通门,过门。

【穴名释义】阳,指阳经;络,指联络。本穴属于手少阳三焦经,由于经气在太阳、阳明之间通行,且穴交络于手三阳脉,故名。

【定位取穴】在前臂背侧,腕背横纹上4寸,尺骨与桡骨之间。

【局部解剖】在指总伸肌与拇长展肌起端之间;有前臂骨间背侧动、静脉;布有前臂背侧皮神经,深层为前臂骨间背侧神经。

【功用功效】利窍聪耳,通络止痛。

【穴位主治】暴暗,耳聋,手臂痛,龋齿痛。现多用于肘关节炎等。

【配伍治验】配曲池、合谷、肩井治中风后遗症上肢不遂。

【刺法灸法】直刺0.5~1寸;可灸。

四渎 (SJ9)

【穴名出处】《针灸甲乙经》。

【穴位别名】无。

【穴名释义】渎,指大川。昔以江、淮、河、济为四渎。穴为三焦经之腧穴。三焦者,决渎之官,水道出焉,犹如四渎之状。穴在尺、桡两骨之间,阳络穴之后,故名四渎。

【定位取穴】在前臂背侧,当阳池与肘尖的连线上,肘尖下 5 寸,尺骨与桡骨之间。

【局部解剖】在指总伸肌和尺侧腕伸肌之间;深层有前臂骨间背侧动、静脉;布有前臂背侧皮神经,深层有前臂骨间背侧神经。

【功用功效】利窍聪耳清热,舒筋通络止痛。

【穴位主治】暴喑,暴聋,齿痛,呼吸气短,咽阻如梗,前臂痛。现多用于偏头痛,上肢瘫痪,咽炎等。

【配伍治验】配三阳络、消泺、肩髎、天髎、肩外俞治肩臂痛;配三阳络、阳溪治手指伸展不利,上肢不遂。

【刺法灸法】直刺 0.5~1 寸;可灸。

天井 (SJ10)

【穴名出处】《灵枢·本输》。

【穴位别名】无。

【穴名释义】上部为天,凹陷为井。本穴为手少阳经之合穴,穴在上臂两筋间隙之中,居天位,其处凹陷如井,故名。

【定位取穴】在臂外侧,屈肘时,当肘尖直上 1 寸凹陷处。

【局部解剖】在肱骨下端后面鹰嘴窝中,有肱三头肌腱;肘关节动、静脉网;布有臂背侧皮神经和桡神经肌支。

【功用功效】疏通三焦,利转安神,舒筋通络。

【穴位主治】偏头痛,胁肋、颈项、肩臂痛,耳聋,瘰疬,瘿气,癫痫。现多用于肘关节及周围软组织疾患,荨麻疹,忧郁症,颈淋巴结核等。

【配伍治验】配率谷治偏头痛;配天突治瘿气;配臂臑治瘰疬、瘾疹;配巨阙、心俞治精神恍惚。

【刺法灸法】直刺 0.5~1 寸;可灸。

清冷渊 (SJ11)

【穴名出处】《针灸甲乙经》。

【穴位别名】清冷泉,清昊。

【穴名释义】清冷,寒冷之谓。渊,深潭也。穴在天井上一寸,其处凹陷似渊,穴主头痛振寒、肩不可举等寒证,故而得名。

【定位取穴】在臂外侧,屈肘时,当肘尖直上 2 寸,即天井上 1 寸。

【局部解剖】在肱三头肌下部;有中侧副动、静脉末支;布有臂背侧皮神经及桡神经肌支。

【功用功效】舒经活络,行气止痛。

【穴位主治】头痛,目黄,肩臂痛不能举。

【配伍治验】配肩髎、天髎、臑俞、养老、合谷治上肢痿、痹、瘫、痛。

【刺法灸法】直刺 0.5~1 寸;可灸。

消泺(SJ12)

【穴名出处】《针灸甲乙经》。

【穴位别名】无。

【穴名释义】消,散也。泺,泊也。穴在上臂外侧,当肱三头肌肌腹中间之浅凹处,三焦脉气流注此穴,似水流入散泊之中,故而得名。

【定位取穴】在臂外侧,当清冷渊与臑会连线中点处。

【局部解剖】在肱三头肌肌腹的中间;有中侧副动、静脉;布有臂背侧皮神经及桡神经。

【功用功效】清三焦热,活络止痛,镇惊息风。

【穴位主治】头痛,颈项强痛,臂痛,齿痛,癫疾。

【配伍治验】配肩髎、肩髃、臑会、清冷渊治肩臂痛、上肢不遂、肩周炎。

【刺法灸法】直刺 0.8~1 寸;可灸。

臑会(SJ13)

【穴名出处】《针灸甲乙经》。

【穴位别名】臑窌、臑髎。

【穴名释义】臑,上臂。穴处上臂处,为三焦经与阳维之会,故名臑会。

【定位取穴】在臂外侧,当肘尖与肩髎的连线上,肩髎下 3 寸,三角肌的后下缘。

【局部解剖】在肱三头肌长头与外侧头之间;有中侧副动、静脉;布有臂背侧皮神经,桡神经肌支,深层为桡神经。

【功用功效】舒筋活络,理气散结。

【穴位主治】肩臂痛,瘿气,瘰疬,目疾,肩胛肿痛。现多用于颈淋巴结炎,甲状腺肿等。

【配伍治验】配肩俞、肩贞治肩周炎;配肘髎、外关治肘臂挛痛。

【刺法灸法】直刺 0.5~1 寸;可灸。

肩髎(SJ14)

【穴名出处】《针灸甲乙经》。

【穴位别名】无。

【穴名释义】肩,指肩部;髎,指骨旁空隙。本穴位于肩平举,肩端肩关节出现前后两个凹陷,后一个凹陷处即是,故名。

【定位取穴】在肩部,肩髃后方,当臂外展时,于肩峰后下方呈现凹陷处。

【局部解剖】在三角肌中;有旋肱后动脉;布有腋神.经的肌支。

【功用功效】祛风除湿,舒筋活络。

【穴位主治】臂痛,肩重不能举。现多用于肩关节周围炎,肋间神经痛等。

【配伍治验】配天宗、曲垣治疗肩背疼痛;配肩井、天池、养老治上肢不遂、肩周炎。

【刺法灸法】直刺 0.5~1 寸;可灸。

天髎(SJ15)

【穴名出处】《针灸甲乙经》。

【穴位别名】无。

【穴名释义】天,指上部;髎,指骨旁空隙之处。本穴位于肩胛冈上凹陷处,故名。

【定位取穴】在肩胛部,肩井与曲垣的中间,当肩胛骨上角处。

【局部解剖】有斜方肌、冈上肌;有颈横动脉降支,深层为肩胛上动脉肌支;布有第一胸神经后支、外侧皮支、副神经,深层为肩胛上神经肌支。

【功用功效】舒筋活络,清热解表。

【穴位主治】肩臂痛,颈项强痛,胸中烦满。现多用于冈上肌炎等。

【配伍治验】配秉风、天宗、清冷渊、臑会治颈肩综合征、上肢不遂。

【刺法灸法】直刺0.5~0.8寸;可灸。

天牖(SJ16)

【穴名出处】《灵枢·本输》。

【穴位别名】无。

【穴名释义】天,指上,头言;牖,指窗户。本穴位于上部,主治头窍诸疾,而头窍犹如上部之窗户,故名。

【定位取穴】在颈侧部,当乳突的后下方,平下颌角,胸锁乳突肌的后缘。

【局部解剖】在胸锁乳突肌后缘;有枕动脉的肌支,耳后动、静脉及颈后浅静脉;布有枕小神经本干,深层为副神经,颈神经。

【功用功效】明目利窍通关,祛风清热活络。

【穴位主治】头晕,头痛,面肿,目昏,暴聋,项强。

【配伍治验】配外关、率谷、治偏头痛、耳鸣、耳聋、腮腺炎。

【刺法灸法】直刺0.8~1寸;可灸。

翳风(SJ17)

【穴名出处】《针灸甲乙经》。

【穴位别名】耳后、陷中。

【穴名释义】翳,古训为蔽,引申为耳壳,本穴位于耳后凹陷中,善于治疗风邪,故名。

【定位取穴】在耳垂后方,当乳突与下颌角之间的凹陷处。

【局部解剖】有耳后动、静脉,颈外浅静脉;布有耳大神经,深部为面神经干从颅骨穿出处。

【功用功效】利窍通关,疏风清热。

【穴位主治】耳鸣,耳聋,口眼㖞斜,齿痛,颊肿,瘰疬,牙关不利。现多用于聋哑,腮腺炎,下颌关节炎,面神经麻痹,中耳炎等。

【配伍治验】配地仓、承浆、水沟、合谷治口噤不开。

【刺法灸法】直刺0.5~1寸。艾炷灸3~5壮,或艾条灸5~10分钟。

瘛脉（SJ18）

【穴名出处】《针灸甲乙经》。

【穴位别名】资脉，索脉。

【穴名释义】瘛脉。瘛，指犬的发狂之状，此指穴内气血为急速运行之状。脉，脉气也，经脉中的气血也。瘛脉名意指三焦经冷缩收引的下行水气在此急速胀散。本穴物质为颅息穴下传而来的水湿之气和翳风穴上传的阳热之气，二者相会后，水湿之气吸热病急速胀散冲出穴外，气之外冲如犬发狂时的狂奔之状，故名。

【定位取穴】在头部，耳后乳突中央，当角孙与翳风之间，沿耳轮连线的中、下 1/3 的交点处。

【局部解剖】在耳后肌上；有耳后动、静脉；布有耳大神经耳后支。

【功用功效】燥湿化气。

【穴位主治】头痛，耳聋，耳鸣，小儿惊痫，呕吐，泻痢。

【配伍治验】配翳风、耳门、听宫、听会、百会治耳硬化症，提高听力。

【刺法灸法】平刺 0.3~0.5 寸，或点刺出血；可灸。

颅息（SJ19）

【穴名出处】《针灸甲乙经》。

【穴位别名】颅囟。

【穴名释义】颅，指头也；息，指喘息。本穴位于耳后头颅处，主治头痛、喘息，故名。

【定位取穴】在头部，当角孙与翳风之间，沿耳轮连线的上、中 1/3 的交点处。

【局部解剖】有耳后动、静脉；布有耳大神经和枕大神经的吻合支。

【功用功效】利窍聪耳，安神定惊，泻热通络。

【穴位主治】头痛、耳鸣、耳痛、小儿惊痫，呕吐涎沫。现多用于中耳炎，甲状腺肿等。

【配伍治验】配太冲治小儿惊痫、呕吐涎沫、瘛疭；配天冲、脑空、风池、太阳治偏头痛、头风病。

【刺法灸法】平刺 0.2~0.5 寸；可灸。

角孙（SJ20）

【穴名出处】《灵枢·寒热病》。

【穴位别名】无。

【穴名释义】角，指边侧，即耳上角；孙，指支别之络，即小络。本穴位于耳上角，在手少阳经支脉别行之小络脉处，故名。

【定位取穴】在头部，折耳廓向前，当耳尖直上入发际处。

【局部解剖】有耳上肌；颞浅动、静脉耳前支；布有耳颞神经分支。

【功用功效】清热解毒。

【穴位主治】耳部肿痛，目赤肿痛，目翳，齿痛，唇燥，项强，头痛。现多用于腮腺炎，角膜白斑，视神经炎等。

【配伍治验】率谷透角孙配足临泣治眩晕。

【刺法灸法】平刺 0.3~0.5 寸;可灸。

耳门 (SJ21)

【穴名出处】《针灸甲乙经》。

【穴位别名】无。

【穴名释义】耳,五官之一,为肾之窍;门,气机出入之门户。本穴位于耳壳之前,主治耳聋、耳鸣等耳部疾患,故名。

【定位取穴】在面部,当耳屏上切迹的前方,下颌骨髁状突后缘,张口有凹陷处。

【局部解剖】有颞浅动、静脉耳前支;布有耳颞神经,面神经分支。

【功用功效】利窍聪耳,疏风清热。

【穴位主治】耳聋,耳鸣,聤耳,齿痛,颈颌痛,唇吻强。现多用于中耳炎,下颌关节炎,口周肌肉痉挛等。

【配伍治验】配丝竹空治牙痛;配兑端治上齿龋。

【刺法灸法】直刺 0.5~1 寸;可灸。

耳和髎 (SJ22)

【穴名出处】《针灸甲乙经》。

【穴位别名】锐发下。

【穴名释义】和,指和调。髎,同窌,空穴也。穴在耳郭根前,颧弓后上方凹陷中,主治耳疾,能和调听觉,故名耳和髎。

【定位取穴】在头侧部,当鬓发后缘,平耳廓根之前方,颞浅动脉的后缘。

【局部解剖】有颞肌和颞浅动、静脉;布有耳颞神经分支,面神经颞支。

【穴位主治】头重痛,耳鸣,牙关拘急,颔肿,鼻准肿痛,口渴。现多用于外耳道炎,面神经麻痹,面肌痉挛等。

【配伍治验】配养老、完骨治耳聋。

【刺法灸法】斜刺 0.3~0.9 寸;可灸。

丝竹空 (SJ23)

【穴名出处】《针灸甲乙经》。

【穴位别名】巨髎,眉后,目髎。

【穴名释义】丝竹,古指弦乐器,八音之一,此指气血的运行有如声音飘然而至。空,空虚也。丝竹空穴名意指穴外天部的寒湿水气因而汇入穴内,穴外的寒水水气由此汇入三焦经冷降归地。本穴为三焦经终点之穴,由于禾髎穴传至本穴的气血极为虚少,穴内气血为空虚之状,穴外天部的寒湿水气因而汇入穴内,穴外的寒水水气如同天空中的声音飘然而至,故名。

【定位取穴】丝,指细小;竹,指竹叶;空,指凹陷、小窍。本穴位近眉毛稍凹陷处,该处纤细眉毛状若丝状成竹叶,故名。

【定位取穴】在面部,当眉梢凹陷处。

【局部解剖】有眼轮匝肌;颞浅动、静脉额支;布有面神经颧眶支及耳颞神经分支。

【功用功效】降浊除湿。

【穴位主治】头痛,目眩,目赤痛,眼睑跳动,齿痛,癫痫。现多用于眼结膜炎,电光性眼炎,视神经萎缩,面神经麻痹,偏头痛等。

【配伍治验】配合谷治疗牙痛。

【刺法灸法】平刺0.5~1寸;不宜灸。

足少阳胆经腧穴

本经一侧44穴(左右两侧共88穴),其中15穴分布于下肢的外侧面,29穴在臀、侧胸、侧头等部。首穴瞳子髎,末穴足窍阴。主治胸胁、肝胆病证、热性病、神经系统病证和头侧部、眼、耳、咽喉病证,以及本经脉所经过部位之病证。

瞳子髎(GB1)

【穴名出处】《针灸甲乙经》。

【穴位别名】目外眦,目瞳子,后曲,太阳,前关,前间。

【穴名释义】髎,指骨旁空隙。本穴位于瞳子外方,眶外凹陷中,故名。

【定位取穴】在面部,目外眦旁,当眶外侧缘处。

【局部解剖】有眼轮匝肌,深层为颞肌;当颧眶动、静脉分布处;布有颧面神经和颧颞神经,面神经的额颞支。

【功用功效】疏风散热,明目止痛。

【穴位主治】头痛,目赤,目痛,畏光,迎风流泪,远视不明,内障,目翳。

【配伍治验】配合谷、临泣、睛明治目生内障;配少泽治妇人乳肿;配养老、肝俞、光明、太冲、治疗视物昏花。

【刺法灸法】向后刺或斜刺0.3~0.5寸;或用三棱针点刺出血。

听会(GB2)

【穴名出处】《针灸甲乙经》。

【穴位别名】耳门。

【穴名释义】会,指汇聚。本穴位于耳前凹陷中,针刺此穴可以使耳听觉得以会聚,主治耳聋气闭,故名。

【定位取穴】在面部,当耳屏间切迹的前方,下颌骨髁突的后缘,张口有凹陷。

【局部解剖】有颞浅动脉耳前支,深部为颈外动脉及面后静脉;布有耳大神经,皮下为面神经。

【功用功效】利窍聪耳,息风清热,通络止痛。

【穴位主治】耳鸣,耳聋,流脓,齿痛,下颌脱臼,口眼㖞斜,面痛,头痛。

【配伍治验】配颊车、地仓治中风口眼㖞斜;配迎香治耳聋气痞;配耳门、听宫治下颌关节炎。

【刺法灸法】直刺0.5寸;可灸。

上关(GB3)

【穴名出处】《灵枢·本输》。

【穴位别名】客主人。

【穴名释义】关,指机关,牙关是开窍之机关,本穴位于耳前颧弓的上方,与下关相对,故名。

【定位取穴】在耳前,下关直下,当颧弓的上缘凹陷处。

【局部解剖】在颞肌中;有颧眶动、静脉;布有面神经的颧眶支及三叉神经小分支。

【功用功效】利窍聪耳,疏风清热,安神定志。

【穴位主治】头痛,耳鸣,耳聋,聤耳,口眼㖞斜,面痛,齿痛,惊痫,瘈疭。

【配伍治验】配肾俞、翳风、太溪、听会治老年人肾虚耳鸣耳聋;配耳门、合谷、颊车治下颌关节炎、牙关紧闭。

【刺法灸法】直刺0.5~0.8寸;可灸。

颔厌(GB4)

【穴名出处】《针灸甲乙经》。

【穴位别名】耳前角上。

【穴名释义】颔,含之意,另有点头之意;厌,抑制,另有合之意。本穴位于曲周上廉,咀嚼时俱动,并主治头项强痛及不能转动点头,故名。

【定位取穴】在头部鬓发上,当头维与曲鬓弧形连线的上1/4与下3/4交点处。

【局部解剖】在颞肌中;有颞浅动、静脉额支;布有耳颞神经颞支。

【功用功效】清泄肝胆,镇惊安神,止痛活络。

【穴位主治】头痛,眩晕,目外眦痛,齿痛,耳鸣,惊痫。

【配伍治验】配悬颅透悬颅、悬厘治偏头痛;配外关、风池治眩晕。

【刺法灸法】直刺0.3~0.4寸;可灸。

悬颅(GB5)

【穴名出处】《灵枢·热病》。

【穴位别名】耳前角下。

【穴名释义】悬,指悬挂;颅,头颅之意。本穴位于头颅两侧,上不及前发际,下不及耳根,如悬挂在其处,又能主治头晕、旋转诸疾,故名。

【定位取穴】在头部鬓发上,当头维与曲鬓弧形连线的中点处。

【局部解剖】在颞肌中;有颞浅动、静脉额支;布有耳颞神经颞支。

【功用功效】清泄肝胆,消肿止痛。

【穴位主治】偏头痛,面肿,目外眦痛,齿痛。

【配伍治验】配颔厌、治偏头痛;配曲池、合谷治热病头痛。

【刺法灸法】向后平刺0.5~0.8寸;可灸。

悬厘（GB6）

【穴名出处】《针灸甲乙经》。

【穴位别名】耳前下角。

【穴名释义】厘，指毫厘。穴在曲角颞颥下廉，同悬颅仅差毫厘，故名悬厘。

【定位取穴】在头部鬓发上，当头维与曲鬓弧形连线的上 3/4 与下 1/4 交点处。

【局部解剖】在颞肌中；有颞浅动、静脉额支；布有耳颞神经颞支。

【功用功效】清泻肝胆，利气止痛。

【穴位主治】偏头痛，面肿，目外眦痛，耳鸣，上齿痛。

【配伍治验】配鸠尾治热病偏头痛引目外眦痛；配束骨治癫痫。

【刺法灸法】向后平刺 0.5~0.8 寸；可灸。

曲鬓（GB7）

【穴名出处】《针灸甲乙经》。

【穴位别名】曲发。

【穴名释义】曲，指弯曲；鬓，指鬓发。本穴位于耳前上方，近向弯曲的鬓发处，本经气从此上行弯曲方达率谷，故名。

【定位取穴】在头部，当耳前鬓角发际后缘的垂线与耳尖水平线交点处。

【局部解剖】在颞肌中；有颞浅动、静脉额支；布有耳颞神经颞支。

【功用功效】清胆泻热，息风止痉。

【穴位主治】偏头痛，颔颊肿，牙关紧闭，呕吐，齿痛．目赤肿痛，项强不得顾。

【配伍治验】配风池、太冲治目赤肿痛；配下关、合谷、太冲治疗头痛、口噤不开。

【刺法灸法】向后平刺 0.5~0.8 寸；可灸。

率谷（GB8）

【穴名出处】《针灸甲乙经》。

【穴位别名】蟀谷，率骨。

【穴名释义】率，循也。山间之凹陷处为谷，本穴位于耳上人发际 1.5 寸处，此处为顶骨、颞骨、蝶骨大翼三骨交接之凹陷若谷处，故名。

【定位取穴】在头部，当耳尖直上入发际 1.5 寸，角孙直上方。

【局部解剖】在颞肌中；有颞动、静脉顶支；布有耳颞神经和枕大神经会合支。

【功用功效】平肝息风止痉，快膈和中降逆。

【穴位主治】头痛，眩晕，呕吐，小儿惊风。

【配伍治验】配印堂、太冲、合谷治小儿急慢惊风、眩晕、耳鸣；配合谷、足三里治流行性腮腺炎。

【刺法灸法】平刺 0.5~1 寸；可灸。

天冲（GB9）

【穴名出处】《针灸甲乙经》。

【穴位别名】无。

【穴名释义】天,指头;冲,指直通、冲要之意。本穴位于耳廓后上方,入发际直上2寸处,主治头风头痛,状若冲天,故名。

【定位取穴】在头部,当耳根后缘直上入发际2寸,率谷后0.5寸。

【局部解剖】有耳后动、静脉;布有耳大神经支。

【功用功效】祛风定惊,清热散结。

【穴位主治】头痛,齿龈肿痛,癫痫,惊恐,瘿气。

【配伍治验】配目窗、风池治头痛。

【刺法灸法】平刺0.5~1寸;可灸。

浮白(GB10)

【穴名出处】《素问·气穴论》。

【穴位别名】无。

【穴名释义】浮,指浅表或高部之意;白,指明显或指白色应肺。本穴位于耳后乳突后上方,其处高而显见。本穴主治肺疾寒热,有宣肺解表之功,故名。

【定位取穴】在头部,当耳后乳突的后上方,天冲与完骨的弧形连线的中1/3与上1/3交点处。

【局部解剖】有耳后动、静脉分支;布有耳大神经之分支。

【功用功效】清泄胆热,理气散结。

【穴位主治】头痛,颈项强痛,耳鸣,耳聋,齿痛,瘰疬,瘿气,臂痛不举,足痿不行。

【配伍治验】配风池、行间治偏头痛、目赤肿痛;配听会、中渚治耳鸣、耳聋;配肾俞、太溪、耳门治耳鸣、耳聋。

【刺法灸法】平刺0.5~0.8寸;可灸。

头窍阴(GB11)

【穴名出处】《针灸甲乙经》。

【穴位别名】枕骨。

【穴名释义】窍,指孔窍。本穴位于耳窍侧面,而且五脏诸窍皆属于阴,主治头窍疾病,故名。

【定位取穴】在头部,当耳后乳突的后上方,天冲与完骨的弧形连线的中1/3与下1/3交点处。

【局部解剖】有耳后动、静脉分支;布有枕大神经和枕小神经会合支。

【功用功效】清泄胆热,疏风清热。

【穴位主治】头痛,眩晕,颈项强痛,胸胁痛,口苦,耳鸣,耳聋,耳痛。

【配伍治验】配强间治头痛;配支沟、太冲、风池治肝胆火盛之偏头痛或巅顶痛。

【刺法灸法】平刺0.5~0.8寸;可灸。

完骨(GB12)

【穴名出处】《灵枢·本输》。

【穴位别名】枕骨。

【穴名释义】完骨,就是指耳后高骨(乳突),本穴位于完骨后下缘,故名。

【定位取穴】在头部,当耳后乳突的后下方凹陷处。

【局部解剖】在胸锁乳突肌附着部上方,有耳后动、静脉之支;布有枕小神经本干。

【功用功效】清胆泻热,散风通窍。

【穴位主治】头痛,颈项强痛,颊肿,喉痹,龋齿,口眼㖞斜,癫痫,疟疾。

【配伍治验】配风池、大杼治疟疾;配风池治癫疾僵仆;配风池、合谷治风热上犯喉痹、齿痛、疟腮、口歪。

【刺法灸法】平刺0.5~0.8寸。艾炷灸3~5壮,或艾条灸5~10分钟。

本神(GB13)

【穴名出处】《针灸甲乙经》。

【穴位别名】直耳。

【穴名释义】本,指根本、宗之意;本穴位于神庭旁3寸,居头部,头部元神所在,主治神志病,故名。

【定位取穴】在头部,当前发际上0.5寸,神庭旁开3寸,神庭与头维连线的内2/3与外1/3交点处。

【局部解剖】在额肌中;有颞浅动、静脉额支和额动、静脉外侧支;布有额神经外侧支。

【功用功效】平肝潜阳,息风止痉,通络止痛。

【穴位主治】头痛,目眩,癫痫,小儿惊风,颈项强痛,胸胁痛,半身不遂。

【配伍治验】配前顶、囟会、天柱治小儿惊痫;配水沟、太阳、合谷、大椎、天柱、百会治中风不省人事、小儿惊风。

【刺法灸法】平刺0.5~0.8寸;可灸。

阳白(GB14)

【穴名出处】《针灸甲乙经》。

【穴位别名】扬白。

【穴名释义】阳,指额部;白,光明之意。本穴位于眉上1寸直瞳子,主治目疾,针之使目恢复光明,故名。

【定位取穴】在前额部,当瞳孔直上,眉上1寸。

【局部解剖】在额肌中;有额动、静脉外侧支;布有额神经外侧支。

【功用功效】清肝明目,疏风泻热。

【穴位主治】头痛,目眩,目痛,外眦疼痛,雀目。

【配伍治验】配太阳、睛明、鱼腰治目赤肿痛、视物昏花、上睑下垂。

【刺法灸法】平刺0.5~0.8寸。艾炷灸3~5壮或艾条灸3~5分钟。

头临泣(GB15)

【穴名出处】《针灸甲乙经》。

【穴位别名】无。

【穴名释义】临,指居高视下之意;泣,指泪水。本穴位于目上眦直上,入发际5分凹陷中,当人患目疾流泪时,穴临其上,善治目疾,故名。

【定位取穴】在头部,当瞳孔直上入前发际0.5寸,神庭与头维连线的中点处。

【局部解剖】在额肌中;有额动、静脉;布有额神经内、外支会合支。

【功用功效】清泻胆热,醒神宽胸,宣通鼻窍。

【穴位主治】头痛,目眩,目赤痛,流泪,目翳,鼻塞,鼻渊,耳聋,小儿惊痫,热病。

【配伍治验】配阳谷、腕骨、申脉治风眩;配肝俞治白翳;配大椎、间使、胆俞、肝俞治疟疾;配大椎、腰奇、水沟、十宣治中风昏迷癫痫。

【刺法灸法】平刺0.5~0.8寸;可灸。

目窗(GB16)

【穴名出处】《针灸甲乙经》。

【穴位别名】至营。

【穴名释义】窗,指头之孔窍。本穴位于眼目直上,头临泣后1寸,犹如眼目之窗,主治目疾,故名。

【定位取穴】在头部,当前发际上1.5寸,头正中线旁开2.25寸。

【局部解剖】在帽状腱膜中;有颞浅动、静脉额支;布有额神经内、外侧支会合支。

【功用功效】祛风消肿,清头明目。

【穴位主治】头痛,目眩,目赤肿痛,远视,近视,面浮肿,上齿龋肿,小儿惊痫。

【配伍治验】配关冲、风池治头疼;配陷谷治面目浮肿。

【刺法灸法】平刺0.5~0.8寸;可灸。

正营(GB17)

【穴名出处】《针灸甲乙经》。

【穴位别名】无。

【穴名释义】正,有正中、巧遇之意;营,有布、集之意。本穴位于足少阳头部五穴之正中,又为阳维脉所布集处,恰巧与足少阳经相遇而营集一处,故名。

【定位取穴】在头部,当前发际上2.5寸,头正中线旁开2.25寸。

【局部解剖】在帽状腱膜中;有颞浅动、静脉顶支和枕动、静脉吻合网;布有额神经和枕大神经的会合支。

【功用功效】利窍通关,疏风清热。

【穴位主治】头痛,头晕,目眩,唇吻强急,齿痛。

【配伍治验】配阳白、太冲、风池治疗头痛、眩晕、目赤肿痛。

【刺法灸法】平刺0.5~0.8寸;可灸。

承灵(GB18)

【穴名出处】《针灸甲乙经》。

【穴位别名】无。

【穴名释义】承灵。承,承受也。灵,神灵也,天部之气也。该穴名意指头之天部的寒湿水气由此汇入胆经。本穴物质为正营穴传来的天部阳气,至本穴后,此气散热并吸湿冷降,头之天部的寒湿之气亦随之汇入穴内,本穴如有承受天部寒湿水气的作用,故名。

【定位取穴】在头部,当前发际上4寸,头正中线旁开2.25寸。

【局部解剖】在帽状腱膜中;有枕动、静脉分支;布有枕大神经之支。

【功用功效】吸湿降浊。

【穴位主治】头痛,眩晕,目痛,鼻渊,鼻衄,鼻窒,多涕。

【配伍治验】配风池、风门、后溪治鼻衄。

【刺法灸法】平刺0.5~0.8寸;可灸。

【附注】足少阳、阳维之会。

脑空(GB19)

【穴名出处】《针灸甲乙经》。

【穴位别名】颞颥。

【穴名释义】空,指孔穴,有凹陷之意。本穴位于脑户之旁,内应脑,主治脑疾,故名。

【定位取穴】在头部,当枕外隆凸的上缘外侧,头正中线旁开2.25寸,平脑户。

【局部解剖】在枕肌中;有枕动、静脉分支;布有枕大神经之支。

【功用功效】清胆泻火,疏风通窍。

【穴位主治】头痛,颈项强痛,目眩,目赤肿痛,鼻痛,耳聋,癫痫,惊悸,热病。

【配伍治验】配大椎、照海、申脉治癫狂痫证;配风池、印堂、太冲治头痛、目眩;配悬钟、后溪治颈项强痛。

【刺法灸法】平刺0.5~0.8寸;可灸。

风池(GB20)

【穴名出处】《灵枢·热病》。

【穴位别名】热府。

【穴名释义】风,指风邪;池,指凹陷之意。本穴位于后发际凹陷中,主治风邪为患,故名。

【定位取穴】在项部,当枕骨之下,与风府相平,胸锁乳突肌与斜方肌上端之间的凹陷处。

【局部解剖】在胸锁乳突肌与斜方肌上端附着部之间的凹陷中,深层为头夹肌;有枕动、静脉分支;布有枕小神经之支。

【功用功效】疏风清热,通宫利窍,醒脑安神。

【穴位主治】头痛,眩晕,颈项强痛,目赤痛,目泪出,鼻渊,鼻衄,耳聋,气闭,中风,口眼㖞斜,疟疾,热病,感冒,瘿气。

【配伍治验】配合谷、丝竹空治偏正头痛;配脑户、玉枕、风府、上星治目痛不能视;配百会、太冲、水沟、足三里、十宣治中风。

【刺法灸法】针尖微下,向鼻尖方向斜刺0.5~0.8寸,或平刺透风府穴;可灸。

针向结喉,进针2~2.5寸,采用小幅度高频率捻转补法,每穴施手法1分钟,治疗各种原因引起的吞咽困难。

肩井（GB21）

【穴名出处】《针灸甲乙经》。

【穴位别名】肩解,膊井。

【穴名释义】井,凹陷深处之意。本穴位于肩上凹陷深处,故名。

【定位取穴】在肩上,前直乳中,当大椎与肩峰端连线的中点上。

【局部解剖】有斜方肌,深层为肩胛提肌与冈上肌;有颈横动、静脉分支;布有腋神经分支,深层上方为桡神经。

【功用功效】舒筋活络,理气止痛,清热散结。

【穴位主治】肩背痹痛,手臂不举,颈项强痛,乳痈,中风,瘰疬,难产,诸虚百损。

【配伍治验】配足三里、阳陵泉治脚气酸痛。

【刺法灸法】直刺0.5~0.8寸,深部正当肺尖,慎不可深刺;可灸。

渊腋（GB22）

【穴名出处】《灵枢·热病》。

【穴位别名】泉腋,渊液。

【穴名释义】渊,含深之意。本穴位于腋下3寸宛宛中,为腋之深处,故名。

【定位取穴】在侧胸部,举臂,当腋中线上,腋下3寸,第4肋间隙中。

【局部解剖】有前锯肌和肋间内、外肌;有胸腹壁静脉,胸外侧动、静脉及第四肋间动、静脉;布有第四肋间神经外侧皮支,胸长神经之支。

【功用功效】理气宽胸,活络止痛。

【穴位主治】胸满,胁痛,腋下肿,臂痛不举。

【配伍治验】配大包、支沟治胸胁痛、肋间神经痛;配条口透承山、天宗、臑俞治肩关节周围炎。

【刺法灸法】斜刺0.5~0.8寸。

辄筋（GB23）

【穴名出处】《针灸甲乙经》。

【穴位别名】神光。

【穴名释义】辄,指车前,其形弯曲,与肋骨相似;筋,指筋肉,本穴位于第四肋间隙筋肉中,故名。

【定位取穴】在侧胸部,渊腋前1寸,平乳头,第4肋间隙中。

【局部解剖】在胸大肌外缘,有前锯肌,肋间内、外肌;有胸外侧动、静脉;布有第四肋间神经外侧皮支。

【功用功效】舒肝和胃,平喘降逆。

【穴位主治】胸肋痛,喘息,呕吐,吞酸,腋肿,肩臂痛。

【配伍治验】配肺俞、定喘治胸闷喘息不得卧;配阳陵泉、支沟治胸胁痛。

【刺法灸法】斜刺0.5~0.8寸;可灸。

日月（GB24）

【穴名出处】《针灸甲乙经》。

【穴位别名】神光,胆募。

【穴名释义】本穴为胆之募穴。胆者,中正之官,决断出焉,决断必须务求其明,而明字从日、从月,故名。

【定位取穴】在上腹部,当乳头直下,第7肋间隙,前正中线旁开4寸。

【局部解剖】有肋间内、外肌,肋下缘有腹外斜肌腱膜,腹内斜肌,腹横肌;有肋间动、静脉;布有第七或第八肋间神经。

【功用功效】疏肝利胆,化湿和中。

【穴位主治】胁肋疼痛,胀满,呕吐,吞酸,呃逆,黄疸。

【配伍治验】配胆俞治胆虚诸症;配内关、中脘治呕吐、纳呆;配期门、阳陵泉治胆石症;配支沟、丘墟治胁胀痛;配胆俞、腕骨治黄疸。

【刺法灸法】斜刺0.5~0.8寸;可灸。

京门（GB25）

【穴名出处】《针灸甲乙经》。

【穴位别名】气府,气俞,肾募。

【穴名释义】京,指京都,意为重要。穴为肾募,为经气结聚之所,主治水道不利,为益肾利水要穴,故名京门。

【定位取穴】在侧腰部,章门后1.8寸,当十二肋骨游离端的下方。

【局部解剖】有腹内、外斜肌及腹横肌;有第十一肋间动、静脉;布有第十一肋间神经。

【功用功效】益肾健脾,化气利水,通络止痛。

【穴位主治】肠鸣,泄泻,腹胀,腰胁痛。

【配伍治验】配行间治腰痛不可久立仰俯;配身柱、筋缩、命门治腰脊强痛。

【刺法灸法】斜刺0.5~0.8寸;可灸。

带脉（GB26）

【穴名出处】《针灸甲乙经》。

【穴位别名】无。

【穴名释义】本穴为带脉经气所过处,主治妇人经带疾患,故名。

【定位取穴】在侧腹部,章门下1.8寸,当第12肋骨游离端下方垂线与脐水平线的交点上。

【局部解剖】有腹内、外斜肌及腹横肌;有第十二肋间动、静脉;布有第十二肋间神经。

【功用功效】调经止带,益肾强腰。

【穴位主治】月经不调,赤白带下,疝气,腰胁痛。

【配伍治验】配关元、气海、三阴交、白环俞、间使治赤白带下;配关元、足三里、肾俞、京门、次髎治肾气虚带下;配中极、次髎、行间、三阴交治湿热下注之带下。

【刺法灸法】直刺0.5~0.8寸;可灸。

五枢（GB27）

【穴名出处】《针灸甲乙经》。

【穴位别名】无。

【穴名释义】五,中数也,又通午,有纵横交错之意;枢,指通上转下之意。本穴位于带脉下3寸,适当人身长度折中处,又为经脉纵横交错髋部转枢之处,故名。

【定位取穴】在侧腹部,当髂前上棘的前方,横平脐下3寸处。

【局部解剖】有腹内、外斜肌及腹横肌;有旋髂浅、深动、静脉;布有髂腹下神经。

【功用功效】清肝泄热,益肾调经。

【穴位主治】阴挺,赤白带下,月经不调,疝气,少腹痛,便秘,腰胯痛。

【配伍治验】五枢透维道、气海俞、阳陵泉对子宫全切术针麻。

【刺法灸法】直刺0.8~1.5寸;可灸。

维道（GB28）

【穴名出处】《针灸甲乙经》。

【穴位别名】外枢。

【穴名释义】维,指维系、连接之意;道,指道路。本穴为足少阳、带脉之会,为维系诸经之通道,故名。

【定位取穴】在侧腹部,当髂前上棘的前下方,五枢前下0.5寸。

【局部解剖】在髂前上棘前内方,有腹内、外斜肌及腹横肌;有旋髂浅、深动、静脉;布有髂腹股沟神经。

【功用功效】调经止带,健脾和胃,利水消肿。

【穴位主治】腰胯痛,少腹痛,阴挺,疝气,带下,月经不调,水肿。

【配伍治验】配百会、气海、足三里、三阴交治气虚下陷之阴挺或带下症;配五枢、带脉、中极、太冲、三阴交治卵巢囊肿、闭经;配横骨、冲门、气冲、大敦治疝气。

【刺法灸法】向前下方斜刺0.8~1.5寸;可灸。

居髎（GB29）

【穴名出处】《针灸甲乙经》。

【穴位别名】无。

【穴名释义】居,指居处,也指蹲坐;髎,指骨旁空隙。本穴位于髂骨上凹陷处,取穴时需蹲坐,以其居而成髎,故名。

【定位取穴】在髋部,当髂前上棘与股骨大转子最凸点连线的中点处。

【局部解剖】有臀中肌,臀小肌;有臀上动、静脉下支;布有臀上皮神经及臀上神经。

【功用功效】舒筋活络,调经止带。

【穴位主治】腰腿痹痛,瘫痪,足痿,疝气。

【配伍治验】配环跳、委中治下肢风湿痛;配腰夹脊穴 $L_{1~2}$、$L_{3~5}$ 环跳、风市、阳陵泉、条口、悬钟治中风下肢瘫痪、根性坐骨神经痛、腓总神经麻痹。

【刺法灸法】直刺或斜刺1.5~2寸;可灸。

环跳（GB30）

【穴名出处】《针灸甲乙经》。

【穴位别名】髀厌，髀枢。

【穴名释义】环，指环曲；跳，指跳跃。本穴位于髀枢中，针其穴，可使其跳跃如常，加之取穴时，需侧卧，伸下足，屈上足，故名。

【定位取穴】在股外侧部，侧卧屈股，当股骨大转子最凸点与骶管裂孔连线的外1/3与中1/3交点处。

【局部解剖】在臀大肌、梨状肌下缘；内侧为臀下动、静脉；布有臀下皮神经，臀下神经，深部正当坐骨神经。

【功用功效】回阳固脱，舒筋通络。

【穴位主治】腰胯疼痛，半身不遂，下肢痿痹，遍身风疹，挫闪腰疼，膝踝肿痛不能转侧。

【配伍治验】配风市治风痹；配太白、足三里、阳陵泉、丰隆、飞扬治下肢水潴留、静脉炎；配风市、膝阳关、阳陵泉、丘墟治胆经型坐骨神经痛；配居髎、风市、中渎治股外侧皮神经炎；配髀关、伏兔、风市、犊鼻、足三里、阳陵泉、太冲、太溪治小儿麻痹，肌萎缩，中风半身不遂。

【刺法灸法】直刺2~2.5寸；可灸。

风市（GB31）

【穴名出处】《备急千金要方》。

【穴位别名】垂手。

【穴名释义】风，风气。市，聚集。穴为风气集聚之地，为治风之要穴，故名风市。

【定位取穴】在大腿外侧部的中线上，当腘横纹上7寸。或直立垂手时，中指尖处。

【局部解剖】在阔筋膜下，股外侧肌中；有旋股外侧动、静脉肌支；布有股外侧皮神经，股神经肌支。

【功用功效】舒经活络，祛风散寒。

【穴位主治】中风半身不遂，下肢痿痹、麻木，遍身瘙痒，脚气。

【配伍治验】配风池、大杼、大椎、命门、关元、腰阳关、十七椎治类风湿关节炎。

【刺法灸法】直刺1~1.5寸；可灸。

中渎（GB32）

【穴名出处】《针灸甲乙经》。

【穴位别名】中犊。

【穴名释义】渎，指窄小的水道。本穴位于大腿外侧中线分肉间之凹陷处，上有风市，下有阳关，当脉气通过时，如水行于沟渎之中，故名。

【定位取穴】在大腿外侧，当风市下2寸，或腘横纹上5寸，股外肌与股二头肌之间。

【局部解剖】在阔筋膜下，股外侧肌中；有旋股外侧动、静脉肌支；布有股外侧皮神经，股神经肌支。

【功用功效】舒筋活络。

【穴位主治】下肢痿痹、麻木，半身不遂。

【配伍治验】配环跳、风市、膝阳关、阳陵泉、足三里治中风后遗症、下肢瘫痪及小儿麻痹症。

【刺法灸法】直刺1~1.5寸;可灸。

膝阳关(GB33)

【穴名出处】《针灸甲乙经》。

【穴位别名】寒府,关阳,关陵。

【穴名释义】外侧为阳,关,指关节。本穴位于膝关节外侧凹陷中,故名。

【定位取穴】在膝外侧,当股骨外上髁上方的凹陷处。

【局部解剖】在髂胫束后方,股二头肌腱前方;有膝上外侧动、静脉;布有股外侧皮神经末支。

【功用功效】舒筋活络,通利关节,祛风化湿。

【穴位主治】膝膑肿痛,腘筋挛急,小腿麻木。

【配伍治验】配环跳、承筋治胫痹不仁;配血海、膝关、犊鼻、丰隆、曲池、合谷治膝关节炎。

【刺法灸法】直刺0.8~1寸。

阳陵泉(GD34)

【穴名出处】《灵枢·邪气脏腑病形》。

【穴位别名】阳陵,阳之陵泉。

【穴名释义】阳,指外侧;陵,指高处;泉,指凹陷处。本穴位于膝下外侧,当腓骨小头前凹陷处,故名。

【定位取穴】在小腿外侧,当腓骨小头前下方凹陷处。

【局部解剖】在腓骨长、短肌中;有膝下外侧动、静脉;当腓总神经分为腓浅神经及腓深神经处。

【功用功效】疏肝利胆,清热利湿,舒筋利节。

【穴位主治】半身不遂,下肢痿痹、麻木,膝肿痛,脚气,胁肋痛,口苦,呕吐,黄疸,小儿惊风,破伤风。

【配伍治验】配曲池治半身不遂;配日月、期门、胆俞、至阳治黄疸、胆囊炎、胆结石;配足三里、上廉治胸胁痛。

【刺法灸法】直刺或斜向下刺1~1.5寸;可灸。

阳交(GB35)

【穴名出处】《针灸甲乙经》。

【穴位别名】别阳,足髎。

【穴名释义】阳,指外侧;交,指会也。本穴位于足少阳与阳维脉之会,故名。

【定位取穴】在小腿外侧,当外踝尖上7寸,腓骨后缘。

【局部解剖】在腓骨长肌附着部;布有腓肠外侧皮神经。

【功用功效】舒筋活络,息风镇痉,理气消肿。

【穴位主治】胸胁胀满疼痛,面肿,惊狂,癫疾,瘈疭,膝股痛,下肢痿痹。

【配伍治验】配支沟、相应节段夹脊穴治带状疱疹之神经痛;配阳辅、绝骨、行间、昆仑、丘墟治两足麻木;配环跳、秩边、风市、伏兔、昆仑治风湿性腰腿痛—腰扭伤、坐骨神经痛、中风半身不遂之下肢瘫痪、小儿麻痹症。

【刺法灸法】直刺 0.5~0.8 寸;可灸。

外丘(GB36)

【穴名出处】《针灸甲乙经》。

【穴位别名】无。

【穴名释义】丘,指隆起也。本穴位于小腿外侧,其处肌肉隆起如丘,故名。

【定位取穴】在小腿外侧,当外踝尖上 7 寸,腓骨前缘,平阳交。

【局部解剖】在腓骨长肌和趾总伸肌之间,深层为腓骨短肌;有胫前动、静脉肌支;布有腓浅神经。

【功用功效】疏肝理气,活络解毒。

【穴位主治】颈项强痛,胸胁痛,疯犬伤毒不出,下肢痿痹,癫疾,小儿龟胸。

【配伍治验】配腰奇、间使、丰隆、百会治癫痫;配环跳、伏兔、阳陵泉、阳交治下肢痿、痹、瘫;配陵后、足三里、条口、阳陵泉治腓总神经麻痹。

【刺法灸法】直刺 0.5~0.8 寸;可灸。

光明(GB37)

【穴名出处】《灵枢·经脉》。

【穴位别名】无。

【穴名释义】本穴为足少阳胆经之络,别走足厥阴肝经,由于肝开窍于目,本穴主治目疾,使之重见光明,故名。

【定位取穴】在小腿外侧,当外踝尖上 5 寸,腓骨前缘。

【局部解剖】在趾长伸肌和腓骨短肌之间;有胫前动、静脉分支;布有腓浅神经。

【功用功效】清肝明目,舒筋活络。

【穴位主治】目痛,夜盲,乳胀痛,膝痛,下肢痿痹,颊肿。

【配伍治验】配肝俞、肾俞、风池、目窗、睛明、行间治青光眼和早期白内障。

【刺法灸法】直刺 0.5~0.8 寸;可灸。

阳辅(GB38)

【穴名出处】《针灸甲乙经》。

【穴位别名】分肉,绝骨之端,绝骨。

【穴名释义】阳,指外侧;辅,指腓骨。本穴位于腓骨外侧前缘,故名。

【定位取穴】在小腿外侧,当外踝尖上 4 寸;腓骨前缘稍前方。

【局部解剖】在趾长伸肌和腓骨短肌之间;有胫前动、静脉分支;布有腓浅神经。

【功用功效】舒经活络,理气止痛。

【穴位主治】偏头痛,目外眦痛,缺盆中痛,腋下痛,瘰疬,胸、胁、下肢外侧痛,疟疾,半身不遂。

【配伍治验】配陵后、飞扬、金门治下肢痿痹瘫之足内翻畸形。

【刺法灸法】直刺 0.5~0.8 寸。

悬钟（GB39）

【穴名出处】《针灸甲乙经》。

【穴位别名】绝骨。

【穴名释义】悬，指悬挂，钟，聚也。穴为足少阳脉气聚注之处，又为八会穴之髓会。因穴在外踝上三寸，未及于足，犹如悬挂之状，故名悬钟。

【定位取穴】在小腿外侧，当外踝尖上 3 寸，腓骨前缘。

【局部解剖】在腓骨短肌与趾长伸肌分歧处；有胫前动、静脉分支；布有腓浅神经。

【功用功效】舒经活络，理气止痛。

【穴位主治】半身不遂，颈项强痛，胸腹胀满，胁肋疼痛，膝腿痛，脚气，腋下肿。

【配伍治验】配内庭治心腹胀满；配昆仑、合谷、肩髃、曲池、足三里治中风、半身不遂；配后溪、列缺治项强、落枕。

【刺法灸法】直刺 0.5~0.8 寸；可灸。

丘墟（GB40）

【穴名出处】《灵枢·本输》。

【穴位别名】丘虚，邱墟。

【穴名释义】丘，指高处；墟，指大丘之意。本穴正当足外踝前下方凹陷处，此处高起犹如大的土丘，故名。

【定位取穴】在外踝的前下方，当趾长伸肌腱的外侧凹陷处。

【局部解剖】在趾短伸肌起点；有外踝前动、静脉分支；布有足背中间皮神经分支及腓浅神经分支。

【功用功效】舒筋活络，理气止痛，清热明目。

【穴位主治】颈项痛，腋下肿，胸胁痛，下肢痿痹，外踝肿痛，疟疾，疝气，目赤肿痛，目生翳膜，中风偏瘫。

【配伍治验】配昆仑、绝骨治踝跟足痛；配中渎治胁痛；配大敦、阴市、照海治卒疝；配日月、期门、肝俞、胆俞、阳陵泉、腕骨治黄疸、胆道疾患。

【刺法灸法】直刺 0.5~0.8 寸，可灸。

足临泣（GB41）

【穴名出处】《针灸甲乙经》。

【穴位别名】下临泣。

【穴名释义】临，含上对下之意，泣，肝之液，肝开窍于目。穴为足少阳之输，属木，应肝，其气上通于目，主治目疾。穴临于足，又与头临泣相对应，故名足临泣。

【定位取穴】在足背外侧，当足 4 趾本节（第 4 趾关节）的后方，小趾伸肌腱的外侧凹陷处。

【局部解剖】有足背静脉网，第四趾背侧动、静脉；布有足背中间皮神经。

【功用功效】清泻肝胆,清利头目,通经活络。

【穴位主治】头痛,目外眦痛,目眩,乳痈,瘰疬,胁肋痛,疟疾,中风偏瘫,痹痛不仁,足跗肿痛。

【配伍治验】配三阴交治痹证;配三阴交、中极治月事不利。

【刺法灸法】直刺0.5~0.8寸;可灸。

地五会(GB42)

【穴名出处】《针灸甲乙经》。

【穴位别名】地五。

【穴名释义】地,指足之意;五,中数也;会,指会通。本穴位于胆经足部五穴中,为胆经脉气上下会通之处,主治足部疾患,故名。

【定位取穴】在足背外侧,当足4趾本节(第4趾关节)的后方,第4、5趾骨之间,小趾伸肌腱的内侧缘。

【局部解剖】有足背静脉网,第四跖背侧动、静脉;布有足背中间皮神经。

【功用功效】疏泄肝胆,清利头目,通经活络。

【穴位主治】头痛,目赤痛,耳鸣,耳聋,胸满,胁痛,腋肿,乳痈,跗肿。

【配伍治验】配耳门、足三里治耳鸣、腰痛。

【刺法灸法】直刺或斜刺0.5~0.8寸。

侠溪(GB43)

【穴名出处】《灵枢·本输》。

【穴位别名】夹溪。

【穴名释义】侠,通夹;溪,小水为溪,也有沟陷之意。本穴位于足四、五足趾缝间沟陷处,故名。

【定位取穴】在足背外侧,当第4、5趾间,趾蹼缘后方赤白肉际处。

【局部解剖】有趾背侧动、静脉;布有足背中间皮神经之趾背侧神经。

【功用功效】消肿止痛,清肝胆热,平肝熄风。

【穴位主治】头痛,眩晕,惊悸,耳鸣,耳聋,目外眦赤痛,颊肿,胸胁痛,膝股痛,足跗肿痛,疟疾。

【配伍治验】配太阳、太冲、阳白、风池、头临泣治眩晕、偏头痛、耳鸣耳聋、目外眦痛。

【刺法灸法】直刺或斜刺0.3~0.5寸;可灸。

足窍阴(GB44)

【穴名出处】《灵枢·本输》。

【穴位别名】无。

【穴名释义】窍,指孔隙;阴指足厥阴肝经。本穴为足少阳经井穴,为交会足厥阴肝经之关窍,故名。

【定位取穴】在第4趾末节外侧,距趾甲角0.1寸。

【局部解剖】有趾背侧动、静脉和趾跖动脉形成的动脉网;布有趾背侧神经。

【功用功效】沟通内外经脉气血。

【穴位主治】偏头痛,目眩,目赤肿痛,耳聋,耳鸣,喉痹,胸胁痛,足跗肿痛,多梦,热病。

【配伍治验】配太冲、太溪、内关、太阳、风池、百会治神经性头痛、高血压病、肋间神经痛、胸膜炎、急性传染性结膜炎、神经性耳聋等;配阳陵泉、期门、支沟、太冲治胆道疾患;配水沟、太冲、中冲、百会、风池急救中风昏迷。

【刺法灸法】直刺0.1~0.2寸;可灸。

足厥阴肝经腧穴

本经一侧14穴(左右两侧共28穴),其中12穴分布于下肢内侧,其余2穴位于腹部及胸部。首穴大敦,末穴期门。主治泌尿生殖系统病证、神经系统病证、肝胆病证、眼病及本经脉所经过部位之病证。

大敦(LR1)

【穴名出处】《灵枢·本输》。

【穴位别名】水泉,大训,大顺。

【穴名释义】敦,厚之意。本穴位于足大趾端外侧,其肉敦厚,故名。

【定位取穴】在足大指末节外侧,距趾甲角0.1寸。

【局部解剖】有足趾背动、静脉;布有腓神经的趾背神经。

【功用功效】调理肝气,镇静宁神。

【穴位主治】疝气,缩阴,阴中痛,月经不调,血崩,尿血,癃闭,遗尿,淋疾,癫狂,痫证,少腹痛。

【配伍治验】配内关、水沟治癫、狂、痫和中风昏仆;配膻中、天突、间使治梅核气。

【刺法灸法】斜刺0.1~0.2寸,或用三棱针点刺出血;可灸。

行间(LR2)

【穴名出处】《灵枢·本输》。

【穴位别名】无。

【穴名释义】行,循行之意。本穴位于第1、2趾间缝纹端,因足厥阴肝经脉气行于两趾间,而入本穴,故名。

【定位取穴】在足背侧,当第1、2趾间,趾蹼缘的后方赤白肉际处。

【局部解剖】有足背静脉网;第一趾背侧动、静脉;腓神经的跖背侧神经分为趾背神经的分歧处。

【功用功效】平肝熄风,宁心安神。

【穴位主治】月经过多,闭经,痛经,白带,阴中痛,遗尿,淋疾,疝气,胸胁满痛,呃逆,咳嗽,洞泻,头痛,眩晕,目赤痛,青盲,中风,癫痫,瘛疭,失眠,口㖞,膝肿,下肢内侧痛,足跗肿痛。

【配伍治验】配睛明治青光眼、降眼压;配太冲、合谷、风池、百会治肝火上炎、头痛、眩晕、衄血;配中脘、肝俞、胃俞治肝气犯胃之胃痛;配中府、孔最治肝火犯肺干咳或咯血。

【刺法灸法】直刺 0.5~0.8 寸;可灸。

太冲(LR3)

【穴名出处】《灵枢·本输》。

【穴位别名】大钟。

【穴名释义】太,指大之意;冲,指冲盛。本穴为足厥阴肝经之原穴,为冲脉之支别处。肝主藏血,冲为血海,足厥阴肝经与冲脉相应合而盛大,故名太冲。

【定位取穴】在足背侧,当第 1 跖骨间隙的后方凹陷处。

【局部解剖】在拇长伸肌腱外缘;有足背静脉网,第一跖背侧动脉;布有腓深神经的跖背侧神经,深层为胫神经足底内侧神经。

【功用功效】平肝熄风,健脾化湿。

【穴位主治】头痛,眩晕,疝气,月经不调,癃闭,遗尿,小儿惊风,癫狂,痫证,胁痛,腹胀,黄疸,呕逆,咽痛嗌干,目赤肿痛,膝股内侧痛,足跗肿,下肢痿痹。

【配伍治验】配大敦治七疝;泻太冲、补太溪、复溜治肝阳上亢之眩晕;配合谷为开四关治四肢抽搐;配肝俞、膈俞、太溪、血海治贫血、羸瘦;配间使、鸠尾、心俞、肝俞治癫、狂、痫。

【刺法灸法】直刺 0.5~0.8 寸;可灸。

中封(LR4)

【穴名出处】《灵枢·本输》。

【穴位别名】悬泉。

【穴名释义】封,指封界。本穴位于内踝高点前方,以胫骨前肌腱内侧为界,前有筋,后有骨,穴当其中,故名中封。

【定位取穴】在足背侧,当足内踝前,商丘与解溪连线之间,胫骨前肌腱的内侧凹陷处。

【局部解剖】在胫骨前肌腱的内侧;有足背静脉网;布有足背侧皮神经的分支及隐神经。

【功用功效】疏肝健脾,理气消疝。

【穴位主治】疝气,阴茎痛,遗精,小便不利,黄疸,胸腹胀满,腰痛,足冷,内踝肿痛。

【配伍治验】配胆俞、阳陵泉、太冲、内庭泄热舒肝,治黄疸、疟疾;配足三里、阴廉治阴缩入腹、阴茎痛、遗精、淋症、小便不利。

【刺法灸法】直刺 0.5~0.8 寸;可灸。

蠡沟(LR5)

【穴名出处】《灵枢·经脉》。

【穴位别名】交仪。

【穴名释义】蠡,瓢勺之意。本穴位于内踝高点上 5 寸,因近处腿肚形如蠡勺,胫骨之内犹似沟渠,故名。

【定位取穴】在小腿内侧,当足内踝尖上 5 寸,胫骨内侧面的中央。

【局部解剖】在胫骨内侧面下三分之一处;其内后侧有大隐静脉;布有隐神经的前支。

【功用功效】益肝调经,清热消肿。

【穴位主治】月经不调,赤白带下,阴挺,阴痒,疝气,小便不利,睾丸肿痛,小腹痛,腰背拘急不可俯仰,胫部酸痛。

【配伍治验】配百虫窝、阴陵泉、三阴交治滴虫性阴道炎;配中都、地机、中极、三阴交治月经不调、带下症、睾丸炎;配大敦、气冲治睾肿、卒疝、赤白带下。

【刺法灸法】平刺0.5~0.8寸;可灸。

中都(LR6)

【穴名出处】《针灸甲乙经》。

【穴位别名】太阴,大阴。

【穴名释义】都,居之意。本穴位于胫骨之中部,故名。

【定位取穴】在小腿内侧,当足内踝尖上7寸,胫骨内侧面的中央。

【局部解剖】在胫骨内侧面中央;其内后侧有大隐静脉;布有隐神经的中支。

【功用功效】益肝藏血,行气止痛。

【穴位主治】胁痛,腹胀,泄泻,疝气,小腹痛,崩漏,恶露不尽。

【配伍治验】配血海、三阴交治月经过多和崩漏、产后恶露不绝;配合谷、次髎、三阴交治痛经;配脾俞、阴陵泉治白带症;配足三里、梁丘治肝木乘土之腹胀、泄泻;配太冲治疝气;配三阴交、阴陵泉、膝阳关、膝关、伏兔、箕门治下肢痿痹瘫痛。

【刺法灸法】平刺0.5~0.8寸;可灸。

膝关(LR7)

【穴名出处】《针灸甲乙经》。

【穴位别名】膝开,阴关。

【穴名释义】本穴位于膝关节部。主治膝内廉痛引膑,不可屈伸,故名。

【定位取穴】在小腿内侧,当胫骨内髁的后下方,阴陵泉后1寸,腓肠肌内侧头的上部。

【局部解剖】在胫骨内侧后下方,腓肠肌内侧头的上部;深部有胫后动脉;布有腓肠内侧皮神经,深层为胫神经。

【功用功效】温经化湿,祛风消肿。

【穴位主治】膝髌肿痛,寒湿走注,历节风痛,下肢痿痹。

【配伍治验】配足三里、血海、阴市、阳陵泉、髀关、伏兔、丰隆治中风下肢不遂、小儿麻痹等;配膝眼、委中、足三里治两膝红肿疼痛。

【刺法灸法】直刺0.5~0.8寸;可灸。

曲泉(LR8)

【穴名出处】《灵枢·本输》。

【穴位别名】无。

【穴名释义】曲,指屈曲之意;泉,指凹陷处。本穴位于膝内侧横纹头上方凹陷处,屈膝取之。本穴为足厥阴肝经之合穴,属水,以泉称之,故名。

【定位取穴】在膝内侧,屈膝,当膝关节内侧端,股骨内侧髁的后缘,半腱肌、半膜肌止端的前缘凹陷处。

【局部解剖】在胫骨内髁后缘,半膜肌、半腱肌止点前上方;有大隐静脉,膝最上动脉;布有隐神经、闭孔神经,深向腘窝可及胫神经。

【功用功效】疏肝解郁,通调前阴。

【穴位主治】月经不调,痛经,白带,阴挺,阴痒,产后腹痛,遗精,阳痿,疝气,小便不利,头痛,目眩,癫狂,膝髌肿痛,下肢痿痹。

【配伍治验】配丘墟、阳陵泉治肝胆道疾患;配肝俞、肾俞、章门、商丘、太冲治肝炎;配复溜、肾俞、肝俞治肝肾阴虚之眩晕、翳障眼病;配支沟、阳陵泉治心腹疼痛、乳房胀痛、疝痛;配归来、三阴交治肝郁气滞之痛经、月经不调。

【刺法灸法】直刺1~1.5寸;可灸。

阴包 (LR9)

【穴名出处】《针灸甲乙经》。

【穴位别名】阴胞。

【穴名释义】阴,指股内侧;包,指包容。本穴位于股内侧面两筋间,容于足少阴与足太阴两筋之间,故名。

【定位取穴】在大腿内侧,当股骨上髁上4寸,股内肌与缝匠肌之间。

【局部解剖】在股内肌与缝匠肌之间,内收长肌中点,深层为内收短肌;有股动、静脉,旋股内侧动脉浅支;布有股前皮神经,闭孔神经浅、深支。

【功用功效】通调前阴,益肾健腰。

【穴位主治】月经不调,遗尿,小便不利,腰骶痛引小腹。

【配伍治验】配交信治月经不调;配关元、肾俞治气虚不固之遗尿;配箕门、足五里、血海治膝股内侧疼痛,小儿麻痹的肌萎缩。

【刺法灸法】直刺0.8~1寸;可灸。

足五里 (LR10)

【穴名出处】《针灸甲乙经》。

【穴位别名】五里。

【穴名释义】足,指穴在足部。五里,指本穴气血的作用范围如五里广。本穴物质为阴廉穴传来的冷降水湿及水湿风气中的脾土尘埃,至本穴后由天部归降地部,覆盖的范围如五里广,故名。

【定位取穴】在大腿内侧,当气冲直下3寸,大腿根部,耻骨结节的下方,长收肌的外缘。

【局部解剖】有内收长肌,内收短肌;有股内侧动脉浅支;布有闭孔神经浅支和深支。

【功用功效】清肝健脾,通调前阴。

【穴位主治】少腹胀痛,小便不通,阴挺,睾丸肿痛,嗜卧,四肢倦怠,颈疬。

【配伍治验】配三阳络、天井、历兑、三间治嗜卧欲动摇。

【刺法灸法】直刺0.5~0.8寸;可灸。

阴廉 (LR11)

【穴名出处】《针灸甲乙经》。

【穴位别名】无。

【穴名释义】廉,指侧边。本穴位于股内侧,阴器旁,故名。

【定位取穴】在大腿内侧,当气冲直下 2 寸,大腿根部,耻骨结节的下方,长收肌的外缘。

【局部解剖】有内收长肌和内收短肌;有旋股内侧动、静脉的分支;布有股神经的内侧皮支,深层为闭孔神经的浅支和深支。

【功用功效】调经种子,舒筋活络。

【穴位主治】月经不调,赤白带下,少腹疼痛,股内侧痛,下肢挛急。

【配伍治验】配曲骨、次髎、三阴交治湿热下注之月经不调、白带多、阴门瘙痒、股癣等;配肾俞、大赫、命门、太溪治妇人不孕、男子不育症;配委中、次髎、膀胱俞治膀胱炎、膀胱结石。

【刺法灸法】直刺 0.8~1 寸;可灸。

急脉 (LR12)

【穴名出处】《素问·气府论》。

【穴位别名】羊矢。

【穴名释义】急,指急促,有冲动之意。本穴位于阴器旁动脉处,故名。

【定位取穴】在耻骨结节的外侧,当气冲外下腹股沟股动脉搏动处,前正中线旁开 2.5 寸。

【局部解剖】有阴部外动、静脉分支及腹壁下动、静脉的耻骨支,外方有股静脉;布有髂腹股沟神经,深层为闭孔神经的分支。

【功用功效】调肝止痛,理气导疝。

【穴位主治】疝气,阴挺,阴茎痛,少腹痛,股内侧痛。

【配伍治验】配大敦治疝气、阴挺、阴茎痛、阳痿;配阴包、箕门、曲泉、足五里治下肢痿痹、小儿麻痹。

【刺法灸法】直刺 0.5~1 寸;可灸。

章门 (LR13)

【穴名出处】《脉经》。

【穴位别名】长平,胁髎,季胁,脾募,季肋。

【穴名释义】章,指彰盛之意;门,指出入之所。足厥阴肝经行于此,与五脏之气盛会,为脏气出入之门户,故名。

【定位取穴】在侧腹部,当第 11 肋游离端的下方。

【局部解剖】有腹内、外斜肌及腹横肌;有肋间动脉末支;布有第十、十一肋间神经;右侧当肝脏下缘,左侧当脾脏下缘。

【功用功效】健脾消胀,和胃利胆。

【穴位主治】腹痛,腹胀,肠鸣,泄泻,呕吐,神疲肢倦,胸胁痛,黄疸,痞块,小儿疳积,腰脊痛。

【配伍治验】配足三里治荨麻疹、组胺过敏症;配天枢、脾俞、中脘、足三里治肝脾不和之腹胀、痞块、胁痛、泄泻、消瘦;配肾俞、肝俞、水道、京门、阴陵泉、三阴交、阳谷、气海治肝硬化腹水、肾炎。

【刺法灸法】斜刺 0.5~0.8 寸;可灸。

期门（LR14）

【穴名出处】《伤寒论》。

【穴位别名】肝募。

【穴名释义】期，指周期；门，指出入之要地。本穴位于气血归入之门户，故名。

【定位取穴】在胸部，当乳头直下，第6肋间隙，前正中线旁开4寸。

【局部解剖】有腹直肌，肋间肌；有肋间动、静脉；布有第六、七肋间神经。

【功用功效】疏肝健脾，和胃降逆。

【穴位主治】胸胁胀满疼痛，呕吐，呃逆，吞酸，腹胀，泄泻，饥不欲食，胸中热，咳喘，奔豚，疟疾，伤寒热入血室。

【配伍治验】配大敦治疝气；配肝俞、公孙、中脘、太冲、内关治肝胆疾患、胆囊炎、胆结石及肝气郁结之胁痛、食少、乳少、胃痛、呕吐、呃逆、食不化、泄泻等。

【刺法灸法】斜刺0.5~0.8寸；可灸。

（王聪）

奇经八脉腧穴

督脉经穴

本经穴,1名1穴,计28穴,分布于头、面、项、背、腰、骶部之后正中线上。主治神经系统、呼吸系统、消化系统、泌尿生殖系统、运动系统病证,以及热性病证和本经所过部位之病证。

长强(DU1)

【穴名出处】《灵枢·经脉》。

【穴位别名】鱼尾。

【穴名释义】此穴为督脉之络,督脉循脊里而行,脊柱形长且坚硬。又督脉为诸阳之长,其气强盛,故名。

【定位取穴】在尾骨端下,当尾骨端与肛门连线的中点处。

【局部解剖】在肛尾膈中;有肛门动、静脉分支,棘间静脉丛之延续部;布有尾神经及肛门神经。

【功用功效】宁神镇静,通便消痔。

【穴位主治】泄泻,痢疾,便秘,便血,痔疾,癫狂,脊强反折,癃淋,阴部湿痒,腰脊、尾骶部疼痛。

【配伍治验】配二白、阴陵泉、上巨虚、三阴交治痔疮(湿热下注型);配精宫、二白、百会(灸)治脱肛、痔疮。

【刺法灸法】斜刺,针尖向上与骶骨平行刺入0.5~1寸,不得刺穿直肠,以防感染;不灸。

腰俞(DU2)

【穴名出处】《针灸甲乙经》。

【穴位别名】背鲜,髓空,腰户,腰柱,髓俞。

【穴名释义】穴居腰尻之解,当骶管裂孔处,故而得名。

【定位取穴】在骶部,当后正中线上,适对骶管裂孔。

【局部解剖】在骶后韧带、腰背筋膜中;有骶中动、静脉后支,棘间静脉丛;布有尾神经分支。

【功用功效】调经清热,散寒除湿。

【穴位主治】腰脊强痛,腹泻,便秘,痔疾,脱肛,便血,癫痫,淋浊,月经不调,下肢痿痹。

【配伍治验】配膀胱俞(灸)、长强、气冲、上髎、下髎、居髎治腰脊冷痛;配太冲治脊强反折、抽搐。

【刺法灸法】向上斜刺0.5~1寸;可灸。

腰阳关 (DU3)

【穴名出处】《素问·气府论》。

【穴位别名】阳关,脊阳关。

【穴名释义】本穴位于第四腰椎棘突下,督脉为阳脉之海,关乎一身阳气,故名。

【定位取穴】在腰部,当后正中线上,第 4 腰椎棘突下凹陷中。

【局部解剖】在腰背筋膜、棘上韧带及棘间韧带中;有腰动脉后支,棘间皮下静脉丛;布有腰神经后支的内侧支。

【功用功效】祛寒除湿,舒筋活络。

【穴位主治】腰骶疼痛,下肢痿痹,月经不调,赤白带下,遗精,阳痿,便血。

【配伍治验】补腰阳关、肾俞、次髎、泻委中治腰脊痛、四肢厥冷、小便频数;配腰夹脊、秩边、承山、飞扬治坐骨神经痛、腰腿痛;配膀胱俞、三阴交治遗尿、尿频。

【刺法灸法】直刺 0.5~1 寸;可灸。

命门 (DU4)

【穴名出处】《针灸甲乙经》。

【穴位别名】精官。

【穴名释义】本穴位于两肾俞之间,当肾间动气处,为元气之根本,生命之门户,故名。

【定位取穴】在腰部,当后正中线上,第 2 腰椎棘突下凹陷中。

【局部解剖】在腰背筋膜、棘上韧带及棘间韧带中;有腰动脉后文及棘间皮下静脉丛;布有腰神经后支内侧支。

【功用功效】温益肾阳,舒筋活络。

【穴位主治】虚损腰痛,脊强反折,遗尿,尿频,泄泻,遗精,白浊,阳痿,早泄,赤白带下,胎屡坠,五劳七伤,头晕耳鸣,癫痫,惊恐,手足逆冷。

【配伍治验】配肾俞、太溪治遗精、早泄、腰脊酸楚、足膝无力、遗尿、癃闭、水肿、头昏耳鸣等肾阳亏虚之症;配百会、筋缩、腰阳关治破伤风抽搐;灸命门、隔盐灸神阙治中风脱症;配关元、肾俞、神阙(艾灸)治五更泄;补命门、肾俞、三阴交治肾虚腰痛;泻命门、阿是穴、委中、腰夹脊穴治腰扭伤痛和肥大性脊柱炎;配十七椎、三阴交治痛经(寒湿凝滞型)(艾灸);配大肠俞、膀胱俞、阿是穴(灸)治寒湿痹腰痛。

【刺法灸法】直刺 0.5~1 寸;可灸。

悬枢 (DU5)

【穴名出处】《针灸甲乙经》。

【穴位别名】悬柱。

【穴名释义】悬,指悬系;枢,指枢纽。本穴位于两三焦俞之间,三焦总司人体气化,为气机之枢纽,故名。

【定位取穴】在腰部,当后正中线上,第 1 腰椎棘突下凹陷中。

【局部解剖】在腰背筋膜、棘上韧带及棘间韧带中;有腰动脉后支及棘间皮下静脉丛;布有腰神经后支内侧支。

【功用功效】助阳健脾,通调肠气。

【穴位主治】腰脊强痛,腹胀,腹痛,完谷不化,泄泻,痢疾。

【配伍治验】配委中、肾俞治腰脊强痛;配足三里、太白治完谷不化、泄泻。

【刺法灸法】直刺0.5~1寸;可灸。

脊中(DU6)

【穴名出处】《素问·骨空论》。

【穴位别名】神宗,脊俞,脊宗。

【穴名释义】脊,指脊椎。本穴正当脊椎二十二节之中部,故名。

【定位取穴】在背部,当后正中线上,第11胸椎棘突下凹陷中。

【局部解剖】在腰背筋膜、棘上韧带及棘间韧带中;有第十一肋间动脉后支,棘间皮下静脉丛;布有第十一胸神经后支内侧支。

【功用功效】健脾利湿,宁神镇静。

【穴位主治】腰脊强痛,黄疸,腹泻,痢疾,小儿疳积,痔疾,脱肛,便血,癫痫。

【配伍治验】配足三里、中脘治腹胀胃痛;配上巨虚、下巨虚治腹泻痢疾;配鸠尾、大椎、丰隆治癫痫;配肾俞、太溪治腰膝痛;配至阳、阳陵泉、胆俞治黄疸。

【刺法灸法】斜刺0.5~1寸。

中枢(DU7)

【穴名出处】《素问·气府论》。

【穴位别名】无。

【穴名释义】枢,指枢纽,枢机。本穴位于脊柱中部,为躯体转动之枢纽,故名。

【定位取穴】在背部,当后正中线上,第10胸椎棘突下凹陷中。

【局部解剖】在腰背筋膜、棘上韧带及棘间韧带中;有第十肋间动脉后支,棘间皮下静脉丛;布有第十胸神经后支之内侧支。

【功用功效】健脾利湿,清热止痛。

【穴位主治】黄疸,呕吐,腹满,胃痛,食欲缺乏,腰背痛。

【配伍治验】配命门、腰眼、阳陵泉、后溪治腰脊痛。

【刺法灸法】斜刺0.5~1寸;可灸。

筋缩(DU8)

【穴名出处】《针灸甲乙经》。

【穴位别名】筋束。

【穴名释义】本穴位于第九胸椎下,两肝俞之间。肝主筋,本穴主治脊急强筋脉挛缩疾病,故名。

【定位取穴】在背部,当后正中线上,第9胸椎棘突下凹陷中。

【局部解剖】在腰背筋膜、棘上韧带及棘间韧带中;有第九肋间动脉后支,棘间皮下静脉丛;布有第九胸神经后支内侧支。

【功用功效】平肝熄风,宁神镇痉。

【穴位主治】癫狂,惊痫,抽搐,脊强,背痛,胃痛,黄疸,四肢不收,筋挛拘急。

【配伍治验】配角孙、瘈脉治小儿惊痫、瘛疭、角弓反张;配通里治癫痫;配水道治脊强。

【刺法灸法】斜刺 0.5~1 寸;可灸。

至阳(DU9)

【穴名出处】《针灸甲乙经》。

【穴位别名】金阳。

【穴名释义】至,达也,又极也。穴在第七椎节下,两膈俞之中间。背为阳,横膈以下为阳中之阴,横膈以上为阳中之阳,故名为至阳。

【定位取穴】在背部,当后正中线上,第 7 胸椎棘突下凹陷中。

【局部解剖】在腰背筋膜、棘上韧带及棘间韧带中;有第七肋间动脉后支,棘间皮下静脉丛;布有第七胸神经后支内侧支。

【功用功效】利胆退黄,宽胸利膈。

【穴位主治】胸胁胀痛,腹痛黄疸,咳嗽气喘,腰背疼痛,脊强,身热。

【配伍治验】配曲池、阳陵泉、脾俞治黄疸;配天枢、大肠俞治腹胀、肠鸣、泄泻;配内关、神门治心悸、心痛。

【刺法灸法】斜刺 0.5~1 寸;可灸。

灵台(DU10)

【穴名出处】《素问·气府论》。

【穴位别名】灵阳。

【穴名释义】灵台,为古代君主宣德布政之地,喻心。本穴位置内应心,故名。

【定位取穴】在背部,当后正中线上,第 6 胸椎棘突下凹陷中。

【局部解剖】在腰背筋膜、棘上韧带及棘间韧带中;有第六肋间动脉后支,棘间皮下静脉丛;布有第六胸神经后支内侧支。

【功用功效】清热化湿,止咳定喘。

【穴位主治】咳嗽,气喘,项强,脊痛,身热,疔疮。

【配伍治验】配陶道、内关治间日疟;配合谷(泻法)、委中(放血)治疔疮;配阳陵泉、支沟治胸胁痛;配身柱、至阳治背痛;配胆俞、阳陵泉、太冲治黄疸。

【刺法灸法】斜刺 0.5~1 寸;可灸。

神道(DU11)

【穴名出处】《针灸甲乙经》。

【穴位别名】脏俞,冲道。

【穴名释义】本穴平两侧心俞,内应心,因心藏神,穴为心气之道,主治神志疾患,故名。

【定位取穴】在背部,当后正中线上,第 5 胸椎棘突下凹陷中。

【局部解剖】在腰背筋膜、棘上韧带及棘间韧带中;有第五肋间动脉后支,棘间皮下静脉丛;布有第五胸神经后支内侧支。

【功用功效】宁心安神,清热平喘。

【穴位主治】心痛,惊悸,怔忡,失眠健忘,中风不语,癫痫.腰脊强,肩背痛,咳嗽,气喘。

【配伍治验】配关元治身热头痛;配神门治健忘惊悸;配百会、三阴交治失眠健忘、小儿惊风、病症;配心俞、厥阴俞、内关、通里、曲泽治胸痹。

【刺法灸法】斜刺0.5~1寸;可灸。

身柱(DU12)

【穴名出处】《针灸甲乙经》。

【穴位别名】尘气。

【穴名释义】柱指撑住。穴在第三椎节下间,当两肩胛的中央,因喻穴处犹如肩胛荷重的撑柱,故而得名。

【定位取穴】在背部,当后正中线上,第3胸椎棘突下凹陷中。

【局部解剖】在腰背筋膜、棘上韧带及棘间韧带中;有第三肋间动脉后支,棘间皮下静脉丛;布有第三胸神经后支内侧支。

【功用功效】宣肺清热,宁神镇痉。

【穴位主治】身热头痛,咳嗽,气喘,惊厥,癫狂痫证,腰脊强痛,疔疮发背。

【配伍治验】配水沟、内关、丰隆、心俞治癫狂痫;配风池、合谷、大椎治肺热、咳嗽;配灵台、合谷、委中(泻法)治疔毒。

【刺法灸法】斜刺0.5~1寸;可灸。

陶道(DU13)

【穴名出处】《针灸甲乙经》。

【穴位别名】无。

【穴名释义】陶,指陶窑。道,指通道。穴在第一胸椎下,穴属督脉。督脉为阳脉之海。《灵枢·背腧》称"椎"为焦,含火燔之意,因喻阳气通气穴处,犹如陶窑火气所出之通道,故而得名。

【定位取穴】在背部,当后正中线上,第1胸椎棘突下凹陷中。

【局部解剖】在腰背筋膜、棘上韧带及棘间韧带中;有第一肋间动脉后支,棘间皮下静脉丛;布有第一胸神经后支内侧支。

【功用功效】解表清热,截疟宁神。

【穴位主治】头痛项强,恶寒发热,咳嗽,气喘,骨蒸潮热,胸痛,脊背酸痛,疟疾,癫狂,角弓反张。

【配伍治验】配丰隆、水沟、神门、心俞治癫狂痫;配大椎、间使、后溪治疟疾;配合谷、曲池、风池治外感病;配肾俞、腰阳关、委中治胸背痛。

【刺法灸法】向上斜刺0.5~1寸,可灸。

大椎(DU14)

【穴名出处】《素问·气府论》。

【穴位别名】百劳,上杼。

【穴名释义】本穴位于第一胸椎上凹陷处,因其椎骨最大,故名。

【定位取穴】在后正中线上,第7颈椎棘突下凹陷中。

【局部解剖】在腰背筋膜、棘上韧带及棘间韧带中;有颈横动脉分支,棘间皮下静脉丛;布有第八颈神经后支内侧支。

【功用功效】清热解表,截疟止痛。

【穴位主治】热病,疟疾,咳嗽,喘逆,骨蒸潮热,项强,肩背痛,腰脊强,角弓反张,小儿惊风,癫狂痫证,五劳虚损,七伤乏力,中暑,霍乱,呕吐,黄疸,风疹。

【配伍治验】配肺俞治虚损、盗汗、劳热;配间使、乳根治脾虚发疟;配四花穴治百日咳(双膈俞、双胆俞);配曲池预防流脑;配合谷治白细胞减少;配足三里、命门提高机体免疫力;配定喘、孔最治哮喘;配曲池、合谷泻热;配腰奇、间使治癫痫。

【刺法灸法】斜刺0.5~1寸;可灸。

哑门(DU15)

【穴名出处】《素问·气府论》。

【穴位别名】舌厌,舌横,横舌,舌根,舌肿。

【穴名释义】本穴可致哑,也可治哑,故名。

【定位取穴】在项部,当后发际正中直上0.5寸,第1颈椎下。

【局部解剖】在项韧带和项肌中,深部为弓间韧带和脊髓;有枕动、静脉分支及棘间静脉丛;布有第三颈神经和枕大神经支。

【功用功效】散风熄风,开窍醒神。

【穴位主治】舌缓不语,音哑,头重,头痛,颈项强急,脊强反折,中风尸厥,癫狂,痫证,癔症,衄血,重舌,呕吐。

【配伍治验】泻哑门、听会、外关(或中渚)、丘墟治高热或疟疾所致耳聋;配人中、廉泉治舌强不语、暴喑、咽喉炎;配百会、人中、丰隆、后溪治癫狂、癫痫;配风池、风府治中风失语、不省人事;配劳宫、三阴交、涌泉等九穴为回阳九针,可以开窍醒神治昏厥;配脑户、百会、风池、太溪、昆仑、肾俞治大脑发育不全;配肾俞、太溪治疗贫血。

【刺法灸法】伏案正坐位,使头微前倾,项肌放松,向下颌方向缓慢刺入0.5~1寸。

风府(DU16)

【穴名出处】《灵枢·本输》。

【穴位别名】鬼枕,鬼林,热府,曹溪。

【穴名释义】风,指风邪;府,聚集之意。指风邪聚集之处。本穴位于人身上部头项处,易为风邪所侵,本穴主治一切风疾,故名。

【定位取穴】在项部,当后发际正中直上1寸,枕外隆凸直下,两侧斜方肌之间凹陷处。

【局部解剖】在项韧带和项肌中,深部为环枕后膜和小脑延髓池;有枕动、静脉分支及棘间静脉丛;布有第三颈神经和枕大神经支。

【功用功效】熄风散风,通关利窍。

【穴位主治】癫狂,痫证,癔症,中风不语,悲恐惊悸,半身不遂,眩晕,颈项强痛,咽喉肿痛,目痛,鼻衄。

【配伍治验】配腰俞治足不仁;配昆仑治癫狂、多言;配二间、迎香治鼽衄;配金津、玉液、廉泉治舌强难言。

【刺法灸法】伏案正坐位,使头微前倾,项肌放松,向下颌方向缓慢刺入0.5~1寸。针尖不可向上,以免刺入枕骨大孔,误伤延髓。

脑户(DU17)

【穴名出处】《素问·刺禁论篇》。

【穴位别名】合颅,会额,会颅,仰风。

【穴名释义】脑,指脑髓之意;户,门户,出入之所。督脉上行入脑,穴在枕部,相当于脉气入脑门户,故名。

【定位取穴】在头部,后发际正中直上2.5寸,风府上1.5寸,枕外隆凸的上缘凹陷处。

【局部解剖】在左右枕骨肌之间;有左右枕动、静脉分支,深层常有导血管;布有枕大神经分支。

【功用功效】醒神开窍,平肝熄风。

【穴位主治】头重,头痛,面赤,目黄,眩晕,面痛,音哑,项强,癫狂痫证,舌体出血,瘿瘤。

【配伍治验】配通天、脑空治头重痛;配人中、太冲、丰隆治癫狂痫。

【刺法灸法】平刺0.5~0.8寸;可灸。

强间(DU18)

【穴名出处】《针灸甲乙经》。

【穴位别名】大羽。

【穴名释义】强,指强硬;间,间隙之意。本穴位于顶骨与枕骨结合部之间,主治顶部强硬和头痛,故名。

【定位取穴】在头部,当后发际正中直上4寸(脑户上1.5寸)。

【局部解剖】在浅筋膜、帽状腱膜中;有左右枕动、静脉吻合网;布有枕大神经分支。

【功用功效】醒神宁心,平肝熄风。

【穴位主治】头痛,目眩,颈项强痛,癫狂痫证,烦心,失眠。

【配伍治验】配后溪、至阴治后头痛、目眩;配丰隆治头痛难忍。

【刺法灸法】平刺0.5~0.8寸;可灸。

后顶(DU19)

【穴名出处】《针灸甲乙经》。

【穴位别名】交冲。

【穴名释义】顶,指颅顶。本穴位于颅顶之后方,与前顶相对,故名。

【定位取穴】在头部,当后发际正中直上5.5寸(脑户上3寸)。

【局部解剖】在浅筋膜、帽状腱膜中;有左右枕动、静脉网;布有枕大神经分支。

【功用功效】醒脑安神,熄风止痉。

【穴位主治】头痛,眩晕,项强,癫狂痫证,烦心,失眠。

【配伍治验】配百会、合谷治头顶剧痛;配外丘治颈项痛、恶风寒;配玉枕、颔厌治风眩;配率谷、太阳治偏头痛;配风池治脱发。

【刺法灸法】平刺 0.5~0.8 寸;可灸。

百会 (DU20)

【穴名出处】《针灸甲乙经》。

【穴位别名】顶中央,三阳五会,天满,天蒲,三阳、五会,巅上,顶上,涅丸宫,泥丸宫、维会。

【穴名释义】百会,一名三阳五会,头为诸阳之会,穴为手足三、阳、督脉、足厥阴交会之处,百病皆治,故名百会。

【定位取穴】正坐,于前、后发际连线中点向前 1 寸处取穴。或于头部中线与两耳尖连线的交点处取穴。

【局部解剖】皮肤,皮下组织,帽状腱膜,腱膜下疏松组织。布有枕大神经,额神经的分支和左、右颞浅动、静脉及枕动、静脉吻合网。

【功效】平肝熄风,升阳益气,清脑安神。

【主治】眩晕、健忘、头痛、脱肛、泄泻、中风、癫痫、口噤不开、瘛症、瘰疬、耳鸣、耳聋、阴挺、疝气、痔疾、痢疾等。

【配伍治验】配长强、关元,治脱肛;配子宫、关元、次髎,治子宫脱垂;配中脘、天枢(左侧)、梁门(左侧)、气海、足三里,治胃下垂;配风池、太冲,治头痛,头晕,目眩;配听宫、行间,治耳鸣;配人中、内关、风池,治神经官能症;配神门、四神聪,治失眠;配至阴、天柱,治后头痛;配四神聪、风池、上星,治煤气中毒;配迎香、风池,治鼻塞;配内关、人中、风池、身柱,治癫、狂、痫症。

【刺法灸法】平刺 0.5-0.8 寸,可灸。

前顶 (DU21)

【穴名出处】《针灸甲乙经》。

【穴位别名】无。

【穴名释义】本穴位于颅顶之前方,故名。

【定位取穴】在头部,当前发际正中直上 3.5 寸(百会前 0.5 寸)。

【局部解剖】在帽状腱膜中;有左右颞浅动、静脉吻合网;布有额神经分支和枕大神经分支会合处。

【功用功效】熄风醒脑,宁神镇痉。

【穴位主治】癫痫,头晕,目眩,头顶痛,鼻渊,目赤肿痛,小儿惊风。

【配伍治验】配前顶、后顶、颔厌治风眩、偏头痛;配人中治面肿虚浮;配百会治目暴赤肿;配五处治头风目眩、目戴上。

【刺法灸法】平刺 0.3~0.5 寸;可灸。

囟会 (DU22)

【穴名出处】《灵枢·热病》。

【穴位别名】囟门,鬼门,囟上,天窗,天顶。

【穴名释义】本穴位于颅骨冠状缝和矢状缝会合处,故名。

【定位取穴】在头部,当前发际正中直上2寸(百会前3寸)。

【局部解剖】在帽状腱膜中;有左右颞浅动、静脉吻合网;布有额神经分支。

【功用功效】安神醒脑,清热消肿。

【穴位主治】头痛,目眩,面赤暴肿,鼻渊,鼻衄,鼻痔,鼻痛,癫疾,嗜睡,小儿惊风。

【配伍治验】配玉枕治头风;配百会治多睡;配头维、太阳、合谷治头痛目眩;配上星、合谷、列缺、迎香治鼻渊、鼻衄;配前顶、天柱、本神治小儿惊痫;配人中、十宣治中风昏迷、癫痫;配血海、支沟治血虚头晕。

【刺灸法】平刺0.3~0.5寸,小儿禁刺;可灸。

上星(DU23)

【穴名出处】《针灸甲乙经》。

【穴位别名】名堂,鬼堂,神堂。

【穴名释义】穴在颅上直鼻中央,入发际一寸陷者中。主治"目中痛不能视",功能开光明目,如星之居上,故而得名。

【定位取穴】在头部,当前发际正中直上1寸。

【局部解剖】在左右额肌交界处;有额动、静脉分支,颞浅动、静脉分支;有额神经分支。

【功用功效】熄风清热,宁神通便。

【穴位主治】头痛,眩晕,目赤肿痛,迎风流泪,面赤肿,鼻渊,鼻衄,鼻痔,鼻痛,癫狂,痫证,小儿惊风,症疾,热病。

【配伍治验】配合谷、太冲治头目痛;配丘墟、陷谷治疟疾;配大椎治鼻中息肉、面赤肿、口鼻出血不止;配水沟治癫狂;配印堂、素髎、百会、迎香、合谷、曲池、列缺、支沟治酒糟鼻。

【刺法灸法】平刺0.5~0.8寸;可灸。

神庭(DU24)

【穴名出处】《针灸甲乙经》。

【穴位别名】发际,天庭。

【穴名释义】穴在额上发际直鼻上五分处。脑为元神之府,穴居额上,额又称天庭,故名神庭。

【定位取穴】在头部,当前发际正中直上0.5寸。

【局部解剖】在左右额肌之交界处;有额动、静脉分支;布有额神经分支。

【功用功效】宁神醒脑,降逆平喘。

【穴位主治】头痛,眩晕,目赤肿痛,泪出,目翳,雀目,鼻渊,鼻衄,癫狂,痫证,角弓反张。

【配伍治验】配行间治目泪出;配囟会治中风不语;配兑端、承浆治癫痫呕沫;配水沟治寒热头痛、喘咳、目不可视;配太冲、太溪、阴郄、风池治肝阳上亢型头痛、眩晕、失眠等病证。

【刺法灸法】平刺0.3~0.5寸;可灸。

素髎(DU25)

【穴名出处】《针灸甲乙经》。

【穴位别名】面王,鼻准,准头,面正,鼻尖。

【穴名释义】素,指白色;髎,指骨间缝隙。本穴位于鼻尖正中,肺开窍于鼻,其色白,正当鼻骨端凹陷中,故名。

【定位取穴】在面部,当鼻尖的正中央。

【局部解剖】.在鼻尖软骨中;有面动、静脉鼻背支;布有筛前神经鼻外支(眼神经分支)。

【功用功效】清热消肿,通鼻利窍。

【穴位主治】鼻塞,鼻衄,鼻流清涕,鼻中息肉,鼻渊,酒糟鼻,惊厥,昏迷,新生儿窒息。

【配伍治验】配百会、足三里治低血压休克;配迎香、合谷治鼻渊。

【刺法灸法】向上斜刺0.3~0.5寸,或点刺出血;不灸。

水沟(DU26)

【穴名出处】《针灸甲乙经》。

【穴位别名】人中,鬼客厅,鬼宫,鬼市。

【穴名释义】穴在鼻柱下,因喻穴处犹如涕水之沟渠,故名水沟。

【定位取穴】正坐仰靠或仰卧,于人中沟线的上、中1/3交点处取穴。

【局部解剖】皮肤,皮下组织,口轮匝肌。布有眶下神经的分支和上唇动、静脉。

【功用功效】清神志,开关窍,苏厥逆,止疼痛。

【穴位主治】昏迷、昏厥、癫痫、中风、口眼喝斜、脊膂强痛、挫闪腰痛、牙关紧闭、急慢惊风、寒热头痛、鼻衄、目赤痒痛、牙痛等。

【配伍治验】配内关、三阴交、极泉、委中治脑血管疾病,脑出血;配合谷、十宣治休克,虚脱;配委中,用阻力针法治急性腰扭伤;配内关、太阳治中暑;配涌泉、通里治失语;配水分利尿;配长强、飞扬治脱肛;配内关治呃逆、癔症;配风池、风府、中脘、太冲,治精神分裂症;配前顶、四白、解溪,治面部肿痛;配人迎、足三里、合谷、太冲,治高血压。

【刺法灸法】向上斜刺0.3~0.5寸,不灸。

兑端(DU27)

【穴名出处】《针灸甲乙经》。

【穴位别名】兑骨,唇上端。

【穴名释义】兑,为口之意;端,指人中沟唇端。本穴位于唇上端,故名。

【定位取穴】在面部,当上唇的尖端,人中沟下端的皮肤与唇的移行部。

【局部解剖】在口轮匝肌中;有上唇动、静脉;布有面神经颊支及眶下神经分支。

【功用功效】宁神醒脑,生津止渴。

【穴位主治】昏迷,昏厥,癫狂,癔症,消渴嗜饮,口疮臭秽,齿痛,口噤,鼻塞。

【配伍治验】配本神治癫痫呕沫;配目窗、正营、耳门治唇吻强,止齿龋痛。

【刺法灸法】斜刺0.2~0.3寸;不灸。

龈交(DU28)

【穴名出处】《针灸甲乙经》。

【穴位别名】齿根生。

【穴名释义】穴位于唇内上齿龈与唇系带连接处,又为任、督两脉之会,故名。

【定位取穴】在上唇内,唇系带与上齿龈的相接处。

【局部解剖】有上唇系带;有上唇动、静脉;布有上颌内槽神经分支。

【功用功效】宁神镇痉,清热消肿。

【穴位主治】齿龈肿痛,口臭,齿龋,处鼻渊,面赤颊肿,唇吻强急,面部疮癣,两腮生疮,癫狂,项强。

【配伍治验】配风府治颈项急,不得顾;配承浆治口臭难近;配上关、大迎、翳风治口噤不开。

【刺法灸法】向上斜刺0.2~0.3寸;不灸。

任脉经穴

本经穴1名1穴,计24穴,分布于面、颈、胸、腹的前正中线上。主治神经系统、呼吸系统、消化系统、泌尿生殖系统病证,以及寒性病证和本经所经过之部位的病证。

会阴(RN1)

【穴名出处】《针灸甲乙经》。

【穴位别名】屏翳,金门,下极,海底,下阴别。

【穴名释义】本穴为任脉、督脉、冲脉三脉之会,位于前后阴之间,故名。

【定位取穴】在会阴部,男性当阴囊根部与肛门连线的中点,女性当大阴唇后联合与肛门连线的中点。

【局部解剖】在球海绵体中央,有会阴浅、深横肌;有会阴动、静脉分支;布有会阴神经分支。

【功用功效】醒神镇静,通调二阴。

【穴位主治】溺水窒息,昏迷,癫狂,惊痫,小便难,遗尿,阴痛,阴痒,阴部汗湿,脱肛,阴挺,疝气,痔疾,遗精,月经不调。

【配伍治验】配神门治癫狂痫;配水沟治溺水窒息;配十宣急救昏迷;配蠡沟治阴痒、阴痛(湿热下注型);配归来、百会治阴挺(中气下陷型);配承山治痔疮、脱肛;配支沟、上巨虚治便秘;配中极治遗尿、淋证;配关元治遗精。

【刺法灸法】直刺0.5~1寸,孕妇慎用;可灸。

曲骨(RN2)

【穴名出处】《针灸甲乙经》。

【穴位别名】回骨,水胞,尿胞。

【穴名释义】本穴位于耻骨联合上缘,耻骨联合处又称曲骨,故名。

【定位取穴】在下腹部,当前正中线上,耻骨联合上缘的中点处。

【局部解剖】在腹白线上;有腹壁下动脉及闭孔动脉的分支;布有髂腹下神经分支。

【功用功效】通利小便,调经止痛。

【穴位主治】少腹胀满,小便淋沥,遗尿,疝气,遗精阳痿,阴囊湿痒,月经不调,赤白带下,痛经。

【配伍治验】配肾俞、志室、大赫、关元、命门治阳痿、遗精(肾气虚型);配膀胱俞、肾俞、次髎、阴陵泉、蠡沟治阳痿、遗精、癃闭、淋症、阴痒、湿疹、带下(湿热下注);配中极、关元、肾俞治肾虚、遗尿、小便不利;配关元、命门、阴交(针补法或灸)治宫寒不孕、痛经。

【刺法灸法】直刺0.5~1寸,内为膀胱,应在排尿后进行针刺;可灸。

中极(RN3)

【穴名出处】《素问·骨空论》。

【穴位别名】气原,玉真,膀胱募,气鱼。

【穴名释义】中,指中点;极,指尽头。本穴位于一身上下长度之中点,又当躯干尽头处,故名。

【定位取穴】在下腹部,前正中线上,当脐中下4寸。

【局部解剖】在腹白线上,深部为乙状结肠;有腹壁浅动、静脉分支,腹壁下动、静脉分支;布有髂腹下神经的前皮支。

【功用功效】益肾助阳,调经止带。

【穴位主治】小便不利,遗溺不禁,阳痿,早泄,遗精,白浊,疝气偏坠,积聚疼痛,月经不调,阴痛,阴痒,痛经,带下,崩漏,阴挺,产后恶露不止,胞衣不下,水肿。

【配伍治验】配大赫、肾俞、阴交、三阴交、次髎治阳痿、早泄、遗精、白浊、月经不调、痛经、崩漏、产后恶露不止、胞衣不下、阴挺等症(肾气虚型);配阴谷、气海、肾俞治遗溺不止;配大敦、关元、三阴交治疝气偏坠;配水分、三焦俞、三阴交、气海、委阳治水肿;中极透曲骨、配三阴交、地机治产后、术后尿潴留;中极透曲骨、配气海、膻中、足三里治尿潴留(老年人气虚)。

【刺法灸法】直刺0.5~1寸;可灸。

关元(RN4)

【穴名出处】《灵枢·寒热少》。

【穴位别名】丹田,次门,大中极,关原,大海,产门,血海,血室。

【穴名释义】本穴位于脐下3寸,为人体元阴元阳关藏之处,故名关元。

【定位取穴】在下腹部,前正中线上,当脐中下3寸。

【局部解剖】在腹白线上,深部为小肠;有腹壁浅动、静脉分支,腹壁下动、静脉分支;布有第十二肋间神经前皮支的内侧支。

【功用功效】培补元气,导赤通淋。

【穴位主治】中风脱证,虚劳冷惫,羸瘦无力,少腹疼痛,霍乱吐泻,痢疾,脱肛,疝气,便血,溺血,小便不利,尿频,尿闭,遗精,白浊,阳痿,早泄,月经不调,经闭,经痛,赤白带下,阴挺,崩漏,阴门瘙痒,恶露不止,胞衣不下,消渴,眩晕。

【配伍治验】配气海、肾俞(重灸)、神阙(隔盐灸)急救中风脱证;配足三里、脾俞、公孙、大肠俞治虚劳、里急、腹痛;配三阴交、血海、中极、阴交治月经不调(冲任不固,针用补法);配中极、大赫、肾俞、次髎、命门、三阴交治男子不育症、阳痿、遗精、早泄、尿频、尿闭、遗尿(肾阳虚衰、针补法或艾灸);配太溪、肾俞治泻痢不止、五更泄。

【刺法灸法】直刺0.5~1寸;可灸。

石门(RN5)

【穴名出处】《针灸甲乙经》。

【穴位别名】丹田,利机,精露,绝孕。

【穴名释义】石,肾主之水也。门,出入的门户也。该穴名意指任脉气血中的水湿在此再一次冷缩。本穴物质为关元穴传来的水湿云气,至本穴后再一次散热冷缩为天之下部的水湿云气,只有少部分水湿吸热后循任脉上行,本穴如同任脉水湿之关卡,故名。

【定位取穴】在下腹部,前正中线上,当脐中下2寸。

【局部解剖】在腹白线上,深部为小肠;有腹壁浅动、静脉分支,腹壁下动、静脉分支;布有第十一肋间神经前皮支的内侧支。

【功用功效】理气止痛,通利水道。

【穴位主治】腹胀,泻痢,绕脐疼痛,奔豚疝气,水肿,小便不利,遗精,阳痿,经闭,带下,崩漏,产后恶露不止。

【配伍治验】配阴陵泉、关元、阴交治四肢水肿、小便不利(肾气不化);配肾俞、三阴交治遗尿;配关元、天枢、气海、足三里治腹胀泄泻、绕脐痛;配大敦、归来治疝气;配三阴交、带脉穴治崩漏、带下。

【刺法灸法】直刺0.5~1寸;可灸。孕妇慎用。

气海(RN6)

【穴名出处】《针灸甲乙经》。

【穴位别名】丹田,下肓,气泽。

【穴名释义】本穴为先天元气汇聚之处,故名。

【定位取穴】在下腹部,前正中线上,当脐中下1.5寸。

【局部解剖】在腹白线上,深部为小肠;有腹壁浅动脉、静脉分支,腹壁下动、静脉分支;布有第十一肋间神经前皮支的内侧支。

【功用功效】益气助阳,调经固精。

【穴位主治】绕脐腹痛,水肿鼓胀,脘腹胀满,水谷不化,大便不通,泻痢不禁,癃淋,遗尿,遗精,阳痿,疝气,月经不调,痛经,经闭,崩漏,带下,阴挺,产后恶露不止,胞衣不下,脏气虚惫,形体羸瘦,四肢乏力。

【配伍治验】配三阴交治白浊、遗精;配关元治产后恶露不止;配灸关元、膏肓、足三里治喘息短气(元气虚惫);配关元、命门(重灸)、神阙(隔盐灸)急救中风脱证;配足三里、脾俞、胃俞、天枢、上巨虚治胃腹胀痛、呃逆、呕吐、水谷不化、大便不通、泻痢不止(脾气虚弱);配足三里、合谷、百会治胃下垂、子宫下垂、脱肛。

【刺法灸法】直刺0.5~1;可灸。孕妇慎用。

阴交(RN7)

【穴名出处】《针灸甲乙经》。

【穴位别名】少关,横户,小关。

【穴名释义】本穴为任脉、冲脉、足少阴肾经三条阴经交会处,故名。

【定位取穴】在下腹部,前正中线上,当脐中下1寸。

【局部解剖】在腹白线上,深部为小肠;有腹壁浅动脉、静脉分支,腹壁下动、静脉分支;布有第十肋间神经前皮支的内侧支。

【功用功效】调经固带,利水消肿。

【穴位主治】绕脐冷痛,腹满水肿,泄泻,疝气,阴痒,小便不利,奔豚,血崩,带下,产后恶露不止,小儿陷囟,腰膝拘挛。

【配伍治验】配阴陵泉、带脉穴治赤白带下;配子宫穴、三阴交治月经不调、崩漏;配大肠俞、曲池治脐周作痛;配天枢、气海治腹胀肠鸣、泄泻。

【刺法灸法】直刺0.5~1寸;可灸。孕妇慎用。

【附注】任脉、冲脉、少阴之会。

神阙(RN8)

【穴名出处】《外台秘要》。

【穴位别名】脐中,脐孔,命蒂。

【穴名释义】阙,指官门。本穴位于脐中,为元神之门,故名。

【定位取穴】在腹中部,脐中央。

【局部解剖】在脐窝正中,深部为小肠;有腹壁下动、静脉;布有第十肋间神经前皮支的内侧支。

【功用功效】温阳救逆,利水固脱。

【穴位主治】中风虚脱,四肢厥冷,尸厥,风痫,形惫体乏,绕脐腹痛,水肿鼓胀,脱肛,泻痢,便秘,小便不禁,五淋,妇女不孕。

【配伍治验】配三阴交治五淋;配公孙、水分、天枢、足三里治泻痢便秘、绕脐腹痛(脾肾不和);配长强、气海、关元治脱肛、小便不禁、肾虚不孕症;神阙(隔盐灸)配关元、气海(重灸)治中风脱证。

【刺法灸法】禁刺;可灸。

水分(RN9)

【穴名出处】《针灸甲乙经》。

【穴位别名】中守,分水,中管。

【穴名释义】本穴位于脐上1寸,内应小肠,小肠能分别清浊。本穴主治水病,故名。

【定位取穴】在上腹部,前正中线上,当脐中上1寸。

【局部解剖】在腹白线上,深部为小肠;有腹壁下动脉、静脉分支,腹壁下动、静脉分支;布有第八、九肋间神经前皮支的内侧支。

【功用功效】通调水道,理气止痛。

【穴位主治】腹痛,腹胀,肠鸣,泄泻,反胃,水肿,小儿陷囟,腰脊强急。

【配伍治验】配天枢、地机治腹水;配内关治反胃呕吐;配中封、曲泉治脐痛;配脾俞、三阴交治浮肿。

【刺法灸法】直刺0.5~1寸;可灸。

下脘（RN10）

【穴名出处】《针灸甲乙经》。

【穴位别名】下管,幽门。

【穴名释义】脘,指胃腑。本穴位于脐上2寸,当胃之下部,故名。

【定位取穴】在上腹部,前正中线上,当脐中上2寸。

【局部解剖】在腹白线上,深部为横结肠;有腹壁上、下动、静脉交界处的分支;布有第八肋间神经前皮支的内侧支。

【功用功效】健脾和胃,降逆止呕。

【穴位主治】脘痛,腹胀,呕吐,呃逆,食谷不化,肠鸣,泄泻,痞块,虚肿。

【配伍治验】配天枢、气海、关元、足三里(针灸并用)治急性菌痢。

【刺法灸法】直刺0.5~1寸;可灸。

建里（RN11）

【穴名出处】《针灸甲乙经》。

【穴位别名】无。

【穴名释义】建含立之意,里指邻里。穴在中脘下一寸,下脘上一寸处,犹喻邻立于胃中、下部之间,故名建里。

【定位取穴】在上腹部,前正中线上,当脐中上3寸。

【局部解剖】在腹白线上,深部为横结肠;有腹壁上、下动、静脉交界处的分支;布有第八肋间神经前皮支的内侧支。

【功用功效】和胃健脾,降逆利水。

【穴位主治】胃脘疼痛,腹胀,呕吐,食欲缺乏,肠中切痛,水肿。

【配伍治验】配内关治胸中苦闷;配水分治肚腹浮肿。

【刺法灸法】直刺0.5~1寸;可灸。

中脘（RN12）

【穴名出处】《针灸甲乙经》。

【穴位别名】胃脘,太仓,胃管,中管。

【穴名释义】脘,胃腑之意。本穴位于脐上4寸,当胃之中部,故名。

【定位取穴】在上腹部,前正中线上,当脐中上4寸。

【局部解剖】在腹白线上,深部为胃幽门部;有腹壁上动、静脉;布有第七、八肋间神经前皮支的内侧支。

【功用功效】和胃健脾,通降腑气。

【穴位主治】胃脘痛,腹胀,呕吐,呃逆,反胃,吞酸,纳呆,食不化,疳积,膨胀,黄疸,肠鸣,泻痢,便秘,便血,胁下坚痛,虚劳吐血,哮喘,头痛,失眠,惊悸,怔忡,脏躁,癫狂,痫证,尸厥,惊风,产后血晕。

【配伍治验】配百会、足三里、神门治失眠、脏躁;配膻中、天突、丰隆治哮喘;配梁丘、下巨虚治急性胃肠炎;配肝俞、太冲、三阴交、公孙治疗胃十二指肠球部溃疡;配上脘、梁门(电针20分钟)治胆道蛔虫症;配阳池、胞门、子户(针灸并用)治腰痛、痛经、月经不调(子宫不正);配气海、足三里、内关、百会治胃下垂。

【刺法灸法】直刺0.5~1寸;可灸。

上脘(RN13)

【穴名出处】《备急千金要方》。

【穴位别名】上管。

【穴名释义】脘,胃腑之意。本穴当胃之上部,故名。

【定位取穴】在上腹部,前正中线上,当脐中上5寸。

【局部解剖】在腹白线上,深部为肝下缘及胃幽门部;有腹壁上动、静脉分支;布有第七肋间神经前皮支的内侧支。

【功用功效】和胃降逆,化痰宁神。

【穴位主治】胃脘疼痛,腹胀,呕吐,呃逆,纳呆,食不化,黄疸,泻痢,虚劳吐血,咳嗽痰多,癫痫。

【配伍治验】配丰隆治纳呆;配天枢、中脘治嗳气吞酸、腹胀、肠鸣、泄泻。

【刺法灸法】直刺0.5~1寸;可灸。

巨阙(RN14)

【穴名出处】《针灸甲乙经》。

【穴位别名】巨缺,巨送。

【穴名释义】巨,大也;阙,宫门。本穴上临心界,心是君主之官,故名。

【定位取穴】在上腹部,前正中线上,当脐中上6寸。

【局部解剖】在腹白线上,深部为肝脏;有腹壁上动、静脉分支;布有第七肋间神经前皮支的内侧支。

【功用功效】安神宁心,宽胸止痛。

【穴位主治】胸痛,心痛,心烦,惊悸,尸厥,癫狂,痫证,健忘,胸满气短,咳逆上气,腹胀暴痛,呕吐,呃逆,噎嗝,吞酸,黄疸,泻痢。

【配伍治验】配内关治心绞痛;配章门、合谷、中脘、内关、足三里治呃逆;配足三里、膻中、内关、三阴交、心俞治疗急性心肌梗死;配内关、人中治癫狂痫证;配神门治失眠健忘。

【刺法灸法】直刺0.5~1寸;可灸。

鸠尾(RN15)

【穴名出处】《灵枢·九针十二原》。

【穴位别名】尾翳,神府。

【穴名释义】本穴位于剑突下方,胸骨剑突形似斑鸠之尾,故名。

【定位取穴】在上腹部,前正中线上,当胸剑结合部下1寸。

【局部解剖】在腹白线上,腹直肌起始部,深部为肝脏;有腹壁上动、静脉分支;布有第六肋间神经前皮支的内侧支。

【功用功效】安心宁神,宽胸定喘。

【穴位主治】心痛,心悸,心烦,癫痫,惊狂,胸中满痛,咳嗽气喘,呕吐,呃逆,反胃,胃痛。

【配伍治验】配梁门、足三里治胃痛;配三关、足三里治呕吐。

【刺法灸法】斜向下刺0.5~1寸;可灸。

中庭(RN16)

【穴名出处】《针灸甲乙经》。

【穴位别名】龙颔。

【穴名释义】庭,指庭院。任脉沿腹中线上行,至穴处进入胸廓。喻脉气已由宫门(巨阙)而至宫廷院子,故以为名。

【定位取穴】在胸部,当前正中线上,平第5肋间,即胸剑结合部。

【局部解剖】有胸廓(乳房)内动、静脉的前穿支;布有第五肋间神经前皮支的内侧支。

【功用功效】宽胸消胀,降逆止呕。

【穴位主治】胸腹胀满,噎膈,呕吐,心痛,梅核气。

【配伍治验】配俞府、意舍治呕吐。

【刺法灸法】平刺0.3~0.5寸;可灸。

膻中(RN17)

【穴名出处】《灵枢·经脉》。

【穴位别名】胸膛,上气海,元见,气会。

【穴名释义】胸中两乳为膻,本穴位于胸中两乳间凹陷中,故名。

【定位取穴】在胸部,当前正中线上,平第4肋间,两乳头连线的中点。

【局部解剖】在胸骨体上;有胸廓(乳房)内动、静脉的前穿支;布有第四肋间神经前皮支的内侧支。

【功用功效】理气止痛,生津增液。

【穴位主治】咳嗽,气喘,咯唾脓血,胸痹心痛,心悸,心烦,产妇少乳,噎膈,膨胀。

【配伍治验】配曲池、合谷(泻法)治急性乳腺炎;配内关、三阴交、巨阙、足三里治冠心病急性心肌梗死;配中脘、气海治呕吐反胃;配天突治哮喘;配乳根、合谷、三阴交、少泽、灸膻中治产后缺乳;配肺俞、丰隆、内关治咳嗽痰喘;配厥阴俞、内关治心悸、心烦、心痛。

【刺法灸法】平刺0.3~0.5寸;可灸。

玉堂(RN18)

【穴名出处】《针灸甲乙经》。

【穴位别名】玉英。

【穴名释义】玉,玉石也,又贵称也。堂,指殿堂。穴居心位,心为君主之官,故喻本穴似君主之居处,而名玉堂。

【定位取穴】在胸部,当前正中线上,平第3肋间。

【局部解剖】在胸骨体中点;有胸廓(乳房)内动、静脉的前穿支;布有第三肋间神经前皮支的内侧支。

【功用功效】宽胸止痛,止咳平喘。

【穴位主治】膺胸疼痛,咳嗽,气短,喘息,喉痹咽肿,呕吐寒痰,两乳肿痛。

【配伍治验】玉堂透膻中、内关、胸夹脊(T15)治疗胸痹。

【刺法灸法】平刺0.3~0.5寸;可灸。

紫宫(RN19)

【穴名出处】《针灸甲乙经》。

【穴位别名】无。

【穴名释义】紫,紫绛之色。紫绛较赤色深暗,为火极之色。心主火,其色赤,故紫宫实指心主。穴在华盖穴下一寸六分处,正当心位,因而得名。

【定位取穴】在胸部,当前正中线上,平第2肋间。

【局部解剖】在胸骨体上;有胸廓(乳房)内动、静脉的前穿支;布有第二肋间神经前皮支的内侧支。

【功用功效】宽胸利膈,止咳平喘。

【穴位主治】咳嗽,气喘,胸胁支满,胸痛,喉痹,吐血,呕吐,饮食不下。

【配伍治验】配玉堂、太溪治呃逆上气、心烦。

【刺法灸法】平刺0.3~0.5寸;可灸。

华盖(RN20)

【穴名出处】《针灸甲乙经》。

【穴位别名】无。

【穴名释义】穴在璇玑下一寸凹陷处,内应肺脏。肺叶垂布,为五脏之华盖,本穴主治"咳逆上气,喘不能言"等肺疾,故名华盖。

【定位取穴】在胸部,当前正中线上,平第1肋间。

【局部解剖】在胸骨角上;有胸廓(乳房)内动、静脉的前穿支;布有第一肋间神经前皮支的内侧支。

【功用功效】宽胸利膈,止咳平喘。

【穴位主治】咳嗽,气喘,胸痛,胁肋痛,喉痹,咽肿。

【配伍治验】配气户治胁肋疼痛。

【刺法灸法】平刺0.3~0.5寸,可灸。

璇玑(RN21)

【穴名出处】《针灸甲乙经》。

【穴位别名】旋机。

【穴名释义】璇玑,指璇玑玉衡,有两说:一说是古时测量天体坐标的仪器,即浑天仪的前身。一说是北斗七星。穴在胸骨柄中央,内当肺系。肺主气,为百脉所朝,故喻人之胸腔,犹浑天仪之笼廓,喻肺之功能犹众星拱北,有斗运于天,机运于身之意,故名璇玑。

【定位取穴】在胸部,当前正中线上,天突下1寸。

【局部解剖】在胸骨柄上;有胸廓(乳房)内动、静脉的前穿支;布有锁骨上神经前支。

【功用功效】宽胸利肺,止咳平喘。

【穴位主治】咳嗽,气喘,胸满痛,喉痹咽肿,胃中有积。

【配伍治验】配鸠尾治喉痹咽肿。

【刺法灸法】平刺0.3~0.5寸;可灸。

天突(RN22)

【穴名出处】《灵枢·本输》。

【穴位别名】玉户。

【穴名释义】突,指突出。穴在胸骨上窝正中,颈结喉下二寸处,内当肺系。因肺气通于大,结喉高而突出,故名大突。

【定位取穴】在颈部,当前正中线上胸骨上窝中央。

【局部解剖】在左右胸锁乳突肌之间,深层左右为胸骨舌骨肌和胸骨甲状肌;皮下有颈静脉弓、甲状腺下动脉分支;深部为气管,再向下,在胸骨柄后方为无名静脉及主动脉弓;布有锁骨上神经前支。

【功用功效】宣通肺气,化痰止咳。

【穴位主治】咳嗽,哮喘,胸中气逆,咯唾脓血,咽喉肿痛,舌下急,暴喑,瘿气,噎膈,梅核气。

【配伍治验】配定喘穴、鱼际治哮喘、咳嗽;配膻中、列缺治外感咳嗽;配内关、中脘治呃逆;配廉泉、涌泉治暴喑;配丰隆治梅核气;配少商、天容治咽喉肿痛;配气舍、合谷治地方性甲状腺肿大。

【刺法灸法】先直刺0.2~0.3寸,然后沿胸骨柄后缘,气管前缘缓慢向下刺入0.5~1寸;可灸。

廉泉(RN23)

【穴名出处】《灵枢·热病》。

【穴位别名】本池,舌本,结本。

【穴名释义】廉,含清洁之意。本穴位于结喉上,舌本下。舌下腺体所出之津液犹如清泉,故名。

【定位取穴】在颈部,当前正中线上,结喉上方,舌骨上缘凹陷处。

【局部解剖】在甲状软骨和舌骨之间,深部为会厌,下方为喉门,有甲状舌骨肌、舌肌;有颈前浅静脉,甲状腺上动、静脉;布有颈皮神经,深层有舌下神经分支。

【功用功效】利喉舒舌,消肿止痛。

【穴位主治】舌下肿痛,舌根急缩,舌纵涎出,舌强,中风失语,舌干口燥,口舌生疮,暴喑,喉痹,聋哑,咳嗽,哮喘,消渴,食不下。

【配伍治验】配金津、玉液、天突、少商治舌强不语、舌下肿痛、舌缓流涎、暴喑。

【刺法灸法】直刺0.5~0.8寸,不留针;可灸。

承浆(RN24)

【穴名出处】《针灸甲乙经》。

【穴位别名】天池,悬浆,鬼市,垂浆。

【穴名释义】承,指承接;浆,指口中浆液、唾液。本穴位于颏唇沟的正中凹陷处,口中涎液穴处正相接,故名。

【定位取穴】在面部,当颏唇沟的正中凹陷处。

【局部解剖】在口轮匝肌和颏肌之间;有下唇动、静脉分支;布有面神经及颏神经分支。

【功用功效】生津敛液,舒筋活络。

【穴位主治】口眼喎斜,唇紧,面肿,齿痛,齿衄,龈肿,流涎,口舌生疮,暴喑不言,消渴嗜饮,小便不禁,癫痫。

【配伍治验】配委中治衄血不止;配风府治头项强痛、牙痛。

【刺法灸法】斜刺0.3~0.5寸;可灸。

冲脉

冲脉循行于身之中,为"十二经脉之海",其脉本身无特定腧穴,只有与其他经脉相交的交会穴,按其循行依次为:会阴(任脉),气冲(足阳明胃经),横骨、大赫、气穴、四满、中注(足少阴肾经),阴交(任脉),肓俞、商曲、石关、阴都、通谷、幽门(足少阴肾经)。此外,足太阴脾经的公孙穴通于冲脉。

带脉

带脉横行于腰腹,主约束诸经脉,其脉本身无特定腧穴,只有与其他经脉相交的交会穴。按其循行依次为:带脉、五枢、维道(足少阳胆经)。此外,足少阳胆经的足临泣穴通于带脉。

阳跷、阴跷脉

阳跷、阴跷脉为足太阳膀胱经、足少阴肾经的支脉,上会于目。其脉本身无特定腧穴,只有与其他经脉相交的交会穴,按其循行依次为:

【阳跷脉】申脉、仆参、跗阳(足太阳膀胱经),居髎(足少阳胆经),臑俞(手太阳小肠经),巨骨、肩髃(手阳明大肠经),地仓、巨髎、承泣(足阳明胃经),睛明(足太阳膀胱经),风池(足少阳胆经)。此外,足太阳膀胱经的申脉穴通于阳娇脉。

【阴跷脉】照海、交信(足少阴肾经),睛明(足太阳膀胱经)。此外,足少阴肾经的照海穴通于阴轿脉。

阴维、阳维脉

阳维脉联络各阳经,阴维脉联络各阴经,起"溢蓄"气血作用。其脉本身无特定腧穴,只有与其他经脉相交的交会穴,按其循行依次为:

【阳维脉】金门(足太阳膀胱经),阳交(足少阳胆经),臑俞(手太阳小肠经),天髎(手少阳三焦经),肩井、本神、阳白、头临泣、目窗、正营、承灵、脑空、风池(足少阳胆经),风府、哑门(督脉)。此外,手少阳三焦经的外关穴通于阳维脉。

【阴维脉】筑宾(足少阴肾经),冲门、府舍、大横、腹哀(足太阴脾经),期门(足厥阴肝经),天突、廉泉(任脉)。此外,手厥阴心包经的内关穴通于阴维脉。

(李冠豪)

经外奇穴

四神聪(EX-HN1)

【穴名出处】《太平圣惠方》。

【穴位别名】神聪。

【穴名释义】神,神志。聪,聪明。能主治神志失调,耳目不聪等病症,故名神聪。

【定位取穴】正坐,先取百会,于其前、后、左、右各开一寸取穴。

【局部解剖】在帽状腱膜中。有枕动、静脉,颞浅动、静脉顶支和眶上动、静脉的吻合网。布有枕大神经,耳颈神经及眶上神经分支。

【功用功效】宁心安神,明目聪耳。

【穴位主治】头痛,眩晕,失眠,健忘,癫狂,痫证,偏瘫,脑积水,大脑发育不全。

【配伍治验】配神门穴、三阴交穴治失眠;配太冲穴、风池穴治头痛、头昏。

【刺法灸法】平刺0.5~0.8寸;可灸。

印堂(EX-HN3)

【穴名出处】《扁鹊神应针灸玉龙经》。

【穴位别名】曲眉。

【穴名释义】两眉连线中点即印堂。

【定位取穴】正坐仰靠或仰卧,于两眉头连线的中点,对准鼻尖处取穴。

【局部解剖】穴下有皮肤、皮下组织和降眉间肌。皮肤由额神经的滑车上神经分布。肌肉由面神经的颞支支配,血液供应来自滑车上动脉和眶上动脉的分支及伴行同名静脉。

【功用功效】清头明目,通鼻开窍。

【穴位主治】头痛,头晕,鼻渊,鼻衄,目赤肿痛,重舌,呕吐,产妇血晕,子痫,急、慢惊风,不寐,颜面疔疮以及三叉神经痛。

【配伍治验】配迎香、合谷穴,主治鼻渊,鼻塞;配太阳、阿是穴、太冲,主治头痛眩晕;配攒竹穴,主治头重如石。

【刺法灸法】提捏局部皮肤,向下平刺0.3~0.5寸;或用三棱针点刺出血;可灸。

鱼腰(EX-HN4)

【穴名出处】《扁鹊神应针灸玉龙经》。

【穴位别名】光明。

【穴名释义】眼眉形状如鱼,本穴位于其中点,故名。

【定位取穴】正坐或仰卧,两目平视,于眉毛中间与瞳孔直对处取穴。

【局部解剖】穴下有皮肤、皮下组织、眼轮匝肌和枕额肌额腹。分布有眶上神经外侧支,面神经的分支和眶上动、静脉的外侧支。

【功用功效】镇惊安神,疏风通络。

【穴位主治】目赤肿痛,目翳,眼睑𥄑动,眼睑下垂,眶上神经痛。

【配伍治验】配攒竹、四渎、内关,治眶上神经痛;配合谷、睛明,治近视眼;配瞳子髎、攒竹、翳明,治白内障。

【刺法灸法】平刺0.3~0.5寸,禁灸。

球后(EX-HN7)

【穴名出处】《常用腧穴解剖学定位》。

【穴位别名】无。

【穴名释义】"球",在这里指的是眼球。"后",指前后的意思,本穴所在的位置较深,在眼球后部分,所以称为"球后"。

【定位取穴】正坐仰靠,嘱患者轻轻闭目,目平视,于目眶下缘的外1/4折点取穴。

【局部解剖】穴下有皮肤、皮下组织、眼轮匝肌、眶脂体、下斜肌与眶下壁之间。分布有颞浅动、静脉的耳前支,耳后动、静脉的耳后支,耳颞神经耳前支、枕小神经耳后支和面神经耳支等。

【功用功效】清热明目。

【穴位主治】目疾。如视神经炎,视神经萎缩,视网膜色素变性,青光眼,早期白内障,近视。

【配伍治验】配风池穴、曲池穴、合谷穴、太冲穴治青光眼;配神门穴治癔病眼蒙;配太阳穴治内视;配睛明穴、太阳穴、合谷穴、肝俞穴治虹膜睫状体炎;配睛明穴、风池穴、养老穴、光明穴治视神经炎;配翳明穴、睛明穴治视神经萎缩。

【刺法灸法】沿眶下缘从外下向内上,向视神经孔方向刺0.5~1寸。

上迎香(EX-HN8)

【穴名出处】《银海精微》。

【穴位别名】鼻通,鼻穿,穿鼻。

【穴名释义】上,上下之上。迎,迎接;香,香味,泛指气味。穴在鼻部,大肠经迎香穴之上方,故名。

【定位取穴】正坐仰靠,于鼻翼软骨与鼻甲的交接处取穴。

【局部解剖】上迎香穴下为皮肤、浅筋膜、上唇提肌、上唇鼻翼提肌。皮肤由上颌神经的眶下神经分布。浅筋膜内,面动、静脉由口角外侧至鼻翼两侧,纡曲行向内上方,直抵眼内眦。上唇提肌起自眶下孔上方的均受面神经的颊支支配。骨面,止于口轮匝肌的皮肤,并与之交织。上唇鼻翼提肌,起自眶腔内侧壁的内侧,止于鼻翼和上唇。以上二肌均受面神经的颊支支配。

【功用功效】通鼻窍,疏风邪。

【穴位主治】头痛,鼻塞,鼻中息肉,暴发火眼,迎风流泪。

【配伍治验】配天府穴、肝俞穴治久流冷泪;配上星穴、印堂穴、合谷穴治慢性鼻炎;配攒竹穴、列缺穴治鼻旁窦炎。

【刺法灸法】向内上方斜刺0.3~0.5寸;可灸。

内迎香（EX-HN9）

【穴名出处】《扁鹊神应针灸玉龙经》。

【穴位别名】无。

【穴名释义】内，内外之内；迎，迎接，迎来；香，香味，泛指气味。穴在鼻腔内，与迎香穴隔鼻翼相对，故名内迎香。

【定位取穴】正坐仰靠，于鼻孔内与上迎香相对处的鼻黏膜上取穴。

【局部解剖】在软骨膜及大翼软骨上。有鼻外侧动、静脉，鼻背动、静脉，眶下动、静脉的分支。布有鼻睫神经分支，筛前神经和上颌神经的鼻内支分布。

【功用功效】开窍醒神，清热泻火。

【穴位主治】目赤肿痛，鼻疾，喉痹，热病，中暑，眩晕。

【配伍治验】配太阳治目赤肿痛；配印堂、合谷治鼻部疾患；配太阳、大小骨空治一切目疾；配攒竹、太阳、前顶、上星治暴盲不见物；配太阳、两睥、上星治鹘眼凝睛症；配照海、上廉泉治喉痹。

【刺法灸法】用三棱针点刺出血。有出血体质的人忌用。

太阳（EX-HN5）

【穴名出处】《备急千金要方》。

【穴位别名】前关，当阳。

【穴名释义】无。

【定位取穴】正坐或侧伏，于眉梢与目外眦连线中点外开一寸的凹陷中取穴。

【局部解剖】穴下有皮肤、皮下组织、眼轮匝肌、颞筋膜和颞肌。分布有颧神经的分支颧面神经，面神经的颞支和颧支，下颌神经的颞神经和颞浅动、静脉的分支或属支。

【功用功效】清肝明目，通络止痛。

【穴位主治】偏正头痛，目赤肿痛，目眩，目涩，牙痛，三叉神经痛。

【配伍治验】配太冲、委中、关冲、风池、合谷，主治天行赤眼；配攒竹、肝俞、太冲、光明、肾俞、照海，主治视物易色；配头维、率谷、风池，主治偏头痛；配印堂、合谷，治感冒头痛；配百会、四神聪、太阳，治偏头痛；配颊车、耳门、水沟、承浆，治口眼㖞斜；配颊车、耳门、听会、耳尖、风池，治目睛斜视。

【刺法灸法】直刺或斜刺0.3~0.5寸；或用三棱针点刺出血。禁灸。

耳尖（EX-HN6）

【穴名出处】《针灸大成》。

【穴位别名】耳涌。

【穴名释义】无。

【定位取穴】正坐或侧伏，折耳向前，于耳郭上端取穴。

【局部解剖】耳尖穴下有皮肤、皮下组织和耳郭软骨。分布有颞浅坳、静脉的耳前支，耳后动静脉的耳后支，耳颞神经耳前支、枕小神经耳后支和面神经耳支等。

【功用功效】清热息风，解痉止痛，平肝明目。

【穴位主治】目赤肿痛,上目翳,偏正头痛,喉痹,以及睑腺炎。

【配伍治验】配攒竹、风池、光明、合谷、委中、关冲、印堂,主治急性结膜炎,目赤肿痛,睑腺炎;配百会、四神聪、头临泣、听会、风池、光明,治眼病;配太阳、合谷,治偏头痛;配后溪、肝俞,治睑腺炎。

【刺法灸法】直刺0.1~0.2寸;或用三棱针点刺出血。可灸。

翳明(EX-HN14)

【穴名出处】《中华医学杂志》。

【穴位别名】无。

【穴名释义】"翳",羽扇,指双耳。"明",明亮,指的是眼睛。本穴位于耳后,主治目疾,故名"翳明"。

【定位取穴】正坐,头略前倾,在风池与翳风连中点取穴。

【局部解剖】皮肤、皮下组织、胸锁乳突肌、头夹肌;穴区内有耳大神经、枕小神经,深层有副神经、颈神经后支和耳后动脉分布,再深层有迷走神经干、副神经干和颈内动脉、颈内静脉经过。

【功用功效】明目聪耳,宁心安神。

【穴位主治】目疾,如近视、远视、雀目、青盲、早期白内障;头痛,眩晕,耳鸣,失眠,精神病。

【配伍治验】配球后穴、睛明穴缓解治疗早期白内障。

【刺法灸法】直刺0.5~1寸;可灸。

聚泉(EX-HN10)

【穴名出处】《针灸大成》。

【穴位别名】语门。

【穴名释义】聚,聚集。泉,泉水。穴在舌背面中缝之中点处,古人认为口腔内之津液出自此处,如泉水之汇聚,故名。

【定位取穴】正坐,张口伸舌,医者用消毒纱布牵住舌尖,于舌背正中缝之中点取穴。

【局部解剖】在舌肌中。有舌动脉。布有三叉神经第三支分支,舌下神经和面神经鼓索。

【功用功效】利窍通关,止咳平喘。

【穴位主治】舌强,舌缓,消渴,哮喘,咳嗽及味觉减退。

【配伍治验】配水泉穴、海泉穴、涌泉穴治尿崩症;配廉泉穴治中风后遗失语症;配天突穴治慢性咳嗽;配外关穴、关冲穴、中冲穴、承浆穴治舌强难言及生白苔。

【刺法灸法】直刺0.1~0.2寸,或用三棱针点刺出血。

金津、玉液(EX-HN12)

【穴名出处】《针灸大成》。

【穴位别名】廉泉,舌下。

【穴名释义】金,黄金,在此比喻贵重。津,唾液。穴在口腔舌系带左侧。玉,宝玉,在此亦比喻为贵重。液,津液,穴在口腔舌系带右侧。两者分别正对左、右舌下腺管开口处,为唾液进入口腔之重要部位。古人以津液为贵重,故名。

【定位取穴】正坐张口,舌转卷向后方,于舌面下,舌系带两旁之静脉上取穴。左称金津,右称玉液。

【局部解剖】在舌肌中,有舌动、静脉;布有面神经鼓索、三叉神经第三分支、舌神经舌下神经分支。

【功用功效】止痛消炎,通经活络。

【穴位主治】舌强,舌肿,口疮,失语。

【配伍治验】配风池穴、曲池穴、内关穴、足三里穴、太冲穴治失语;配百会穴、哑门穴、翳风穴、听宫穴、听会穴、耳门穴、三阴交穴等治聋哑;配合谷穴、内庭穴、十宣穴、委中穴治热泻、暑泻;配合谷穴、列缺穴、地仓穴、颊车穴、承浆穴治面颊漫肿生疮等。

【刺法灸法】点刺出血。

上廉泉(EX-HN20)

【穴名出处】《新医疗法手册》。

【穴位别名】无。

【穴名释义】本穴在任脉廉泉穴之上,故名上廉泉。

【定位取穴】位于颔下部,仰卧位,后颈部垫高时甲状软骨上凹陷直上1寸处。

【局部解剖】位于颔下部,颈前正中线上,甲状软骨直上1寸处,取廉泉穴与下颌骨中点连线的中点,即下颌骨下1寸,廉泉穴上1寸(一说1.5寸),舌骨与下颌缘之间凹陷处,共1穴。

【功用功效】清咽利舌,疏风泄热。

【穴位主治】流涎,急、慢性口腔炎,舌强,语言不清,音哑;舌下神经瘫痪。

【配伍治验】配承浆穴、地仓穴治流涎;配哑门穴、合谷穴治言语不清;配增音穴、哑门穴治"乙脑"后遗症失语;配洪音穴、合谷穴治癔症性失语;配照海穴、少商穴治喑哑、咽喉疼痛;配风池穴、哑门穴治假性延髓性麻痹;配劳宫穴、阿是穴(即溃疡局部,用点刺法)治口腔溃疡。

【刺法灸法】针尖向舌根斜刺1.5~2寸,也可提针至皮下后,向舌根两侧斜刺,使舌尖、舌根有发麻感。

安眠(EX-HN18)

【穴名出处】《常用新穴疗法手册》。

【穴位别名】无。

【穴名释义】顾名词意安神助眠,刺激该穴,有助改善失眠,故命名之。

【定位取穴】俯伏,在风池穴和翳明穴连线的中点取穴。

【局部解剖】在胸锁乳突肌上。穴区浅层有耳大神经和枕小神经分布;深层有副神经、颈神经后支和耳后动、静脉分布;再深层有迷走神经干、副神经和颈内动、静脉经过。

【功用功效】镇静止惊,平肝熄风,宁神定志。

【穴位主治】失眠,头痛,眩晕,心悸,烦躁,癔症,癫痫,精神病,耳聋,高血压。

【配伍治验】配劳宫、三阴交治疗心神不宁所致失眠;配肝俞、三阴交治疗肝气郁结所致失眠;配内关、中脘治疗饮食积滞、胃中胀满所致失眠;配神门、三阴交治疗心神失养所致失眠;配四神聪、风池、太阳、头维主治头痛、眩晕。

【刺法灸法】直刺 0.5~1 寸;可灸。

颈百劳(EX-HN15)

【穴名出处】《针灸资生经》。

【穴位别名】百劳。

【穴名释义】颈,颈部;百,基数词百,意为多;劳,虚劳。该穴有主治多种虚劳之症的作用,又因大椎亦名百劳,为示两者区别,故名颈百劳。

【定位取穴】正坐位或俯卧位。在颈部,在大椎直上 2 寸,后正中线旁开 2 寸。

【局部解剖】皮肤→皮下组织→斜方肌→上后锯肌→头颈夹肌→头半棘肌→多裂肌。浅层布有第 4、5 颈神经后支的皮支;深层有第 4、5 颈神经后支的分支。

【功用功效】滋补肺阴,舒筋活络。

【穴位主治】颈项强痛,瘰疬,咳嗽,气喘,骨蒸潮热,盗汗自汗;支气管哮喘,慢性支气管炎,肺结核,百日咳,落枕,颈项部扭挫伤,神经衰弱。

【配伍治验】配肺俞穴、中脘穴、足三里穴治咳嗽、痰中带血;配中府穴、膈俞穴、列缺穴、孔最穴、鱼际穴治肺结核咯血;配风池穴、天柱穴、夹脊穴(胸 1~5 椎)、肩中俞穴治项肌瘫痪;灸法配天井穴、肘尖穴、阿是穴治颈淋巴结核。

【刺法灸法】直刺 0.5~1 寸;可灸。

定喘(EX-B1)

【穴名出处】《常用新医疗法手册》。

【穴位别名】喘息,治喘。

【穴名释义】定,平定;喘,喘息。本穴有平定哮喘发作之功能,故名。

【定位取穴】俯伏坐位。在背部,第七颈椎棘突下,旁开 0.5 寸。

【局部解剖】定喘穴下为皮肤、皮下组织、斜方肌、菱形肌、上后锯肌、颈夹肌、竖脊肌。浅层布有第 8 颈神经后支的内侧支。深层有颈横动、静脉的分支或属支及第 8 颈神经,第 1 胸神经后支的肌支。

【功用功效】止咳平喘,舒筋活络。

【穴位主治】落枕,肩背痛,上肢疼痛不举,哮喘,咳嗽,荨麻疹;慢性支气管炎,支气管哮喘,肺结核,肩背神经痛。

【配伍治验】配膻中穴、内关穴、大椎穴、中喘穴、丰隆穴治哮喘;配风门穴、肺俞穴、合谷穴治支气管炎;配天突穴、璇玑穴、膻中穴、内关穴、丰隆穴治支气管哮喘;配天突穴、大椎穴、丰隆穴治百日咳。

【刺法灸法】直刺,或偏向内侧,0.5~1 寸;可灸。

夹脊(EX-B2)

【穴名出处】《素问·缪刺论》。

【穴位别名】华佗夹脊。

【穴名释义】此穴在脊柱两侧,从两旁将脊柱夹于其中,故名夹脊,又名华佗夹脊穴。

【定位取穴】俯卧位,于脊椎棘突间两侧,背正中线外侧 0.5 寸处。自第一胸椎至第五腰椎,每侧 17 穴,左右共 34 穴。

【局部解剖】夹脊穴下有皮肤、皮下组织、浅肌层(斜方肌、背阔肌、菱形肌、上后锯肌、下后锯肌)、深层肌(竖脊肌、横突棘肌)。分布有第一胸神经至第五腰神经的内侧皮支和伴行的动、静脉。深层布有第一胸神经至第五腰神经后支的肌支,肋间后动、静脉背侧支的分支或属支。

【功用功效】调理脏腑,疏经通络。

【穴位主治】适应范围较广。其中上胸部的穴位治疗心肺、上肢疾病;下胸部的穴位治疗胃肠疾病;腰部的穴位治疗腰、腹及下肢疾病。

【配伍治验】配大椎、肩外俞、天宗、后溪,治疗风寒入络之脊背疼痛;配肩髃、曲池、手三里、外关、谷,治疗经气不利之上肢疼痛、麻木;配肾俞、命门、腰阳关、委中,治疗经脉痹阻之腰脊强痛;配环跳、委中、阳陵泉、昆仑,治疗经气不利之下肢疼痛、麻木;配膻中、巨阙、心俞、膈俞、阴郄、丰隆,治疗心脉痹阻之胸闷、心痛等。

【刺法灸法】直刺 0.3~0.5 寸,或用梅花针叩刺;可灸。

胃脘下俞(EX-B3)

【穴名出处】《备急千金要方》。

【穴位别名】胃管下俞。

【穴名释义】胃脘,中医学名词,泛指肋弓以下之腹上部;本穴能治胃脘部疼痛,故名胃脘下俞。

【定位取穴】俯卧位,在背部,当第八胸椎棘突下,旁开 1.5 寸。

【局部解剖】胃脘下俞穴下有皮肤、皮下组织、斜方肌、背阔肌、最长肌和横突棘肌。分布有第七、八、九胸神经后支的内侧支。

【功用功效】健脾和胃,理气止痛。

【穴位主治】胃痛,腹痛,胸肋痛,消渴咳嗽,咽干;胰腺炎。

【配伍治验】配肺俞、脾俞、肾俞、足三里、太溪,治糖尿病;配中脘、足三里、内关,治呕吐。

【刺法灸法】斜刺 0.3~0.5 寸;可灸。

腰眼(EX-B7)

【穴名出处】《肘后备急方》。

【穴位别名】鬼眼。

【穴名释义】腰,腰部;眼,犹言关键、要点。腰部脊柱与髂后上棘构成的凹陷处为腰部的薄弱点,俗称腰眼,穴在其上,故名。

【定位取穴】俯卧位,在腰部,当第四腰椎棘突下,旁开约 3.5 寸处。

【局部解剖】腰眼穴下有皮肤、皮下组织、背阔肌和骶棘。分布有第三、四、五腰神经后支。

【功用功效】强腰健肾。

【穴位主治】肾虚腰痛,尿频,妇科疾患,虚劳羸瘦,消渴病。

【配伍治验】配委中、肾俞、阿是穴,治慢性腰痛;配脾俞、肾俞,治肾下垂;配肾俞、脾俞、次髎,治痛经。

【刺法灸法】直刺0.5~1寸;宜灸5~15壮。

肘尖(EX-UE1)

【穴名出处】《千金翼方》。

【穴位别名】大肘尖。

【穴名释义】"肘",指肘关节。"尖",高或顶端的意思,肘尖穴位于尺骨鹰嘴的尖端,故名"肘尖"。

【定位取穴】正坐屈肘约90°角。在肘后部,屈肘,当尺骨鹰嘴的尖端。

【局部解剖】有前臂背侧皮神经和肘关节动脉网分布。

【功用功效】化痰消肿,通经活络。

【穴位主治】痈疽,疔疮,肠痈,霍乱,瘰疬。

【配伍治验】配肩尖、人迎、肩外俞、天井、骑竹马,治瘰疬沿颈生;配曲池透臂臑,治颈淋巴结结核。

【刺法灸法】灸。

中魁(EX-UE4)

【穴名出处】《扁鹊神应针灸玉龙经》。

【穴位别名】无。

【穴名释义】"中"指的是正中心,"魁",首或第一的意思。首为阳,尾为阴,故名"中魁"。

【定位取穴】握拳,掌心向胸,在中指背侧近侧指间关节的中点处。

【局部解剖】布有指背神经,其桡侧支来自桡神经,其尺侧支来自尺神经,血管有来自掌背动脉网的属支指背静脉。

【功用功效】理气和中,疏经活络,和胃降逆。

【穴位主治】牙痛,鼻出血,噎膈,反胃,呕吐,呃逆,白癜风。

【配伍治验】配少商、太白、公孙、足三里、膈俞、心俞、胃俞、三焦俞、中脘、大肠俞,治噎食不下;配中脘、气海、支沟、足三里、照海、劳宫,治反胃吐食。配中脘穴、气海穴、膈俞穴、胃俞穴、支沟穴、足三里穴、照海穴、劳宫穴治翻胃;配公孙六、中穴、主隆穴,缓解治疗呕吐、眩晕等;配劳宫穴、少商穴、太白穴、公孙穴、足三里穴、膈俞穴、心俞穴、胃俞穴、三焦俞穴、中院穴、大肠俞穴治噎膈。

【刺法灸法】灸。

大骨空(EX-UE5)

【穴名出处】《扁鹊神应针灸玉龙经》。

【穴位别名】大骨孔。

【穴名释义】骨空,骨节间空隙穴当拇指指间关节间空隙处,故名大骨空。

【定位取穴】握拳,掌心向胸,在拇指背侧指间关节的中点处。

【局部解剖】大骨空分布有桡神经的手背支。

【功用功效】祛风泻火,退翳明目。

【穴位主治】目痛,目翳,内障,吐泻,鼻出血。

【配伍治验】配小骨空,光明,太阳,治目翳;配小骨空,治烂眼;配十宣,治吐泻;配风池、肝俞、瞳子髎,治目痛、目翳;配小骨空、太阳、内迎香,治一切目疾。

【刺法灸法】灸。

小骨空(EX-UE6)

【穴名出处】《扁鹊神应针灸玉龙经》。

【穴位别名】小骨孔。

【穴名释义】小,指小手指。穴在小手指近侧两指骨之间的关节空隙处,故名小骨空。

【定位取穴】握拳,掌心向胸,在小指背侧指间关节中点处。

【局部解剖】小骨空分布有尺神经的手背支。

【功用功效】祛风泻火,退翳明目。

【穴位主治】目赤肿痛,目翳,喉痛,指关节痛。

【配伍治验】配风池、太阳、睛明、肝俞,治目肿痛、目生翳膜;配光明、太阳,治疗目翳;配大骨空,治疗风眩目烂,泪出汪汪;配合谷、攒竹、二间,治疗怕目羞明。

【刺法灸法】灸。

四缝(EX-UE10)

【穴名出处】《奇效良方》。

【穴位别名】无。

【穴名释义】"四",指的是数量,除拇指外其余四指均有一个穴位点。"缝",是指指骨关节横纹缝,一手四穴,故名"四缝"。

【定位取穴】仰掌伸指,在第2~5指掌侧,近端指关节的中央,一侧四穴。

【局部解剖】浅、深屈指肌腱、指纤维鞘、指滑液鞘、指十字韧带,深部为指关节腔。有指掌侧固有动、静脉分支。布有指掌侧固有神经。

【功用功效】健脾消积,祛痰导滞。

【穴位主治】小儿腹泻,咳嗽气喘,疳积,百日咳,肠虫症。

【配伍治验】配内关、合谷,治百日咳;配足三里、中脘,治消化不良;配中脘、章门、脾俞、胃俞、足三里、公孙,治疳积。

【刺法灸法】直刺0.1~0.2寸,挤出少量黄白色透明样黏液或出血。

十宣(EX-UE11)

【穴名出处】《备急千金要方》。

【穴位别名】鬼城。

【穴名释义】宣,显露、疏通,两手十穴能宣散风热,通关开窍,故名十宣。

【定位取穴】仰掌,十指微屈,于十指尖端去指甲游离缘0.1寸处取穴。

【局部解剖】有指掌侧固有神经(桡侧三个半手指由正中神经发出,尺侧一个半手指由尺神经发出)和掌侧固有动脉分布。

【功用功效】开窍苏厥,清热止痉。

【穴位主治】昏迷,昏厥,中暑,热病,小儿惊厥,咽喉肿痛,指端麻木。

【配伍治验】配人中穴、涌泉穴治昏厥、高热、惊痫;配少商穴治咽喉肿痛。

【刺法灸法】直刺0.1~0.2寸;或用三棱针点刺出血。

八邪(EX-UE12)

【穴名出处】《素问·刺疟论》。

【穴位别名】八关。

【穴名释义】八,基数词。邪,泛指引起疾病的因素。一名八穴,能治疗因受邪气所致的病症,故名。

【定位取穴】微握拳,于手背第1~5指间的缝纹端取穴。左右共八穴。

【局部解剖】在拇收肌和骨间肌中。穴区浅层有桡神经浅支的手背支、尺神经手背支和手背静脉网分布。深层有尺神经肌支和掌背动脉分布。

【功用功效】清热解毒,通络止痛。

【穴位主治】手背肿痛,手指麻木,头项强痛,咽痛,齿痛,目痛,烦热,毒蛇咬伤。

【配伍治验】配后溪穴、三间穴治手指麻痛;配承浆穴、合谷穴、外关穴、四关穴治手足拘挛;配内关穴治手指疼痛。

【刺法灸法】向上斜刺0.5~0.8寸;或点刺出血。可灸。

精灵、威灵(EX-UE7)

【穴名出处】《小儿推拿方脉活婴秘旨全书》。

【穴位别名】腰痛点。

【穴名释义】外劳宫穴(手背中央)两旁骨缝处,左名精灵,右名威灵。

【定位取穴】伏掌,威灵在手背第二、三掌骨间中点,第二指伸肌腱桡侧凹陷处;精灵在手背第四、五掌骨间中点,第四指伸肌腱尺侧凹陷处。

【局部解剖】精灵:第4骨间背侧肌拇收肌。威灵:穴下皮肤皮下组织第2骨间背侧肌。皮肤有桡神经浅支和尺神经手背支分布。骨间肌和拇收肌有尺神经的分支分布。

【功用功效】开窍醒神,息风止痉,止咳化痰,通经止痛。

【穴位主治】头痛,猝死,小儿惊风。

【配伍治验】配手逆注穴、颈臂穴、六缝穴、劳宫穴、凤眼穴治五指不能屈伸;配手逆注穴、尺桡穴、八邪穴、外劳宫穴、上都穴、中者穴、旁虎穴治手背肿痛等。

【刺法灸法】直刺0.3~0.5寸;可灸。

百虫窝(EX-LE3)

【穴名出处】《针灸大成》。

【穴位别名】血郄,百虫窠。

【穴名释义】百,基数词,众多之意;虫窝,致病之虫类寄居之处。此穴有驱虫止痒之功,故名。

【定位取穴】正坐屈膝或仰卧位,在大腿内侧,髌底内侧上3寸,即血海上1寸。

【局部解剖】在股内侧肌中。穴区浅层有股神经前皮支分布。深层有股神经肌支和股动脉分布。

【功用功效】驱虫止痒,活血祛风。

【穴位主治】皮肤瘙痒,风疹块,下部生疮,蛔虫病。

【配伍治验】配曲池穴、血海穴治荨麻疹;配曲池穴、合谷穴、间使穴、大陵穴、足三里穴、委中穴、行间穴治疥疮、癣疮;配四缝穴、三焦俞穴、胃俞穴、中脘穴治疳积。

【刺法灸法】直刺0.5~1寸;可灸。

鹤顶(EX-LE2)

【穴名出处】《医学纲目》。

【穴位别名】膝顶。

【穴名释义】主治鹤膝风,又居膝髌上方似鹤膝之顶,故名。

【定位取穴】屈膝,在膝上部,髌底的中点上方凹陷处。

【局部解剖】浅层布有股神经前皮支和大隐静脉的属支。深层有膝关节的动、静脉网。

【功用功效】舒筋利节,通经活络。

【穴位主治】膝关节酸痛,腿足无力,鹤膝风,脚气。

【配伍治验】配膝眼、足三里、阳陵泉治膝关节酸痛;配阳陵泉、足三里、丰隆、承山、悬钟、昆仑治下肢瘫痪、麻木无力;配阳陵泉、足三里、三阴交、八风治脚湿气。

【刺法灸法】直刺0.5~0.8寸;可灸。

内膝眼(EX-LE4)

【穴名出处】《医学纲目》。

【穴位别名】无。

【穴名释义】在髌韧带两侧凹陷处。在内侧的称内膝眼。

【定位取穴】屈膝,在髌韧带内侧凹陷处。

【局部解剖】浅层布有隐神经的髌下支和股神经的前皮支。深层有膝关节的动、静脉网。

【功用功效】利腿膝。

【穴位主治】膝关节酸痛,鹤膝风,腿痛及其周围软组织炎症。

【配伍治验】配足三里穴,缓解治疗膝关节酸痛。

【刺法灸法】从前内向外与额状而成45°角斜刺0.5~1寸。

八风(EX-LE10)

【穴名出处】《素问·刺疟》。

【穴位别名】八冲、阴独八穴。

【穴名释义】八,基数词8。风,风寒之风,致病因素之名而八穴,在足五趾之趾间,系易感受或祛除风邪之处,故名八风。

【定位取穴】正坐位或仰卧位,在足背侧,第1~5趾间,趾蹼缘后方赤白肉际处,一侧四穴,左右共八穴。

【局部解剖】第1趾与第2趾之间的八风穴,层次解剖同行间穴(足厥阴肝经)。第2趾与第 3 趾之间的八风穴,层次解剖同内庭穴(足明胃经)。第 4 趾与第 5 趾之间的八风穴,层次解剖同侠溪穴(足少阳胆经)。第 3 趾与第 4 趾之间:穴下皮肤、皮下组织、趾长短伸肌腱之间、浅层布有足背中间皮神经的趾背神经和足背浅静脉网。深层有跖背动、静脉的分支趾背动脉,跖背静脉的属支趾背静脉。

【功用功效】祛风消肿,解毒止痛

【穴位主治】毒蛇咬伤,足跗肿痛,脚弱无力,头痛,腰痛,疟疾。

【配伍治验】配陵后穴、足三里穴治下肢及足趾麻痹。

【刺法灸法】斜刺 0.5~0.8 寸,或用三棱针点刺出血;可灸。

(王聪)

针刺技法

针刺是采用不同的针具刺激人体的一定部位,运用各种操作方法以激发经气,来调整机体功能,治疗疾病。

针刺前准备工作

针刺疗法,主要是指以毫针为针具的针刺方法,因其在临床上最为常用,所以自古以来把它列为针刺法的主体。历代针灸文献中所讲的刺法,多指毫针的临床应用而言。

【毫针的构造和规格】毫针是针刺治疗的主要针具,是古代九针之一,可分为五个部分。

针尖(又名针芒):针的前端锋锐部分。

针身:针尖与针柄之间(毫针的长短、粗细规格主要指针身而言)。

针根:针身与针柄连接的部分。

针柄:在针身后,一般用铜丝或铝丝缠绕,呈螺旋状,是执针着力的地方。

针尾:指针柄末端,一般用铜丝或铝丝横缠绕成,呈圆筒状,是温针装置艾绒的地方。

【毫针的选择】针尖须圆而不钝,但也不宜太尖锐,以形如松叶尖端者为佳,并须注意是否有卷毛或钩曲;针身以挺直、光滑、坚韧而富有弹性者为佳,并须注意有无斑驳、锈痕、曲折及上下是否匀称等情况;针根要牢固,如有剥蚀损伤往往容易折断,宜加注意;针柄以金属丝缠绕紧密均匀、便于捻转运针为佳,而不宜过长或过短。现在虽然使用一次性针具较多,但针刺前也应该按以上要求严格检查针具。

【针刺操作前的准备】

1.针刺的指力和手法:必须通过练习以达到熟练的程度。操作熟练者进针快,透过皮肤时仅微疼或不痛,运用手法自如,患者乐于接受。手法不熟练,动作不协调,就会使患者感觉不舒服,从而对针刺产生一种恐惧心理,影响疗效,因此在临床实践以前必须努力练好指力及针法,才能保证疗效。

2.针刺前的准备工作:在施行操作以前必须检查好所用的各种针具、器械,例如毫针、镊子、艾绒、火罐、消毒棉球等。更主要的是,医者态度要认真负责,使患者消除对针刺的恐惧心理。《素问·针解》篇中指出:"手如握虎者,欲其壮也;神无营于众物者,静态观患者,无左右视也。"《灵枢·九针十二原》篇中也说:"持针之道,坚者为宜,正指直刺,无针左右,神在秋毫,属意病者,审视血脉,刺之无殆。"说明医者在施术时,必须十分专心,审慎从事,应该把精神集中于全部操作过程,要注意手法和刺激量,还要密切观察进针后患者的反应情况。

3.针刺时患者的体位:患者的体位是否合适,对于正确取穴和进行针刺操作有一定的影响。部分重症和体弱的患者,体位的选择更为重要。如体弱、精神紧张者必须采用卧位,以防止出现晕针现象。针刺后留针时不能再随意移动肢体,防止患者疼痛,更要防止出现折针现象。常用体位分述如下。

(1)仰靠坐位:适用于头面、颈前和上胸部等的穴位。

(2)俯伏坐位:适用于头顶、后项和背部等穴位。

(3)侧俯位:适用于侧身部以少阳经为主的穴位。

(4)仰卧位:适用于前身部以任脉、足三阴、阳明经为主的穴位。

(5)俯卧位:适用于背腰部以督脉、太阳经为主的穴位。

根据取穴的要求,四肢放置要有适当的姿势,如仰掌式、曲肘式、屈膝式等。另外,有一些特殊的穴位要采取特定的体位。

针刺方法

【进针法】常称右手为刺手,左手为押手。《灵枢·九针十二原》篇说:"右主推之。左持而御之。"《难经·七十六难》也说:"知为针者信其左,不知为针者信其右。"《标幽赋》中进一步说:"左手重而多按,欲令气散;右手轻而得之,不痛之因。"都是说明针刺时双手协作的重要性。常用的进针方法有以下四种。

1.指切进针法:操作时以左手拇、示或示、中指的指甲压在穴位上,右手所持的针即紧靠指甲缘刺入皮肤。此法多用于短针的进针。

2.夹持进针法:用左手拇、示二指夹持针身下端,将针尖固定在针刺穴位的皮肤表面部位,右手持针柄使针体垂直,在右手指力下压时,左手拇、示二指同时用力协助将针插入皮肤。此法适用长针进针。

也有单用右手拇、示二指持针体下端,露出针尖二三分,对准穴位,快速刺入,然后根据需要选用适当的押手方法进针。

3.舒张进针法:左手五指平伸,示、中二指稍分开置于穴位上,右手持针从示、中二指之间刺入,行针时,左手示、中二指可夹住针身,避免针身弯曲。长针深刺时应用此法。

对于皮肤松弛或有皱纹的部位,可以拇、示二指或示、中二指将穴位部的皮肤向两侧撑开,使之紧张,以便针刺。

4.撮捏进针法:以左手拇、示二指将穴位处的皮肤捏起,右手持针于捏起处刺入。

【针刺的角度、方向和深度】针刺操作分刺手和押手。持针的手称为刺手,按压穴位局部的手称为押手,故在针刺治疗时,掌握正确的角度、方向和深度是针刺操作过程中的一个重要环节。取穴正确与否,不仅要找准皮肤表面的位置,还必须与正确的针刺角度、方向和深度结合起来,才能充分发挥治疗作用。临床上针刺穴位的角度、方向和深度虽然应根据穴位的特点来决定,但还要兼顾患者的体质、病情等不同情况灵活运用。

1.角度:针刺角度,根据穴位的部位和所要求达到的组织等情况来综合考虑,后者则是决定针刺方向的重要因素,所以针刺的角度必须有一定的方向。

(1)直刺:针刺方向与皮肤成90°直角刺入,用于肌肉丰厚处。

(2)斜刺:一般针刺方向与皮肤成40°~60°角刺入,适用于骨骼边缘和不宜于深刺的穴位。

(3)横刺:又称沿皮刺,一般针体与皮肤成15°左右刺入,多用于头部皮肤浅薄处的穴位,有时施行透穴时也应用。

2.深度:针刺进针的深度要适当,应根据不同部位、不同疾病及穴位下面组织器官不同进针深度各有不同的要求进针。《素问·刺要论》中指出:"病有浮沉,刺有浅深,各致其理,尤过其道。"就是说要根据不同深浅组织及病情的需要,来决定针刺的深浅。同一个穴位,往往由于治疗不同的疾病而需要有不同的深浅刺法。

【基本手法】基本手法是针刺的基本动作,有以下两种。

1.提插:当针尖穿透表皮层,针身在皮下或肌肉内进行上下、进退的运动,称为提插。向下进入为插,向上引退为提。运用此法时指力要均匀,提插幅度不宜过大。施手法 1~3 分钟为宜。

2.捻转:在进针达到一定深度后,以右手拇指和示、中二指执住针柄,一前一后交替转动,即为捻转手法。在运用时,捻转的幅度一般在 180°~360°,必须注意不能只是单向转动,否则针身可牵缠肌肉纤维,使患者增加疼痛。

【辅助手法】辅助手法是进行针刺时在某些情况下应用的辅助方法。

1.循法:针刺不得气可以用来催气。其法用手指顺着经脉的循行经络,轻柔地上下循按。《针灸大成》中记载:"用指于所属部分经络之路,上下左右循之,使气血往来,上下均匀,适用于得气感迟缓的患者。"

2.摇法:摇法的作用可以行气,针身摇动可以加强得气感应,如卧倒针身而摇,可以使感应向一定方向传导。

3.弹法:本法是留针过程中的一种催气手法。操作时用手指轻弹针尾,使针体微微摇动,以加强得气的感应。

4.飞法:本法的作用也用于催气。《医学入门》中记载:"以大指次指捻针。连搓三下如手颤之状,谓之飞。"操作时以捻转为主,一般连续用较大的幅度捻转数下,然后放手,拇、示二指张开,如飞鸟展翅之状,一捻一放,反复数次,可以使针刺感增强。

5.刮法:用左手拇、示二指挟住针身上端,右手拇指抵压针柄顶端,用示指或中指指甲刮针柄;或用右手拇、示二指作螺旋形从下向上刮针,称为"旋刮术",可以加强感应扩散。

6.震颤法:右手持针做小幅度较快速的提插,状如颤动,也可使感应加强。

【针刺的强度和时间】针刺治疗必须达到一定的刺激量才能显示作用,而针刺量学的构成以刺激的强弱和运针施手法的时间为主要因素,不同的穴位、组织、疾病、体质,针刺治疗量均有不同的要求,必须严格掌握手法量学概念,才能达到较好的效果。

【滞针和弯针】针刺入后,捻转和提插时感觉针下沉重紧沉,捻转提插均困难或针柄歪斜而不易退针。

1.原因:进针过猛,提插时指力不均匀或单向捻转使肌纤维缠绕针体,患者精神高度紧张而导致肌肉痉挛或进针后患者体位的改变,均易引起滞针和弯针。

2.处理:由于患者紧张或局部肌肉紧张而导致的滞针,可以延长留针。时间或滞针临近部位再刺一针,以宣散气血,缓解痉挛;由于捻转时肌纤维缠绕太紧而导致的滞针,可以向反方向轻轻退转,使之松解。因体位移动而导致滞针的,先纠正体位。折针时,嘱患者保持原有体位,切勿惊慌乱动。若折断后有部分针身暴露于皮肤外面者,可以用镊子夹住折断针身部拔出。如果断针深入皮下或肌肉层者,必须立即行外科手术取出。若折在重要脏器附近,更要维持原有体位,防止活动后残留体内的针体刺伤器官,待外科手术后方可活动。

【晕针】凡在针刺后患者突发面色苍白、多汗、心慌、头晕、眼花、胸闷、泛恶、四肢发冷、脉象沉细,严重者神志昏迷、仆倒于地、唇甲青紫或大小便失禁者,均称晕针。此种情况多发生于初次接受针刺者,其主要原因是患者体虚、精神过度紧张或空腹所致。只要针刺前对患者多加解释,了解患者当时的体质情况、精神状态及最近饮食睡眠情况,尽量采用卧位,针刺施手法时必须由弱到强,随时观察患者神态变化,是可以防止晕针的。

面针疗法

面针疗法是针刺面部的特定穴位以治疗疾病的一种方法。其作用机制目前普遍认为主要以生物全息理论为基础。

中医理论孕育了生物全息理论,生物全息理论及现代科学也进一步证实和发展了中医基础理论,认为部分是整体的缩影,部分可以再现整体之象。《灵枢·本脏》云:"视其外应,以知其内脏,则知其所病矣。"朱震亨在《丹溪心法》中说:"欲知其内者,当以观乎外;诊于外者,斯以知其内。盖有诸内者,必形诸外。"这种外表与内脏、部分与整体对应性思想对中医脉诊、望诊、舌诊及耳针、眼针、手针、面针、头针、第二掌骨侧速诊法等微针系统诊疗起到重要的指导作用。机体的任何相对独立部分的每一位区都与特定的整体部位之间不断地进行着信息交换,部在某种程度上反映特定整体部位的变化。相对独立部分的这些位区命名、分布规律都与整体的特点相对应,是整体的缩影。

人体是由若干脏器、感官组成,而各个部分均具有不尽相同的功能和相对独立的活动,这些都是整体活动不可缺少的组成部分,是机体统一性的基础和决定因素。所以,人体的各个组成部分之间在生理上都是相互联系,共同维持协调平衡,在病理上相互影响,并按一定规律发生转变。这是中医学在探索生命活动规律上的动态平衡观和整体观。全息胚不仅是生物体控制下的结构单位,而且也是一个相对独立的部分。它不仅在结构和功能上与其周围的部分有相对明确的边界,而且其内部还有着结构和功能上的相对完整性。所以,面部相对于人体全身来说就是一个相对完整的全息胚,人体的全部信息尤其是各器官脏腑的病理状态都可以反映于面部。因此,面针疗法就是通过人体面部这一局部区域内所存在的特定而完整的穴位体系来诊断、治疗疾病的一种针法。

本疗法是在古代从面部皮肤色泽变化来诊察疾病的基础上发展而来的。根据《灵枢·五色》篇记载,面部分为额区、鼻区、眼区、口区、耳区、颧区和颊区,每区均有面针专穴(或单或双),分别反映"五脏、六腑、肢节之部"的病证。这是经络学说"视其外应,以知其内脏"的内容之一。因为头面居于全身的首要地位,"十二经脉,三百六十五络,其血气皆上于面而走空窍",通过经络气血的传输,使面部与全身的脏腑肢节联系为一个整体,故脏腑肢节的病理变化能在面部的一定区域反映出来。近人参考了古代文献,通过临床不断实践,于1960年创用了以面针治疗全身各部病证的方法,实现面部望诊发展到针刺治病。

【操作方法】

1. 探查穴位:用毫针针柄上端,在面部相应区域,用一定指力按压,当患者觉有疼痛或异常感觉时,即是所选穴位;或用经络测定仪,通电130~180μA时,针刺点有刺痛、烧灼感,也是所需选定的治疗穴位。注意面部皮肤要保持干燥。

2. 针刺:用30~32号毫针,在选定穴位上徐徐刺入,得气后留针10~30分钟,每隔5~10分钟捻转1次,也可皮内埋针。

3. 疗程:每天或隔天1次,一般10次为一个疗程。

【穴位】

首面：额正中点。

肺点：即印堂穴，两眉中点。

心点：两眼内角中点。

肝点：心点下鼻骨下缘接鼻软骨处。

脾点：即素髎穴，鼻尖处。

膀胱、子宫点：人中沟中点。

胆点：肝点两侧，内眼角直下。

胃点：脾点两侧，鼻翼的中央。

小肠点：胆、胃点连线中点的外方。

大肠点：迎香穴旁开0.4寸处。

肾点：大肠点外方，外眼角直下，颧骨下缘处。

脐点：肾点下0.3寸。

背点：颊部中央外后方1寸处。

咽喉点：肺点与首面中央。

膺乳点：心点与内眼角中点。

肩点：胆点外方，外眼角直下处。

手点：大肠点与背点中间处。

臂点：肩点外与下关穴直上交叉点。

股里：近地仓穴。

股点：翳风穴前耳垂下0.5寸。

膝点：股点下0.5寸。

膝髌：膝点下0.5寸。

胫点：膝髌下0.5寸。

足点：胫点下0.5寸。

【临床应用】本疗法应用比较广泛，凡体针所能治疗的疾病，面针应用多能取得疗效。常用于胃肠疾患、缺乳及各种痛证，对神经衰弱、高血压、痹证、哮喘等效果更好。还可以用于针刺麻醉。

1. 胃下垂：取脾、胃、肝、胆点。

2. 无乳症：取膺乳点。

3. 各种痛证

头痛：取首面点、肝点、肾点。

咽喉肿痛：取咽喉点。

胁痛：取肝点、胆点。

痛经：取膀胱、子宫点。

胃痛：取胃点。

腹痛：取大肠点、小肠点、脐点。

背痛：取背点、肾点。

肩臂痛：取肩点、臂点。

股内侧痛:取股点、股里。

膝肿痛:取膝点、膝髌点。

足部肿痛:取足点。

4. 面针麻醉

胃全切术:取肺点、心点、胃点、脾点。

胆囊切除术:取肺点、心点、胆点、肝点。

阑尾切除术:取肺点、心点、大肠点、胃点或脐点。

子宫或输卵管手术:取肺点、心点、子宫点或肾点、胃点或脐点。

腹股沟疝修补术:取肺点、心点、小肠点、脐点、股里。

股骨颈三刃钉内固定术:取肺点、心点、股骨点、肾点、胆点。

另外,也可用于胃镜检查。

【注意事项】

1. 针刺前要严格消毒,防止面部感染,如有瘢痕、痤疮应避开。

2. 面部血管丰富,起针时注意按压针孔,防止出血。

3. 其余注意事项参见"体针疗法"。

眼针疗法

眼针疗法是针刺眼球周围、眼眶边缘的穴位,以治疗全身疾病的一种方法。晋代皇甫谧的《针灸甲乙经》就有针刺睛明、攒竹等眼周穴位治疗疾病的记载。

本疗法以经络与眼的联系为理论依据。《灵枢·大惑论》说"五脏六腑之精气,皆上注于目面为精",《灵枢·邪气脏腑病形》亦云"十二经脉,三百六十五络,其血气皆上于面而走空窍,其精阳气上走于目而为睛",《素问·五脏生成篇》说"诸脉皆属于目"。后汉华佗运用《黄帝内经》经络学说,根据眼球上血管形态与颜色的变化来查知病情,提出了"看眼察病法"。王肯堂的《证治准绳》卷七转引华佗云:"目形类,凡瞳神居中向前,如日月之丽东南而晚西北也,内有入络六,谓心、肺、脾、肝、肾、命门各主其一;中络八,谓胆、胃、大小肠、三焦(上焦、中焦、下焦)、膀胱各主其一;外有旁支细络,莫知其数,皆悬贯于脑,下连脏腑,通畅气血,往来以滋于目。故凡是病发则有形色丝络显见,而可验内之何脏腑受病也。"华佗是用八卦作为代名词,把眼球分成八个经区,以左眼为例,患者仰卧,头向北方,把眼分为八个相等区,从西北起顺时针方向为乾、坎、艮、震、巽、离、坤、兑。右眼则将左眼翻转,八卦的顺序为逆时针方向。由经区血管变化即可测知何经病变,传至何经。

眼针疗法作为一种微针疗法,由近代针灸医家彭静山教授以经络、五轮八廓、八卦学说等理论为依据结合自身经历而创。

【眼球经区划分方法】两眼向前平视,经瞳孔中心做一水平线并延伸过内眦,再经瞳孔中心做该水平线之垂直线,并延伸过上、下眦。于是将眼区分成4个象限,再将每1个象限划分成2个相等区(即4个象限,共分8个相等区),此8个相等区就是8个经区。

左眼属阳,阳生于阴,8个区排列顺序是顺时针的。右眼属阴,阴生于阳,8个区排列顺序是逆时针的,但各经区所代表的脏腑,左右皆同。

经穴分布区域与脏腑:1区,肺和大肠;2区,肾和膀胱;3区,上焦;4区,肝和胆;5区,中焦;6区,心和小肠;7区,脾和胃;8区,下焦。

每区占的范围,以钟表作比喻,用时针表示位置区域,例如左眼1区由10时30分至12时;右眼逆行,右1区为7时30分至6时,余类推。8个区计13穴。根据"看眼察病"和经络分布的8个经区,穴位在眼眶外1周,距离眼球1横指以外,上眶在眉毛下际,下眶离眼眶边缘0.2寸许叫"眼周眶区穴"。

【观眼识病法】主要观察目睛血络的形状与颜色的变化,作为诊断疾病的依据。如血络根部粗大为顽固性疾病;血络曲张或怒张示病情较重;血络延伸,甚至涉及黑睛或其他区,说明病证多有传变,或有合病、并病发生;血络交叉、分叉多为郁证的传变;血络隆起,多见六腑病证;血络模糊或片状,多见肝胆病证;血络垂露多属血瘀,见于胃区,说明有虫积;血络色鲜红属实证新病;暗无色示病久;紫红是热盛;紫黑当新病转热;深绛为重症;红黄相间示轻症;淡红色主虚证或寒证;淡黄说明病情好转。

【取穴原则】

1. 循经取穴:看眼眶各经区,取与症状相符合的有血管形态、色泽变化的部位。

2. 看眼取穴:不论何病,只取眼球区血管变化最明显的经区。

3. 三焦取穴:又称病位取穴。如头部、上肢部、胸腔部及心肺呼吸系统疾病取上焦穴;上腹部、胸背部及肝胃消化系统疾病取中焦穴;腰骶部、小腹部、下肢部及肾、膀胱泌尿生殖系统疾病取下焦穴。

【找穴方法】

1. 用点眼棒或三棱针柄找穴:在"眼周眶区穴"的范围内均匀用力轻轻按压,出现酸、麻、胀、重、发热、发凉、微痛或舒服等感觉均为穴位的反应。此时可以稍加压,使皮肤出现一个小坑,作为针刺点的标志,也有的人并无任何感觉,按压后则在皮肤上出现小坑处针刺之。

2. 用经络测定仪找穴:以探索棒按压时,仪表上指针读数最高时即是。

3. 按选好经区针刺:以瞳孔为中心找准经区界线,在经区界限沿皮直刺或横刺。

【眼针的刺法】

1. 点刺法:在选好的穴位上,一手按住眼睑,患者自然闭眼,在穴区轻轻点刺5~7次,以不出血为度。

2. 眶内刺法:在眶内紧靠眼眶眼区中心刺入,眶内针刺是无痛的,但要手法熟练,刺入准确。眶内都用直刺,针尖向眼眶方向刺入,进针0.5寸。手法不熟时,切勿轻易尝试。

3. 沿皮横刺法:应用在眶外,在选好的经区,找准经区界限,向应刺的方向沿皮刺入,可刺入真皮达到皮下组织中,不可再深。眶外穴距眼眶边缘2mm。每区两穴,不可超越界限。

4. 双刺法:不论直刺、横刺,刺入一针之后可在针旁用同一方向再刺入一针,能够加强疗效。

5. 表里配合刺法:也叫内外配合刺法,即在选好的眼穴上,眶内、眶外各刺一针,效果更好。

6. 压穴法:在选好的区穴,用手指压迫,患者感到酸麻为度。有的医师用火柴棒、点眼棒、三棱针柄代用针刺,而效果相同。针刺的效果是有时间性的,患者如患疼痛症,在医院针刺已止痛,夜间在家又发生疼痛,怎么办?有些患者提出这个问题,可嘱其于疼痛发作时,手压医师针过的地方,效果亦佳。儿童、畏针的患者、路远不能常来的患者都可以使用压穴法。

7. 眼区埋针法:对疗效不巩固的患者,在眼区穴埋王不留行、皮内针均可。

8. 电针法:不得气的,经用眼针后 5 分钟还不生效的患者,可在针柄上通电流以加强刺激,方法和一般电针一样。

9. 缪刺法:一侧有病,针患侧无效时,可在对侧眼区同名穴针刺之。

10. 配合其他疗法:眼针可以单独使用,也可以配合其他疗法使用。如体针、头针、梅花针、耳针、皮内针、按摩、气功、药物、水疗、蜡疗及各种体疗。

【操作方法】嘱患者自然闭眼,先以左手拇、示指压住眼球,并绷紧皮肤,右手持 32 号 0.5 寸不锈钢针,轻轻沿皮下刺入,多取平刺和斜刺,也可直刺。但不可超越所刺的经区,也不需用手法,如针后没有"得气",可将针稍稍提出,重新调整方向刺入。如需补泻时,按照眼针经穴分布,顺行进针为补,逆行进针为泻。

【临床应用】本疗法可用于治疗一般常见病、多发病,尤其对中风、眩晕、头痛、腰腿痛等疾病疗效更为显著。

1. 中风:取上焦区、下焦区(眼诊时往往在双上、下焦区见到血管粗而色赤的明显变化)。

2. 眩晕:取上焦区、肝区。

3. 胸痹:取上焦区、心区。

4. 头痛:取上焦区。

5. 胃脘痛:取中焦区、胃区、脾区。

6. 漏肩风:取上焦区。

7. 腰腿痛:取中焦区、下焦区、肾区。

8. 遗精:取下焦区、肾区、心区。

9. 胁痛:取肝区、胆区。

10. 痛经:取下焦区、肝区。

11. 遗尿:取下焦区、心区、肾区。

12. 目赤痛:取肝区。

13. 近视:取肝区、内睛明。

14. 眼睑下垂:取脾区、上焦区。

15. 针眼:取脾区。

16. 鼻炎:取上焦区、肺区。

17. 音哑:取肺区、上焦区。

18. 喉痛:取肺区、上焦区。

19. 舌痛:取心区。

20. 牙痛:取上焦区、患侧翳风(龋齿不效)。

21. 耳聋、耳鸣:取肝区、上焦区。

22. 三叉神经痛:取上焦区。第一支痛配瞳子髎,第二支痛配四白,第三支痛配颊车。

23. 面肌痉挛:取上焦区、脾区。

24. 面瘫:取上焦区。

25. 项强:取上焦区、膀胱区。

26. 老年慢性气管炎:取肺区、咳喘穴(大椎两旁 5 分,向大椎斜刺 5 分深,不留针)。

27. 胆囊炎:取胆区。

28. 胆道蛔虫:取肝区、胆区。

29. 胰腺炎：取中焦区、脾区。

30. 呕吐：取中焦区、胃区。

31. 拒食症：取胃区配四缝。

32. 便溏：取大肠区。

33. 痢疾：取下焦区、大肠区。

34. 便秘：取大肠区、左腹结皮内针。

35. 膝关节痛：取下焦区、膝眼。

36. 下肢痿软：取下焦区、肾区。

37. 足跟痛：取下焦区、胆区。

38. 神经衰弱：取上焦区、肾区、心区。

39. 月经不调：取下焦区、肝区、肾区。

40. 阳痿：取下焦区、大赫。

【注意事项】

1. 注意针刺的方向、深浅与手法，以保护眼球不被刺伤。

2. 眼针范围较小，针刺穴位时不可超越所刺的经区。

3. 针刺时一般不用手法。

眼针疗法是一种由"观眼识病"发展而来的新颖独特的针灸治疗方法。眼针作为一种微针疗法，自创立以来至今，临床疗效令人满意。它操作简捷、安全有效、易于接受，不仅可以医治局部病证，更能从整体调节脏腑功能，标本兼顾，疗效显著。随着眼针在临床应用中的不断发展，其治疗病证的范围也在逐渐扩大。纵观眼针近20年的临床研究，不论内科、外科、妇科等，均有眼针治疗的相关报道，且疗效良好。尤其眼针治疗脑血管病，眼针治疗疼痛疾患，眼针治疗腹泻型肠易激综合征等疗效突出，已归为眼针的优势病种。但眼针穴位都在眼球周围，施针时一定要认真仔细，注意保护眼球，切不可掉以轻心。

鼻针疗法

鼻针疗法是刺激鼻部范围内的特定穴位，借助脏腑、经络的联系以治疗多种病证的一种针刺方法。

鼻居面部正中，古人称之为"明堂"。《灵枢·杂病》云"哕，以草刺鼻嚏，嚏而已"，《针灸大成》载有鼻准穴治鼻上生酒渣风，迎香穴治鼻息肉等。鼻针疗法主要以中医学对鼻部"色诊"的理论为基础，通过鼻部皮肤色泽变化来诊治疾病为依据发展而来的。《灵枢·五色》说"五色独决于明堂乎？……明堂者鼻也"，《灵枢·五阅五使》说"五色之见于明堂，以观五脏之气"，即通过观察鼻部色泽变化可以测知病生于何脏何腑。《素问·五脏别论篇》言"五气入鼻，藏于心肺"，金代《疮疡全书》说"鼻居面中，为一身之血运"，又说"鼻孔为肺之窍，其上气通于脑，下行于肺"，提出鼻对全身气血及心肺功能活动有重要作用。鼻是经络、气血密布之处，通过经络与脏腑各部联系起来。元代《东垣十书》中说："以窍言之，肺也；以用言之，心也。"《灵枢·邪气脏腑病形》说："十二经脉，三百六十五络，其血气皆上于面而走空窍……其宗气上出于鼻而为嗅。"鼻是手、足阳明经与督脉交会之处，此外，手少阳小肠经、足太阳膀胱经、任脉也循行于鼻部，故鼻为阴阳会合、诸经聚集之处，气血运行尤为旺盛，脏腑、气血的变化都可反映于鼻。针刺鼻部的特定穴位可达疏通经络、调畅气血以治疗疾病的目的。

从这些记载可以理解,鼻部对全身气血和心肺功能活动有着密切联系,而"心、神"又关系到脑。近人参考了古代文献,通过临床实践,创用了鼻针,以治疗全身疾病。

根据《灵枢·五色》"明堂骨高以起,平以直。五脏次于中央,六腑挟其两侧,首面上于阙庭,王宫在于下极"的论述,将鼻的穴位分为 3 条线 23 个刺激区。

【穴位定位】

1. 第一组(鼻部基础穴位)

(1)第一条线:起于前额正中,止于鼻尖端,即鼻之正中线,共 10 个穴位。除卵巢穴外,皆为单穴。

首面穴:额正中处,眉心至前发际中点连线的中点。

咽喉穴:首面穴与肺穴之间的中点。

肺穴:两眉端连线的中点(即眉心)。

心穴:两目内眦连线的中点。

肝穴:鼻梁最高点之下方,两颧连线与鼻正中线交叉点,心穴与脾穴连线的中点。

脾穴:心穴与前阴、生殖器穴连线的中点。

肾穴:脾穴与前阴、生殖器穴连线的中点。

前阴、生殖器穴:鼻尖端。

卵巢穴(女为卵巢,男为睾丸):鼻尖两侧,左右各一穴。

(2)第二条线:起于肝穴相平处,紧靠鼻梁骨两侧,止于鼻翼下端尽处,左右各 1 条,每条 5 个穴位。

胆穴:目内眦下方,肝穴的外侧。

胃穴:胆穴的下方,脾穴的外侧。

小肠穴:胃穴的下方,鼻翼上 1/3。

大肠穴:小肠穴的下方,鼻翼的正中。

膀胱穴:大肠穴的下方,鼻翼壁尽处。

(3)第三条线:起于眉内侧端,下行于第二条穴线外方 0.1~0.2 寸处,至鼻尽处为止。在鼻沟处呈对称性,左右各 1 条,每条线 9 个穴位。

耳穴:眉之内侧端处。针时,向心穴方向刺。

胸穴:眉棱角的下方,目窝内上。针向乳穴方向刺。

乳穴:睛明穴的上方。

项背穴:睛明穴的下方。

腰脊穴:两颧骨的内侧,与肝穴相平。

肩臂肘穴:腰脊穴的下方,与鼻翼上部相平。

胯股穴:鼻上缘、肩臂肘穴的下方。

膝胫穴:鼻翼正中外侧,胯股穴下方。

足趾穴:胫骨的下方,与膀胱穴相平。

2. 第二组(鼻部新穴)

(1)高血压上点穴:两眉正中点,即面针肺点,印堂穴。

(2)腰三角穴:正中点在心穴下方,鼻骨下缘;两侧点在正中点的外下方。

（3）消化三角穴：正中点在腰三角中点的下方；两侧点在其外下方，即鼻尖处的小等腰三角形。

（4）高血压下点穴：鼻尖稍下方。

（5）上肢穴：肩臂肘下穴。

（6）阑尾穴：鼻翼外上部。

（7）下肢穴：即胫穴。

（8）创新穴：两鼻孔上缘连线与鼻正中线交点处。

（9）增一穴：两鼻翼内沿凹陷处。

（10）增二穴：从增一穴起沿鼻翼内纹线延至鼻孔上沿处。

（11）子包穴：鼻中隔稍下，水沟穴上方。

【选穴原则】

1. 根据脏腑器官的病变选用相应的穴位，如胃病取胃点，心脏病取心点。在鼻针麻醉时，则可以根据手术切口的部位和所涉及的脏腑，选取相应穴位，如阑尾手术取大肠点。

2. 根据穴位敏感反应点来选用穴位。探索敏感点的方法一般可用毫针针柄或特制的耳穴探索针，在病变脏器的相应区域附近进行探查，遇有压痛处就是敏感反应点。

3. 根据脏象学说，选用病变脏器有生理、病理关系的穴位，往往可以提高疗效。这种选穴方法在麻醉中更为重要。例如，根据"肺主毛"的认识，在切皮止痛时可配用肺点；根据"肾主骨"的原理，在骨科手术中加肾点。

【操作方法】

1. 针刺前常规消毒，用30～32号0.5寸不锈钢毫针，以轻缓手法捻转刺入穴位，先垂直刺入皮下，然后根据穴位所在位置斜刺或透刺。捻转要轻，待患者出现酸、胀感时，可留针10～20分钟，每隔5～10分钟捻转1次。

2. 一般10次为一个疗程，隔天或每天1次，2个疗程之间休息7天左右。

3. "鼻部三针"刺法：近来徐俊武在原有鼻针穴位的基础上，按三焦理论，将鼻针疗法的穴位、操作总结归纳为上焦针、中焦针、下焦针，统称为鼻部三针。

上焦针：取头面穴针刺，得气后，将针尖偏向一侧的耳穴方向刺，得气后回针到头面穴皮下，再向另侧耳穴刺，复回针到原点皮下，然后沿正中线向下透刺心穴，得气后留针。急性病留针30分钟～5小时，慢性病可留针24小时，针柄以胶布固定。此刺法适用于上焦病证。

中焦针：取肝点进针，得气后针尖偏向一侧眶下缘刺到胆点，得气后，复回针到肝点皮下，再向另一侧胃点刺去，留针。若为左侧病重，针以向左侧刺为主，并留针于左侧，反之亦然，也可逐日交替。当针刺入3～5分钟后，多数患者可有腹内微热感，或饥饿感，或肠鸣蠕动等感觉，或腹部胀痛、恶心等症状缓解。此刺法适用于中焦病证及四肢病证。

下焦针：从肾点进针，先沿中线，与鼻小柱下缘成60°角刺达骨面，然后回针到肾点皮下，再向一侧鼻翼中部下缘刺去；又回针至肾点皮下，再向鼻小柱下缘平行刺达骨面，留针同前。刺后3～5分钟，多数患者小腹、腰部及四肢关节处可有微热感或轻松感。此刺法适用于下焦病证及四肢病证。

【临床应用】本疗法应用范围比较广泛，对于内、外、妇、儿多种病证均有较好疗效。因为鼻针穴位。般都是按人身器官名称命名，因此穴位名称即主治相应器官疾患。

1. 支气管炎：取肺穴、咽喉穴、胸穴。刺胸穴时，持32号1寸毫针，由眉棱骨下方向乳穴方向刺。

2. 急、慢性胃炎:取胃穴、肝穴、消化三角穴、脾穴。刺胃穴待得气后可向脾穴透刺;肝穴向胆穴透针。

3. 头痛:取心穴、首面穴,刺首面穴,可持30号2寸毫针,由额正中处向眉心透针。

4. 神经衰弱:取心穴、肾穴、首面穴。刺首面穴方法同上。

5. 高血压:取高血压上点穴、高血压下点穴、心穴、肝穴。刺高血压上点穴时,以左手拇指、示指夹持穴位,右手持针,从上向下沿皮横刺0.5~1寸,忌向下外方向刺,免损伤眼球。得气时有胀感,或放散至鼻部。

6. 眩晕:取肝穴、胆穴、高血压下点穴、心穴。刺肝穴时可向胆穴透针,以不刺透软骨为好。

7. 阑尾炎:取阑尾穴、小肠穴、大肠穴。刺小肠穴,待得气后针尖向大肠穴透刺。

8. 腰痛:取腰脊穴、肾穴、膀胱穴。刺腰脊穴,待得气后针尖可向肝穴透刺。

9. 痛经:取卵巢穴、前阴、生殖器穴、肝穴、肾穴。刺前阴、生殖器穴。待得气后,针尖可向鼻尖两侧的卵巢穴透刺。

10. 产后缺乳:取乳穴、肝穴、卵巢穴、胃穴。刺肝穴,待得气后,针尖可向脾穴、肾穴透刺。

11. 阳痿:取前阴、生殖器穴、睾丸穴、心穴、肾穴。刺心穴,待得气后,针尖可向下沿肝穴、脾穴、肾穴透刺。

12. 遗尿:取心穴、肾穴、前阴、生殖器穴。方法同上。

【注意事项】

1. 鼻针刺激强,应使患者预先有思想准备。

2. 一般采用卧位,以防晕针。

3. 施针前需严格消毒,避开瘢痕,以免引起疼痛或出血。

4. 鼻部肌肉较薄,选用针具不宜过长,针刺进皮后,不宜垂直刺入,同时应避免进针过深(一般以不刺及软骨为标准)和使用强刺激手法,以致患者难以忍受。

头针疗法

头针疗法,又称头皮针疗法、颅针疗法,是根据人脑皮质功能定位的理论,在头皮划分出皮质功能相应的刺激区,在有关刺激区进行持续、快速捻针以治疗疾病的一种方法。

本疗法是在传统的针灸医学理论基础上发展起来的。《素问·脉要精微论篇》指出"头为精明之府"。明代张介宾谓:"五脏六腑之精气,皆上升于头。"头为诸阳之会,手、足六阳经皆上循于头面。手、足阳明经分布于前额及面部,足阳明胃经"起于鼻,交頞中,旁约太阳之脉,下循鼻外……上耳前,过客主人,循发际,至额颅……"手、足少阳经分布于头侧部。手少阳三焦经"……其支者,从耳后入耳中,出走耳前,过客主人前,交颊,至目锐眦"。足少阳胆经"起于目锐眦,上抵头角,下耳后,循颈行手少阳之前……其文者,从耳后入耳中,出走耳前,至目锐眦后……"手、足太阳经分布于头颊、头颈部。足太阳膀胱经"起于目内眦,上额、交巅;其支者,从巅至耳上角;其直者,从巅入络脑,还出别下项……"督脉"上至风府,入于脑,上巅,循额,至鼻柱"。六阴经中则有手少阴经与足厥阴经直接循行于头面部,尤其是足厥阴肝经在"循喉咙之后,上入颃颡,连目系,上出额,与督脉会于巅;其支者,从目系下颊里,环唇内……"除手少阴经与足厥阴经脉直接上行头面之外,所有阴经的经别合入相表里的阳经之后均到达头面部。因此,人体的经气通过经脉、经别等联系集中于头面部。在气街学说中"头之气街"列为首位,其原因也在于此,并因此而有"气出于脑"的阐述。说明头部与人体内的各脏腑器官的功能有密切的关系,头面部足经气汇集的重要部位。本疗法由山西的焦顺发同志于1971年首先提出,并以大脑皮质功能定位为理论依据,以针刺为手段治疗各种疾病。临床常用于脑源性疾病。经过50年的临床实践,医家对头针刺激区的定位、适应范围和刺激方法等,积累了丰富的经验,充实和发展了传统的针灸方法,并逐渐成为一些国家临床医师常用的治病方法之一。为了适应国际针灸学术交流和发展的需要,中国针灸学会组织专家多次研究讨论,按分区定经,经上选穴,并结合古代透刺穴位方法,制定了《头皮针穴名标准化方案》,并于1984年在日本召开的世界卫生组织西太区会议上正式通过。

【以大脑皮质的功能定位为主】

1. 标准线

(1)前后正中线:从眉心至枕外隆凸下缘的头部正中连线。

(2)眉枕线:从眉毛上缘中点至枕外隆凸尖端的头部侧面水平连线。

2. 选穴原则

(1)单侧肢体病,一般选用病肢对侧的刺激区。双侧肢体病,选用双侧刺激区。内脏或全身性疾病,选用双侧刺激区。

(2)一般针对不同疾病在脑部的定位,选用该代表刺激区为主,还可根据兼证选用其他有关刺激区配合治疗。如下肢瘫痪,除选用双下肢运动区外,还可配足运感区;上肢瘫痪又肩关节疼痛时,可针上肢运动区配上肢感觉区等。

3. 操作方法:患者取坐位或卧位,选定刺激区后常规消毒。选用28~30号、长1.5~2寸的毫针,与头皮成30°角,快速将针刺入头皮下,然后缓慢捻转进针,达到一定深度。运针时只捻转不提插,一般以拇指掌侧面和示指桡侧面夹持针柄,以示指掌指关节快速连续屈伸,使针身左右旋转,捻转速度每分钟应在200次左右。进针后持续捻转2~3分钟,留针5~10分钟,反复操作2~3次即可起针。偏瘫患者留针期间应配合肢体功能活动以提高疗效。

进针后也可在主要刺激区用电针仪通电,以代替手法运针,频率为每分钟200~300次,刺激强度以患者能耐受为度。每天或隔天针1次,10次为一个疗程,休息1周,再做第二疗程治疗。

【以头颅解剖部位定位为主】

1. 头皮针标准线的定位与主治

(1)额区

1)额中线:定位在额部正中,前发际上下各0.5寸,即自神庭穴向下针1寸,属督脉,主治癫痫等。

2)额旁1线:定位在额中线外两旁直对目内眦角,发际上下各0.5寸,即自眉冲穴沿经向下针1寸,属足太阳膀胱经,主治冠心病、支气管哮喘等。

3)额旁2线:定位在额旁1线的外侧,直对瞳孔,发际上下各0.5寸,即自头临泣穴向下针1寸,属足少阳胆经,主治急、慢性胃炎及肝胆疾病等。

4)额旁3线:定位在额旁2线的外侧,直对目外眦角,发际上下各0.5寸,即自头维穴向下针1寸,属足阳明胃经,主治功能性子宫出血、阳痿、子宫脱垂、尿频尿急等。

（2）顶区

1）顶中线:定位头顶正中线上,自百会穴向前1.5寸,属督脉。主治腰腿足病证及皮质性多尿、脱肛、高血压等。

2）顶颞前斜线:定位在头顶部侧面,从前顶止于悬厘穴,全线分5等分。上1/5治下肢瘫痪;中2/5治上肢瘫痪;下2/5治中枢性面瘫、运动性失语、流涎、脑动脉硬化等。

3）顶颞后斜线:定位自督脉和百会穴到胆经的曲鬓穴,全线分5等分,上1/5治下肢感觉异常;中2/5治上肢感觉异常;下2/5治头面部感觉异常。

4）顶旁1线:定位顶中线外侧,两线相距1寸,自通天穴起往后刺2寸,属足太阳膀胱经,主治腰腿病证。

5）顶旁2线:定位顶旁1线的外侧,两线相距1寸,自正营穴起往后针2寸,属足少阳胆经,主治肩、臂、手病证。

（3）颞区

1）颞前线:定位自颔厌穴到悬厘穴,属足少阳胆经,主治偏头痛、运动性失语等。

2）颞后线:定位在耳尖直上自率谷穴到曲鬓穴,属足少阳胆经,主治偏头痛、眩晕、耳聋、耳鸣等。

（4）枕区

1）枕上正中线:定位自强间穴到脑户穴,属督脉,主治眼病。

2）枕上旁线:定位于枕上正中线平行往外0.5寸,属足太阳膀胱经,主治皮质性视力障碍、白内障等。

3）枕下旁线:定位自玉枕穴到天柱穴,主治平衡障碍、后头痛等。

2. 操作方法

（1）体位:患者取坐位或卧位,根据辨证选定标准线,局部常规消毒。

（2）进针:一般选用28~30号,长1.5~2.5寸的毫针,针与头皮成30°左右夹角快速将针刺入头皮下,当针达到帽状腱膜下层时,指下感到阻力减小,然后将针与头皮平行继续捻转进针,根据不同标准线,可刺入0.5~2寸,然后运针。

（3）运针:术者肩、肘、腕关节及拇指固定,示指半屈曲状,用拇指第1节的掌侧面与示指桡侧面夹持针柄,以示指的掌指关节快速连续屈伸,使针体左右旋转,旋转速度每分钟应在200次左右,捻转持续2~3分钟,然后留针5~10分钟,再重复捻转。用同样的方法再捻转2次,即可起针。偏瘫患者留针或捻转时嘱其活动肢体(重症患者可做被动活动),加强患肢功能锻炼,有助于提高疗效。一般经3~5分钟刺激后,部分患者在病变部位会出现热、麻、胀、凉、抽动等感应,这种患者的疗效通常较好。也可用电针代替手捻进行治疗。

（4）出针:刺手夹持针柄轻转松动针身,如针下无紧涩感,即可快速抽拔出针,也可缓缓出针。出针后必须用消毒干棉球按压针孔片刻,以防出血。

【临床应用】

1. 以大脑皮质的功能定位为主的头针:主要用于治疗脑源性疾病,如中风、偏瘫、瘫痪、失语、癫痫、眩晕、耳鸣、皮质性视力障碍、皮质性水肿、舞蹈病、帕金森综合征等各种神经系统疾病。还可治疗夜尿、腰腿痛、肩周炎、三叉神经痛等疾病,尤其对中风、偏瘫、失语、夜尿、癫痫等有特殊疗效。

（1）中风、偏瘫、失语：取运动区、感觉区、足运感区、血管舒缩区、言语二区、言语三区等穴区。

（2）帕金森病、舞蹈病：取舞蹈震颤控制区。

（3）小儿遗尿：取双足运感区。

（4）子宫脱垂：取双足运感区、生殖区。

（5）眩晕、耳鸣：取双侧晕听区、平衡区。

（6）皮质性视力障碍：取双视区。

（7）皮质性水肿：取双血管舒缩区。

（8）腰腿痛：取对侧运动区上 1/5、对侧感觉区上 1/5。

（9）肩周炎：取对侧运动区中 2/5、对侧感觉区中 2/5。

（10）三叉神经痛：取对侧感觉区下 2/5。

2. 以头颅解剖部位定位为主的头针

（1）中风（中经络）：取顶颞前斜线、顶颞后斜线、顶中线、顶旁 1 线等穴区。沿皮下刺入 0.5~2 寸,频频捻针,同时鼓励患者做患肢运动。

（2）面瘫：取穴顶中线、顶颞前斜线下 2/5,顶颞后斜线下 2/5、颞前线。方法：先沿百会穴向前刺入 1.5 寸,然后取顶颞前后斜线的下 2/5 刺入 1.5 寸。

（3）眩晕：取穴颞后线。在颞部耳上方,自率谷穴向曲鬓穴透刺。

（4）偏头痛：取颞前线、颞后线。颞前线自颔厌穴到悬厘穴透刺,颞后线自率谷穴向曲鬓穴透刺。

（5）舞蹈病：取枕下旁线。在枕部,自玉枕穴向天柱穴透刺。

（6）咳喘：取额旁 1 线。直对目内眦,自眉冲穴沿足太阳膀胱经向下针 1 寸。

（7）冠心病：取额旁 1 线。针刺方法同上。

（8）胃脘痛：取额旁 2 线。直对瞳孔,自头临泣穴沿足少阳胆经向下针 1 寸。

（9）阳痿：取额旁 3 线,直对目外眦,自头维穴处向下针 1 寸。

（10）子宫脱垂：取额旁 3 线、顶中线。间歇捻针,留针 15~20 分钟。

（11）腰腿痛：取顶旁 1 线、顶中线。顶中线自百会穴向前刺 1.5 寸;顶旁 1 线自通天穴沿足太阳膀胱经往后针 2 寸。间歇捻针,留针 15 分钟。

【注意事项】

1. 治疗时需掌握适当的刺激量,注意防止晕针。

2. 中风患者急性期,如因脑出血引起有昏迷、发热、血压过高时,暂不宜用头针治疗。如系脑血栓形成引起偏瘫,宜及早采用头针及体针治疗。有高热、急性炎症及心力衰竭等症时,一般慎用头针治疗。

3. 头皮血管丰富,容易出血,起针时要认真检查每一针孔,有无出血和血肿。如有出血,则应用消毒干棉球压迫针孔片刻,直到血止。

耳针疗法

耳针疗法是指使用一定方法刺激耳穴以防治疾病的一类疗法。古代称耳针为"小针""微针"或"耳底神针"等。中医学认为耳与经络和五脏六腑有密切的联系。藏象学说对耳针临床实践具有一定的指导意义。耳针疗法因其操作简便,可持续起效,无不良反应、易被患者接受,故在临床医疗实践中普遍应用。

耳位居头面,多条经脉皆汇聚于耳,《灵枢·口问》记载:"耳者,宗脉之所聚也。"在经络的联系下,耳与全身脏腑有着密切的关系。脏腑的经气、阴液循经温煦滋养耳窍,耳窍得养而聪敏。反之,脏腑失调,气血失和,经络欠通,则耳窍失养而致耳鸣、耳聋、头晕、目眩等。因此,经络的通畅与否,在耳窍的生理、病理上起着重要的作用。

【耳与经络的关系】耳为宗脉之所聚。《灵枢·邪气脏腑病形》中记载:"十二经脉,三百六十五络,其血气皆上于面而走空窍……其别气走于耳而为听。"多条经脉循行汇聚于耳,其中与耳窍关系较为密切的经脉有如下几条。

1. 足少阳胆经:其经脉起于目锐眦,上抵头角,下耳后,其支脉从耳后入耳中,出走耳前。其经气上达于耳,对耳窍的生理、病理变化影响较大。耳部实证、热证的病理变化,多与胆经失调有关。《医学心悟》卷二记载:"足少阳胆经,上络于耳,邪在少阳,则耳聋也。"本经在耳部的病症有耳道肿胀、疼痛,耳内轰鸣、听力减退,头晕目眩,耳内流脓且色黄质稠,鼓膜穿孔、充血等。

2. 手少阳三焦经:其经脉起于环指之端,向上循行,其中有一支脉从膻中上出缺盆,上项,至耳后。另一支脉从耳后入耳中,出走耳前,过客主人前,交颊,至目锐眦。本经在耳部的病症有耳胀耳鸣、听力障碍或耳道流脓等。

3. 足阳明胃经:其脉起于鼻之交频中,下循鼻外入上齿中,并从颊车上耳前,过客主人。本经在耳部的病症有耳痛、耳部肿胀、耳道湿疹、耳内轰鸣、耳聋等。

4. 足太阳膀胱经:其脉起目内眦,上额交巅,其支脉从巅至耳上角。本经在耳部的病症有耳胀、耳鸣、耳聋、头晕等。

5. 手太阳小肠经:其脉起于小指之端,其中一支脉从缺盆循颈上颊,至目锐眦,却入耳中。本经在耳部的病症有耳鸣、耳聋等。

除了以上五条经脉直接或分支循行于耳外,还有"手阳明之别,名曰偏历……其别者,入耳合于宗脉,实则龋聋"(《灵枢·经脉》);"手心主之正,别下渊腋三寸……出耳后,合少阳完骨之下"(《灵枢·经别》);"足少阳之筋,起于小指次指……出太阳之前,循耳后"(《灵枢·经筋》);"足阳明之筋,起于中三指……其毒者,从颊结于耳前"(《灵枢·经筋》)。这些经脉、脉络相互交汇循行。将耳窍与全身脏腑连成一个有机整体。

【耳与脏腑的关系】

1. 耳与肾的关系:肾开窍于耳,"肾气通于耳,肾和则能闻五音矣"(《灵枢·五阅五使》)。肾藏精,精生髓,髓聚于脑,精髓充盛,髓海得养,听觉才会灵敏。故临床上常常把耳的听觉变化,作为推断肾气盛衰的一个标志。

2. 耳与心的关系:"肾为耳窍之主,心为耳窍之客"(《证治准绳·杂病》),故有"心开窍于耳"之说。耳属心肾二脏之窍,但以肾为主,以心为客。"盖心窍本在舌,以舌无孔窍,因寄于耳,此肾为耳窍之主,心为耳窍之客"(《医贯·卷五》)。说明心与耳的生理有关。

3. 耳与肝胆的关系:肝气通于耳,肝气调达,则听力聪敏。若肝脏功能失调,"虚则目疏疏无所见,耳无所闻"(《素问·脏气法时论》),"足少阳胆经,上络于耳,邪在少阳,则耳聋也"(《医学心悟·伤寒六经见证法》)。

4. 耳与脾的关系:脾主运化而升清,脾气健旺,气血充沛,清阳之气上奉于耳,则耳的功能正常。若脾失健运,气血不足,耳失所养而失聪。

5.耳与肺的关系:耳与肺也有一定关系,"温邪上受,首先犯肺"(《温热经纬·外感温热篇》),"肺金受邪……嗌燥耳聋"(《素问·气交变大论》)。

总之,耳与五脏六腑均有联系。其中,与肾、心、肝、胆、脾等脏腑关系较为密切。

【耳郭表面解剖】

为了便于叙述和掌握耳针穴位的部位,必须熟悉耳郭解剖名称。

1.耳郭正面:耳郭正面解剖见图1。

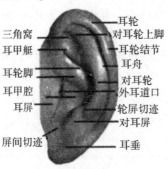

图1 耳郭正面解剖

(1)耳轮:耳郭最外缘的卷曲部分。其深入至耳腔内的横行突起部分叫"耳轮脚";耳轮后上方稍突起处叫"耳轮结节";耳轮与耳垂的交界处叫"耳轮尾"。

(2)对耳轮:在耳轮的内侧,与耳轮相对的隆起部,又叫对耳轮体,其上方有两个分叉,向上分出的一支叫"对耳轮上脚",向下分出的一支叫"对耳轮下脚"。

(3)三角窝:对耳轮上脚和对耳轮下脚之间的三角形凹窝。

(4)耳舟:耳轮与对耳轮之间的凹沟,又称舟状窝。

(5)耳屏:耳郭前面瓣状突起部,又称耳珠。

(6)屏上切迹:耳屏上缘与耳轮脚之间的凹陷。

(7)对耳屏:对耳轮下方与耳屏相对的隆起部。

(8)屏间切迹:耳屏与对耳屏之间的凹陷。

(9)轮屏切迹:对耳屏与对耳轮之间的稍凹陷处。

(10)耳垂:耳郭最下部,无软骨的皮垂。

(11)耳甲艇:耳轮脚以上的耳甲部分。

(12)耳甲腔:耳轮脚以下的耳甲部分。

(13)外耳道口:在耳甲腔内的孔窍。

2.耳郭背面

(1)耳轮背面:耳轮背部的平坦部分。

(2)耳轮尾背面:耳轮尾背部的平坦部分。

(3)耳垂背面:耳垂背部的平坦部分。

(4)耳舟隆起:耳舟在耳背呈现的隆起。

(5)三角窝隆起:三角窝在耳背呈现的隆起。

(6)耳甲艇隆起:耳甲艇在耳背呈现的隆起。

（7）耳甲腔隆起：耳甲腔在耳背呈现的隆起。

（8）对耳轮上脚沟：对耳轮上脚在耳背呈现的凹沟。

（9）对耳轮下脚沟：对耳轮下脚在耳背呈现的凹沟。

（10）对耳轮沟：对耳轮体在耳背呈现的凹沟。

（11）耳轮脚沟：耳轮脚在耳背呈现的凹沟。

（12）对耳屏沟：对耳屏在耳背呈现的凹沟。

（13）上耳根耳郭：与头部相连的最上部。

（14）下耳根耳郭：与头部相连的最下部。

【耳穴定位与主治】耳穴是耳郭表面与人体脏腑经络、组织器官、四肢百骸相互沟通的部位，既是疾病反应点，又是疾病治疗点。

耳穴在耳郭的分布有一定规律，一般来说耳郭穴位分布如同一个倒置的胎儿，头部朝下，臀部朝上。其分布规律是：与头面部相应的穴位在耳垂或耳垂邻近；与上肢相应的穴位在耳舟；与躯干或下肢相应的穴位在对耳轮、对耳轮上脚和对耳轮下脚；与内脏相应的穴位多集中在耳甲艇与耳甲腔；消化道穴位在耳轮脚周围环形排列。

耳穴是在医疗实践中逐渐发展起来的，目前耳穴总数已达 200 多个，下面主要介绍一些常用穴的定位、主治及功能。

1. 耳舟部穴位

（1）指：在耳轮结节上方，耳舟的顶部。主治：指关节疾患，如指关节扭伤、雷诺病等。

（2）腕：在平耳轮结节突起处的耳舟部。主治：腕部扭伤、过敏性皮炎等。

（3）肘：在腕与肩穴之间。主治：肘关节扭伤、网球肘及风湿性肘关节炎等。

（4）肩：与屏上切迹同水平的耳舟部。主治：肩周炎、肩部疼痛、上肢瘫痪、功能障碍等。

（5）锁骨：与轮屏切迹同水平的耳舟部。主治：相应部位疼痛、肩周炎、肩背颈部疼痛、无脉症。

（6）风溪：指、腕两穴内缘中点。主治：过敏性疾患。

2. 对耳轮上脚部穴位

（1）跟：在对耳轮上脚的内上角。主治跟部疾患，如骨刺引起的疼痛。

（2）趾：在对耳轮上脚部的外上角。主治：足趾麻木、疼痛。

（3）膝：在对耳轮上脚部的中点。主治：膝关节炎、膝关节扭挫伤、膝关节疼痛。

（4）踝：在跟与膝关节连线中点。主治：踝关节扭伤、踝关节炎。

（5）髋：在对耳轮上脚起始部中点。主治：髋关节疾患。

（6）腘窝：在髋关节、神门两穴连线中点。主治：腘窝肿痛。

（7）腓肠肌点：在跟、腘窝两穴连线中点。主治：腓肠肌痉挛。

3. 对耳轮下脚都穴位

（1）坐骨：在对耳轮下脚内 1/2 处。主治：坐骨神经痛。

（2）交感：在对耳轮下脚端与耳轮内侧交界处。主治：循环、消化系统功能失调、急惊风、哮喘、痛经。

（3）臀：在对耳轮下脚外 1/3 处。主治：坐骨神经痛。

4. 对耳轮部穴位

（1）腹：在对耳轮体前部上 2/5 处。主治：腹腔疾患，消化系统、妇科疾病，如肠炎、便秘、痛经、产后宫缩痛。

(2)腰骶:在腹区后方,轮屏切迹至对耳轮上脚、对耳轮下脚分叉处,其5等分。自上而下,上1/5为骶椎,上2/5为腰椎,中3/5及下2/5处为胸椎。下1/6处为颈椎。主治:相应部位疾病。

(3)胸:在胸椎穴内侧缘近耳甲缘。主治:胸部疾患,如胸闷、胸痛、胸膜炎、肋软骨炎、肋间神经痛、带状疱疹等。

(4)尾椎:在对耳轮上脚、对耳轮下脚分叉处外缘。主治:相应部位疾患。

(5)颈:在颈椎穴内侧缘近耳甲缘。主治:落枕、颈部扭伤、单纯性甲状腺肿。

5. 三角窝部穴位

(1)角窝:中在三角窝底之中部凹陷处。主治:月经不调、白带、痛经、盆腔炎、阳痿、遗精。

(2)降压点:在三角窝内的外上角。主治:高血压。

(3)盆腔:在对耳轮上脚、对耳轮下脚分叉处的内缘。主治:盆腔炎、前列腺炎、下肢部疼痛等症。

(4)神门:在降压点与盆腔穴连线中下1/3交界处。功能:镇静安神、止咳平喘、消炎止痛。主治:神经、心血管、呼吸、消化系统疾患,如失眠多梦、咳喘、眩晕。

(5)肝炎点:在降压点与盆腔穴连线中上1/3交界处。主治:肝胆疾患。

6. 耳屏部穴位

(1)屏尖:在耳屏外侧面上部隆起的尖端。主治:炎症、疼痛性病症。

(2)外鼻:在耳屏外侧面的中部。主治:鼻炎。

(3)下屏尖:在耳屏下部隆起的尖端。功能:安神定志、解表清热、行气活血。主治:低血压、昏厥、无脉症、咳嗽、感冒、中暑、疟疾、乳腺炎。

(4)饥点:在外鼻与下屏尖连线中点。主治:肥胖症、甲状腺功能亢进。

(5)渴点:在外鼻与屏尖连线中点。主治:糖尿病、尿崩症、神经性多饮。

(6)心脏点:在渴点与外耳连线中点。主治:心脏病。

(7)咽喉:在耳屏内侧面上1/2中点。主治:咽喉肿痛、扁桃体炎。

(8)内鼻:在耳屏内侧面下1/2中点。主治:鼻炎、上颌窦炎、感冒。

(9)外耳:在屏上切迹微前凹陷中。主治:眩晕、耳鸣、耳聋。

7. 对耳屏部穴位

(1)腮腺:在对耳屏屏峰尖端。主治:疠腮、皮肤瘙痒症、神经性皮炎。

(2)平喘:在腮腺向下0.2cm处。主治:咳喘、遗尿、急惊风。

(3)颞(太阳):在对耳屏外侧下缘中点。主治:偏头痛、耳聋、耳鸣、近视眼。

(4)额:在对耳屏内下方下缘中点。主治:头昏沉重、记忆力减退、嗜睡、偏头痛。

(5)枕:在对耳屏外侧面的后下方。主治:头晕、头痛、咳喘、眼花、癫痫。

(6)顶:在枕穴直下0.15cm处。主治:头顶痛。

(7)缘中(脑点):在对耳屏尖与轮屏切迹的中点。主治:遗尿、崩漏、月经不调、阳痿、急惊风。

(8)脑:在对耳屏内侧面上1/2处。主治:失眠、多梦、疼痛性病症、眩晕、耳鸣、哮喘。

(9)晕点:在对耳屏外上方,居于缘中、脑干、枕三穴之间。主治:头晕。

(10)神经衰弱区:在颈椎与枕、顶两穴之间。主治:神经衰弱。

(11)睾丸(卵巢):在对耳屏的内侧前下方、腮腺穴向下 0.2cm 处。主治:生殖系统疾病、头痛。

(12)丘脑:在对耳屏内侧面、中线下端。主治:单纯性肥胖症、嗜睡症、水肿、内分泌功能紊乱。

(13)兴奋点:在睾丸与丘脑之间。主治:嗜睡症、夜尿症、肥胖症、阳痿。

(14)皮质下:在对耳屏内侧面下 1/2 处。主治:神经、消化、心血管系统疾病。

8. 屏间切迹部穴位

(1)内分泌:在屏间切迹内耳甲腔底部。主治:生殖泌尿系统、消化系统疾病、甲状腺功能亢进、糖尿病、过敏、风湿病、水肿。

(2)目 1:在屏间切迹前下方。主治:青光眼、近视。

(3)目 2:在屏间切迹后下方。主治:屈光不正、外眼炎症。

(4)升压点:在屏间切迹外下方。主治:低血压。

(5)卵巢:在屏间切迹外与对耳屏内侧缘之间。主治:不孕症。

9. 耳轮脚周围部穴位

(1)口:在外耳道口的上缘和后缘。主治:牙龈病、喉炎、咽炎、口腔溃疡、气管炎、失眠、腰酸之力。

(2)食管:在耳轮脚下方中 1/3。功能:宽胸利膈。主治:恶心、呕吐、吞咽困难、胸闷。

(3)贲门:在耳轮脚下方外 1/3。主治:恶心、呕吐、消化不良、牙痛、前额痛。

(4)胃:在耳轮脚外方。主治:恶心、呕吐、消化不良。

(5)十二指肠:在耳轮脚上方外 1/3 处。主治:十二指肠溃疡、幽门痉挛。

(6)小肠:在耳轮脚上方中 1/3。主治:消化不良、腹胀、腹泻、心悸、少乳、口舌生疮、咽喉肿痛。

(7)大肠:在耳轮脚上方的 1/3。主治:痢疾、腹泻、便秘、咽痛、咳喘。

10. 耳甲艇部穴位

(1)肾:在对耳轮上脚、对耳轮下脚分叉处下方。主治:肾炎、腰膝酸软、神经衰弱、耳鸣、耳聋、眼疾、脱发、水肿。

(2)前列腺:在耳甲艇内上角。主治:前列腺炎、前列腺肥大、尿路感染、性功能障碍。

(3)输尿管:在肾、前列腺连线的中内 1/3 交界处。主治:输尿管结石绞痛。

(4)膀胱:在肾、前列腺连线的中内 1/3 交界处。主治:膀胱炎、尿闭、遗尿、腰腿后侧疼痛。

(5)肝:在耳甲艇的外下方。主治:眩晕、眼疾、胁痛、痛经。

(6)胰胆:在肝、肾两穴之间。在左耳为胰,在右耳为胆。主治:胰腺炎、糖尿病、胆道疾患、偏头痛。

(7)艇中:在耳甲艇中央。主治:脐周疼痛。

(8)胆道:在胆与十二指肠两穴之间。主治:胆结石。

(9)胰腺炎点:在胰与十二指肠两穴之间。主治:胰腺炎。

11. 耳甲腔部穴位

(1)心:在耳甲腔中心凹陷处。主治:心血管系统疾病、中暑、急惊风。

(2)肺:在心区的上下方。主治:呼吸系统疾病、皮肤病、水肿。

(3)气管:在外耳道口与心穴之间。主治:咳喘、急、慢性咽炎。

(4)支气管:在气管与上肺、下肺中点。主治:急、慢性支气管炎、支气管哮喘。

(5)脾:在耳甲腔外上方。主治腹胀、腹泻、胃痛、崩漏、血液病、水肿。

(6)三焦:在外耳道孔后下方与对耳屏内侧下 1/2 连线中点。主治:泌尿、消化系统疾病,如便秘、水肿。

12. 耳轮部穴位

(1)耳尖:在耳轮顶端。主治:发热、高血压、头晕、眼疾。

(2)外生殖器:在与对耳轮下脚上缘相平的耳轮处。主治:阳痿、外生殖器炎症、会阴部皮肤病。

(3)尿道:在与对耳轮下脚下缘同水平的耳轮处。主治:尿频、尿急、遗尿。

(4)直肠下段:在与大肠同水平的耳轮处。主治:便秘、痢疾、脱肛、痔疮。

(5)肝阳:在耳轮结节处。主治:慢性肝炎、高血压。

(6)轮 1~轮 6:自耳轮结节下缘至耳垂正中下缘分成 5 等份,共 6 点,自上而下依次为轮 1~轮 6。主治:发热、扁桃体炎、高血压。

13. 耳轮脚部穴位

(1)耳中(支点):在耳轮脚下缘中点处。功能:解痉止痛。主治:肝、胆、胃、肠疾患。

(2)膈:在外耳道口垂直向上的耳轮脚的中点处。主治:呃逆、黄疸、消化不良、皮肤瘙痒。在耳垂正面,从屏间切迹软骨下缘至耳垂下缘画 3 条等距水平线,再在第二条水平线上引两条垂直等分线,由前向后、由上向下把耳垂分为 9 个区。

14. 耳垂部穴位

(1)升压点:在屏间切迹下方。主治:低血压、虚脱。

(2)牙痛点:在耳垂 1 区的外下角。主治:牙痛。

(3)上颌:在耳垂 3 区上横线中点。主治:上牙痛、上颌关节痛。

(4)舌:在耳垂 2 区中点。主治:舌炎、舌裂、舌部溃疡。

(5)下颌:在耳垂 3 区中点。主治:下牙痛、下颌关节炎。

(6)下腭:在耳垂 2 区上线中内 1/3 交界处。主治:口腔疾患。

(7)上腭:在耳垂 2 区外线下 1/4 与耳垂 2 区外线下 2/4 交界处。主治:口腔疾患。

(8)神经衰弱点:在耳垂 4 区中点。主治:失眠。

(9)眼:在耳垂区中点。主治:急性结膜炎、电光性眼炎、近视等眼病。

(10)内耳:在耳垂 6 区中点。主治:耳聋、耳鸣、中耳炎、失眠、眩晕。

(11)扁桃体:在耳垂 8 区中点。主治:喉炎、扁桃体炎。

(12)面颊:在耳垂 3 区、耳垂 6 区交界线周围。主治:三叉神经痛、口眼㖞斜、痤疮等面部疾患。

(13)冠心沟:自屏间切迹下至扁桃体。主治:冠心病。

(14)耳鸣沟:自屏间切迹外侧(目 2)至内耳。主治:耳鸣、耳聋。

15. 耳郭背面部穴位

(1)上耳根:在耳根最上缘。主治:头痛、腹痛、哮喘。

(2)降压沟:在耳郭背面,由内上方斜向外下方行走的凹沟处。主治:高血压。

(3)上耳背：在耳背上方软骨隆起处。主治：皮肤病、背痛、腹胀、坐骨神经痛。

(4)下耳背：在耳背下方软骨隆起处。主治：皮肤病、背痛、咳喘。

(5)中耳背：在上耳背与下耳背之间最高处。主治：皮肤病、腹胀、腹泻、消化不良。

(6)耳迷根：在耳背与乳突交界处的耳根部。主治：胃痛、腹泻、气喘。

(7)下耳根：耳垂与面颊相交的下缘。主治：头痛、牙痛、咽喉痛、哮喘。

【耳穴诊断方法】

1.耳穴视诊：指根据耳郭上耳穴的变色、变形(隆起、结节、凹陷、肿胀等)、丘疹、脱屑、血管充盈等阳性特征，通过目视进行诊断疾病的一种方法。

(1)视诊方法：视诊时，两眼平视，以拇指和示指牵拉耳郭对准光线，由内向外，由下向上，顺着解剖部位，分别仔细观察。发现可疑阳性反应点时，可用指从耳背顶起，使阳性反应处先绷紧，再慢慢放松，也可反复多次，以鉴别阳性反应物大小、形状、色泽等变化。当一侧耳郭发现有阳性反应点时，必须与对侧耳郭进行对比观察，以鉴别阳性反应的真伪和性质。

(2)阳性反应

颜色：点状、片状的白色或红晕，或暗红色，或暗灰色，常见于消化系统疾病、妇科病；点状片状充血红晕多见于急性炎症。

形态：结节状或条索状突起、凹陷，常见于肝病、结核病、肿瘤、脊柱炎、胆结石、胃下垂、慢性器质性疾病。

丘疹：常见于皮肤病、妇科病、气管炎、胃肠病。

脱屑：常见于皮肤病和内分泌方面的疾病。

血管充盈：常见于风湿病、疼痛、运动障碍、肝炎、心脏病。

(3)注意事项：要注意个体差异及男女老幼的不同。光线要充足，以自然光线为准。视诊前不要擦洗耳郭，以免皮肤充血、变色及出现假阳性反应点。

2.耳穴触诊：这是利用耳穴诊断常用的方法。

(1)划动法：是利用探笔在耳郭各区进行划动以寻找阳性反应的一种方法。

划动法中常见的阳性反应有如下几种。

凹陷：可触及点状、线状、片状等不同形状的凹陷，并注意观察凹陷后色泽的改变和凹陷恢复的时间，以辨虚实。色淡、色红、凹陷恢复时间慢多为虚证，色深红、凹陷恢复时间快多为实证。

水肿：划动时在耳郭相应部位上出现凹陷性水肿、水纹波动感。

隆起：多见点状、片状、条索状、条片状、圆形结节等。

(2)点压法：是用一个直径约1.5mm的金属探棒或非金属探棒均匀按压耳穴，通过寻找压痛点来诊断疾病的一种方法。本法主要适用于急性炎症病变、痛症和鉴别诊断，并为治疗确定刺激部位。也可用耳穴压痛棒或毫针柄、火柴头等，在耳郭相应部位上逐一压迫检查。

(3)痛点与疾病：痛点的形成和消失与疾病的发生、发展和转归有一定的关系。在疾病发生之后，痛点即可形成；当病情发展或加重时，压痛点越加敏感；随着病情的好转，痛点减轻以至消失。慢性病时，耳郭压痛点多不明显。

对压痛程度，常据患者的反应加以判断：皱眉(+)；眨眼(++)；躲闪(+++)；呼痛难忍、拒按压(++++)。

(4)注意事项：检查时，要用力均匀、时间相等，不要用力过重。压痛点不明显时，可嘱患者比较并找出压痛最明显的反应点。

3. 耳穴电测法(听诊法):是根据与疾病相关的耳穴电阻较低($20\sim500k\Omega$),与疾病无关的耳穴电阻较高($500\sim100\,000k\Omega$),这种电阻值的差异,设计耳穴探测仪诊断疾病的方法。

(1)探测仪的使用方法:①将探笔插入耳穴探测器插孔内;②使用者手持探极,患者手持握柄并握紧;③打开电源,调整电位器,一般以上耳根穴为基准,测定基础电阻。

(2)探测方法

全耳探测法:为初诊时常用的方法,其顺序为:三角窝→耳甲艇→耳轮→耳轮脚周围→耳甲腔→对耳屏→屏间切迹→耳屏→耳垂→对耳轮→对耳轮上脚、对耳轮下脚→耳舟。

重点探测法:多用于鉴别诊断,复诊时常用。当探测到某个敏感点时,就要仔细探测和这个敏感点有关、可构成诊断某疾病的其他穴。以便产生初步诊断和鉴别诊断。如探测血压时,为区分血压的高低,通常先探测降压点,后探测升压点,并比较两个点声响变化的高低。

(3)探测结果与疾病的关系

正常穴位:无声响,无压痛,为阴性(-)。

弱阳性穴位:仪器发出声响弱,声响出现时不伴刺痛,为弱阳性(±)。

阳性穴位:仪器发出的声响较弱较快,伴轻微刺痛,为阳性(+)。

强阳性穴位:仪器发生声响较强较快,伴刺痛,为强阳性(++)。

一般来说,弱阳性反应提示机体相应部位上的病变反应为初起或病愈,也可为既往史。阳性反应提示机体相应部位上的病变正在发生发展或疾病正在演变、恢复之中。强阳性反应提示机体病变的主要部位,是病变最重的部位。

(4)注意事项:①探测时,要求压力适中,速度不快不慢,各穴位停留时间一致;②探测前不宜擦洗耳郭;③婴儿、儿童良导点相对较少,并很少兼有刺痛,故一般出现良导点均应在诊断上予以分析;④仪器灵敏度要调好,电位器应从小敏感度调到适中敏感度;⑤探极大小以1.5mm较宜,探测时要随时调整探笔方向;⑥患者手握探极要握紧,以保持良好接触;⑦探测时,需行双耳探测,记录结果,进行综合分析。

近年来,耳穴染色法的研究也比较活跃,此法既可用于耳穴诊断,也可用于耳穴定位的研究,但由于需要特定的染色液,且临床上也尚未全面推广使用,故此处从略。

【耳针治疗操作方法】

1. 配穴方法

(1)按病变的相应部位选穴:如胃病选胃穴;肩关节周围炎选肩穴;阑尾炎选阑尾穴。这样以相应部位为主取穴,再以其他穴位协同,才能提高耳针效果。

(2)按中医理论选穴:如耳鸣选肾穴,因"肾开窍于耳";目疾选肝穴,因"肝开窍于目";失眠选心穴,因"心主神",失眠多与心神不宁有关;皮肤病选肺穴,因"肺主皮毛"。

(3)按现代医学知识选穴:如高血压选降压沟穴;心律失常选心穴;月经不调选角窝中穴;消化道溃疡选皮质下、交感两穴,因该病的发生与精神因素有关。

(4)依穴位功能取穴:耳针各穴都有其功能主治,故还可根据穴位功能取穴。如神门是止痛要穴,疼痛疾患除取相应部位外,可取神门穴;枕穴是止晕要穴,头昏、头晕皆可取;耳尖穴放血有退热、降压、镇静、抗过敏、清脑明目的作用,故头昏、健忘、发热、高血压、过敏性疾患可用耳尖穴放血。

（5）根据临床经验取穴：在耳针的临床实践中，发现了许多经验效穴，应适当应用，以提高耳针治疗效果。如神门穴、枕穴二穴都具有镇静、镇痛、安眠作用，主要是抑制作用，故在治疗肝炎、肝炎后综合征、胃肠功能紊乱等疾病时，勿用神门穴、枕穴，以避免对胃肠功能活动起到抑制作用，从而造成腹胀、肋、肋胀满等症状加重。这时，应选择疏肝健脾、理气消胀的穴位，如肝穴、脾穴、三焦穴、艇中穴、皮质下穴等。当肝胃不和，又伴失眠多梦时，应以疏肝和胃为主，中医学认为"胃不和则卧不安"，如果先治疗失眠多梦或两症兼治，均不能收到预期的效果。

2. 操作方法

（1）定穴：根据疾病的诊断确定处方。一方面通过耳诊寻找刺激点，另一方面根据耳穴功能取穴。

（2）消毒：使用耳针，必须严格消毒。消毒包含两个方面，一是针具的消毒，另外是皮肤消毒。耳穴皮肤消毒先用2%碘酒消毒，再用75%酒精消毒并脱碘。如不严格消毒，感染后容易引起耳骨膜炎，造成不良后果。

（3）治疗方法：这里介绍16种方法。

1）毫针刺法：应用毫针针刺耳穴。进针时，术者用左手拇指、示指二指固定耳郭，中指托着针刺部的耳背，这样既可掌握针刺的深度，又可减轻针刺的疼痛。然后用右手拇指、示指、中指持针，存有压痕的耳穴或敏感处进针。进针法可分速刺法和慢刺法。刺激的强度和手法应视患者的病情、诊断、体质和耐痛度等综合决定。针刺的深度也应根据患者耳郭局部的厚薄而灵活掌握，一般刺入皮肤约1mm即可。刺入耳郭后，如局部感应强烈，患者症状即刻有所减轻；若局部无针感，应调整毫针针尖方向。留针时间一般为20~30分钟，慢性病、疼痛性疾病留针时间可适当延长。儿童、老年人、体弱者不宜久留。起针时，左手托住耳背，右手起针，并用消毒干棉球压迫针眼，以免出血。

2）电针：电针法是将毫针法与脉冲电流刺激相结合的一种方法。利用不同波形的脉冲刺激以强化针刺耳穴的调节功能，达到增强疗效的目的。凡适宜耳针治疗的疾病均可应用，临床上常适用于治疗一些神经系统疾病、肌阵挛痛、哮喘等，还可应用于耳针麻醉。

3）埋针：是将皮内针埋于耳穴内治疗疾病的一种方法。此法运用于一些慢性疼痛，可起到持续刺激、巩固疗效或防止复发的功能。

使用时，消毒局部皮肤，左手固定耳郭，绷紧埋针处皮肤，右手用镊子夹住消毒的皮内针柄，轻轻刺入所选穴位皮内，一般刺入针体的2/3，再用胶布固定。一般仅埋患侧单耳，必要时可埋双耳。每天自行按压3次，留针3~5天。

如果埋针处疼痛较为剧烈，以致影响睡眠时，应适当调整针尖方向或深浅度。埋针处不宜淋浴浸泡，夏季埋针时间不宜过长，以免感染；局部有胀痛还应及时检查。如果针眼处皮肤红肿有炎症或冻疮则不宜埋针。

4）压籽法：是在耳穴表面贴敷小颗粒状药物的一种简易刺激方法。耳穴贴敷压籽法治疗一些病症，不仅能收到毫针、埋针同样的疗效，而且安全无痛、不良反应少、不易感染。适用于老年人、儿童及惧痛的患者。压籽法能起到持续刺激的作用，患者可以定时或不定时地在贴敷处按压以加强刺激，对于一些老年慢性支气管炎、高血压、胆石症、遗尿症等慢性病更为适用。

压籽法所用材料可就地取材，如油菜籽、小米、莱菔子、王不留行等，以王不留行为最好。

应用时,将王不留行贴在小方块胶布中央,然后贴敷于耳穴上,每天患者可自行按压数次,3~5天复诊时,酌情增减或更换穴位。

使用中应防止胶布潮湿或污染,以免引起皮肤炎症。个别患者可能对胶布过敏,局部出现红色粟粒样丘疹并伴有痒感,可加用下屏尖穴或改用毫针法治疗。孕妇可用压籽法。

5)温灸法:是用温热刺激作用于耳郭以治疗疾病的一种方法,有温经散寒、疏通经络的作用,本法多用于虚证、寒证、痹痛等。

6)刺血法:是用三棱针在耳穴处放血的一种治疗方法。凡属血瘀不散所致的疼痛,邪热炽盛所致的高热抽搐,肝阳上亢所致的头晕目眩、结膜红肿疼痛等症,均可采用刺血法。刺血前必须按摩耳郭使其充血,严格消毒,隔天1次,急性病可一天2次。

7)耳穴药物注射法:耳穴药物注射法又称为水针法,是用微量药物注入耳穴,通过针刺及药物作用,以治疗疾病的方法。

8)梅花针法:是用耳梅花针或耳毫针点刺耳穴治疗疾病的方法,具有疏通经络、调节脏腑功能的作用。

9)剖耳敷药法:是用刀片在耳穴上划破皮肤后敷药的一种方法,具有镇静、止痛、止痒、脱敏等作用。

10)耳穴贴膏法:是用有刺激性的药膏贴在耳穴上的一种治疗方法,适用于气管炎、胃痛、头痛、哮喘、冠心病、腰腿疼、四肢关节痛、高血压。

11)耳穴综合疗法:是把按摩、割耳、放血、针刺和注射疗法结合应用的方法。

12)放射性核素疗法:是应用不同的放射性核素,贴敷耳穴或进行耳穴注射的方法。

13)磁疗法:是用磁场作用于耳穴,治疗疾病的一种方法。分为直接贴敷法、间接贴敷法、埋针加磁法、磁电法、磁泥疗法等。在使用此法过程中,会发现不良反应,但绝大多数患者会自行消失,少数需摘下,去掉刺激,不良反应即可消失。

14)光针法:是用激光作用于耳穴,以治疗疾病的方法。它以激光对人体组织的刺激作用和热作用,用来代替古典针刺机械刺激,以提高疗效。

15)耳夹法:是用耳夹作用于耳穴,以治疗疾病的方法。本法的优点是患者自己操作,可作为耳针治疗后巩固疗效,对扁桃体炎、结膜炎、头痛、胃痛疗效较好。

16)按摩法:是在耳部不同部位用双手进行按摩、提捏的一种治疗方法。分全耳按摩、摩耳轮、提拉耳垂诸法。

3.注意事项

(1)严格消毒,防止感染。

(2)外耳患有溃疡、湿疹、冻疮破溃诸症时,暂不宜针刺。

(3)有习惯性流产的孕妇禁用耳针。孕妇怀孕40天至3个月不宜针刺。5个月后需治疗者,可轻刺激,但不宜用子宫穴、腹穴、卵巢穴、内分泌穴等穴。

(4)严重心脏病患者不宜使用耳针,更不宜采用强刺激。年老体弱、严重贫血、过度疲劳等情况,耳针慎用或暂不用。

(5)耳郭部针刺比较疼痛,须患者配合接受耳针治疗,并要防止晕针。

(6)如用毫针、电针治疗,一般隔天1次;用激光照射耳穴,每天1次;用埋籽、压磁法则每隔5~7天1次。根据临床体会,耳穴轮流选用,同一个耳穴无论用哪一种刺激方法治疗,治疗次数均以5~10次为宜。几种方法可单独使用,也可配合使用。

【适应证与禁忌证】

1. 适应证

(1)各种疼痛性疾病:耳针的最大特点是止痛,对外伤性疼痛、手术后疼痛、炎症性疼痛、神经性疼痛、肿痛性疼痛等均有显著的疗效。

(2)各种炎症性病症:对急性结膜炎、中耳炎、牙周炎、咽喉炎、气管炎、肠炎、盆腔炎、风湿性关节炎、面神经炎等有一定的消炎止痛功效。

(3)一些功能紊乱性疾病:对眩晕、心律失常、高血压、多汗症、肠功能紊乱、月经不调、遗尿、神经衰弱、癔症等具有良性调整作用,促进病症的缓解和痊愈。

(4)过敏与变态反应性疾病:如过敏性鼻炎、哮喘、过敏性结肠炎、荨麻疹等病,能消炎、脱敏,改善免疫功能。

(5)内分泌代谢性疾病:对单纯性甲状腺肿、甲状腺功能亢进、绝经前后综合征等,耳针有改善症状等辅助治疗作用。

(6)传染性疾病:对急性细菌性痢疾、疟疾、青年扁平疣等,耳针能恢复和提高机体的免疫防御功能,以加速疾病的痊愈。

(7)各种慢性疾病:对腰腿痛、肩周炎、消化不良、肢体麻木等,耳针可以改善症状,减轻痛苦。

此外,耳针还可用于针刺麻醉(耳针麻醉);也可用于产科方面,如催产、催乳等;也能用于预防感冒、晕车、晕船,以及预防和处理输血、输液反应;还可用于戒烟、减肥、戒毒等。

2. 禁忌证:耳针比较安全,一般没有绝对的禁忌证,但有些情况要注意。

(1)严重心脏病患者不宜使用。

(2)严重慢性疾病伴有高度贫血、血友病患者,不宜针刺,可做耳穴贴压。

(3)孕妇怀孕6周至3个月期间不宜针刺;5个月后,需要治疗者可轻刺激。忌用子宫、腹、卵巢、内分泌穴,有习惯性流产者应忌用。

(4)外耳疾患,如溃疡、湿疹、冻疮破溃时,暂不宜针刺。

手针疗法

手针疗法是针刺手部特定穴位,以防治疾病的一种方法。是以中医经络理论为基础发展而来的。早在《黄帝内经》中即有手与脏腑经络联系的记载。《灵枢·逆顺肥瘦》论述:"手之三阴,从胸走手,手之三阳,从手走头……"而更详细的经络循行衔接在《灵枢·经脉》中有所阐述,如手太阴经行于手大鱼际处,止于拇指桡侧端,手阳明经受太阴脉气之交,起于示指桡侧端,上行手掌出合谷两骨之间等。《素问·太阴阳明论篇》指出"阴气……下行循臂至指端;阳气从手上行至头"《灵枢·卫气失常》又说"皮之部,输于四末",手部经脉与全身经脉密切联系。按照十二经的标本,根结学说,手也是经脉之气生发、布散之处。运用手针疗法,针刺手部特定穴位,易于激发经气,调节脏腑经络功能,从而可对全身各部的疾病进行治疗。《灵枢·热病》已有记载:"喉痹舌卷,口中干,烦心心痛,臂内廉痛不可及头,取手小指、次指爪甲下去端如韭叶。"早在《灵枢·动输》篇中就有"夫四末阴阳之会者,此气之大络也","四末"即四肢,说明四肢是人体阴阳经脉之气血会合联络之处,人体脏腑组织各部位通过十二经脉气的散布,在手部有其相应的反应点,因此针刺手部的穴位可治疗全身各部位的疾病。10 多年来该疗法发展较快,应用较多。

【手穴的名称、位置与主治】手穴的穴位共35个,如图2所示。

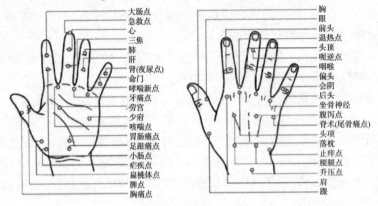

图2 手穴穴位

1. 胸痛点:位于拇指指关节桡侧赤白肉际,主治胸痛,吐泻癫痫。

2. 小肠点:位于掌面,示指第一指关节横纹中点,主治小肠病。

3. 大肠点:位于掌面,示指第二指关节横纹中点,主治大肠病。

4. 咳喘点:位于掌面,示指掌指关节尺侧,主治支气管炎、哮喘、神经性头痛。

5. 脾点:位于掌面,拇指指关节横纹中点,主治脾胃病、水肿。

6. 胃肠痛点:位于劳宫与大陵连线的中点,主治慢性胃炎、溃疡病、消化不良、胆道蛔虫症。

7. 足跟痛点:位于胃肠点与大陵连线的中点,主治足跟病。

8. 心:位于掌面,中指第二指关节横纹中点,主治心脏疾病。

9. 三焦:位于掌面,中指第一指关节横纹中点,主治胸、腹、盆腔疾病。

10. 肺:位于掌面,环指第二指关节横纹中点,主治呼吸系统疾病。

11. 肝:位于掌面,环指第一指关节横纹中点,主治肝胆病。

12. 肾(夜尿点):位于掌面,小指第二指关节横纹中点,主治夜尿频。

13. 命门:位于掌面,小指第一指关节横纹中点,主治生殖系统疾病。

14. 牙痛点(咽喉):位于掌面,第三、第四掌指关节间,主治急性扁桃体炎、咽喉炎、三叉神经痛、牙痛。

15. 哮喘新点:位于掌面,第四、第五掌指关节间,主治哮喘。

16. 落枕:位于第二、第三掌指关节上1寸,主治落枕、颈项痛。

17. 眼:位于拇指指关节尺侧赤白肉际,主治眼病。

18. 前头:位于示指第一指关节桡侧赤白肉际,主治胃肠病、阑尾炎.膝踝趾关节痛、前头痛。

19. 头项:位于第二、第三掌指关节间近第二掌指关节,主治落枕、颈项扭伤。

20. 头顶:位于中指第一指关节侧赤白肉际,主治神经性头痛、头顶痛。

21. 偏头:位于环指第一指关节尺侧赤白肉际,主治偏头痛、胸痛(肝、胆、脾、肋间神经痛)。

22. 会阴:位于小指第一指关节桡侧赤白肉际,主治会阴部痛。

23.后头:位于小指第一指关节尺侧赤白肉际,主治后头痛、扁桃体炎、呃逆、臂痛、颊痛。

24.踝:位于拇指掌指关节桡侧赤白肉际,主治踝关节痛。

25.坐骨神经:位于第四、第五掌指关节间近第四掌指关节处,主治坐骨神经痛、髋臀痛。

26.脊柱(尾骨痛点):位于小指掌指关节尺侧赤白肉际,主治腰背痛、尾骨痛、耳鸣、鼻塞。

27.止痒点:位于手背第五掌骨与腕骨交界处,主治荨麻疹、瘙痒症。

28.升压点:位于手背腕横纹中点,主治低血压、休克。

29.呃逆点:位于手背中指第二指关节横纹中点,主治呃逆。

30.退热点:位于手背中指桡侧指蹼处,主治发热、目疾。

31.腹泻点:位于手背第三、第四掌指关节上 1 寸,主治腹泻。

32.疟疾点:位于掌面,第一掌骨与腕关节汇合处,大鱼际桡侧缘,主治疟疾。

33.扁桃体点:即鱼际穴,主治扁桃体炎、喉炎。

34.急救点:即中冲穴,主治昏迷。

35.腰腿点:位于手背,腕横纹前 1.5 寸,第二伸指肌腱桡侧,第四伸指肌腱尺侧,主治腰痛、急性腰扭伤。

【选穴原则】

1.各种疾病选有主治作用的穴位 1~3 对。

2.主治作用相同的穴位可配合使用。

3.也可将有主治作用的穴位与对症治疗的穴位配合使用。

【操作方法】使用 28~30 号、1~2 寸长的毫针,消毒后直刺或斜刺进入穴位,采用中强刺激,留针 3~5 分钟。对需要持续刺激的病例,也可加用电针,或用皮下埋针法。针刺疼痛性疾病时,痛止后,还必须继续行针 1~3 分钟,必要时可以适当延长留针时间,或采用皮下埋针法,也可以加用电针治疗。

【临床应用】本疗法对各部位的扭挫伤、腹泻、扁桃体炎、急性咽峡炎、腰痛、落枕等有较显著的疗效。

1.腹泻:取大肠点、小肠点、腹泻点。

2.扁桃体炎、急性咽峡炎:取扁桃体点、咽喉点。

3.腰痛:取腰痛点其中一穴,针刺后边捻针边活动腰部或按摩患处。

4.落枕:取落枕穴、头顶点,边捻针边活动颈部或按摩患处。

5.扭挫伤:臀部取坐骨神经点、腰腿点;膝部、踝部取前头点、踝点;腰背部取脊柱点;肩部取肩点。

6.冠心病:取心点、小肠点。

7.哮喘:取咳喘点、哮喘新点、肺点。

8.胃痛:取胃肠痛点、前头点。

9.头痛:取前头点、后头点、前顶点、偏头点,可根据疼痛部位酌情选点施治。

10.胆囊炎、胆石症、胆道蛔虫症:取肝点、三焦点、胃肠痛点。

11.多尿、遗尿:取肾点。

12.荨麻疹:取止痒点、肺点。

13.休克:取升压点、急救点。

【注意事项】

1. 手针疗法刺激较强,针刺前应向患者说明针感,使患者接受,并防止发生晕针。

2. 针宜刺入肌腱与骨膜间,不要伤及骨膜。手部血管较为丰富,手法应轻柔、平稳,避免刺伤掌中动脉,引起手部血肿。

3. 应严格消毒,防止感染。

足针疗法

足针疗法是针刺足部特定的穴位以治疗疾病的一种方法。

十二经脉中,足三阴、足三阳经与足直接联系,而手三阴经、手三阳经又间接通过阳经与足有联系,这是《黄帝内经》中早就记载着的。有人观察到足与整体的关系好似一个胎儿平卧在足掌面,头部向着足跟,臀部朝着足趾,脏腑则分布于足跗间中部,故刺激足穴可以调整人体全身功能,治疗脏腑病变。

【足穴的名称、位置及主治】如图 3 所示。

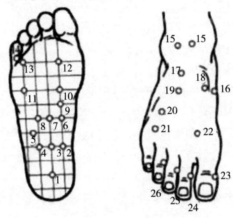

图 3　足穴

1. 足底后缘中点上 1 寸,主治感冒、头痛、鼻炎、上窦炎。

2. 3 号穴内旁 1 寸,主治三叉神经痛。

3. 内踝与外踝连线足底之中点,主治神经衰弱、癔症、失眠、低血压。

4. 3 号穴外旁 1 寸,主治肋间神经痛、胸痛、胸闷。

5. 足底后缘直上 4 寸外旁 1.5 寸,主治坐骨神经痛、阑尾炎、胸痛。

6. 足底后缘中点直上 5 寸,内旁 3 寸,主治痢疾、腹泻、十二指肠溃疡。

7. 足底后缘中点直上 5 寸,主治哮喘、大脑发育不全。

8. 7 号穴外旁 1 寸,主治神经衰弱、癔症、癫痫。

9. : 指与第二趾间后 4 寸,主治痢疾、腹泻。

10. 涌泉穴内旁开 1 寸,主治胃肠炎、胃痉挛。

11. 涌泉穴外旁开 2 寸,主治肩痛、荨麻疹。

12. 足底大趾与第二趾间后 1 寸,主治牙痛。

13. 足底小趾横纹点后 1 寸,主治牙痛。

14. 小趾横纹中点,主治遗尿、尿频。

15. 解溪穴下 0.5 寸两旁凹陷中,主治腰腿痛、腓肠肌痉挛。

16. 足内侧舟骨突起上凹陷中,主治高血压、腮腺炎、扁桃体炎。

17. 踝关节横纹中点下 2.5 寸,主治心绞痛、哮喘、感冒。

18. 足背第一跖骨头内前凹陷中,主治胸痛、胸闷、急性腰扭伤。

19. 足背第二、第三趾间后 3 寸,主治头痛、胃肠炎、溃疡病。

20. 足背第三、第四趾间后 2 寸,主治落枕。

21. 足背四、第五趾间后 0.5 寸,主治坐骨神经痛、腮腺炎、扁桃体炎。

22. 足背第一、第二趾间 1 寸,主治扁桃体炎、腮腺炎、高血压。

23. 拇长伸肌腱内跖趾侧关节处,主治扁桃体炎、腮腺炎、高血压。

24. 第二趾的第二趾关节内侧赤白肉际,主治头痛、中耳炎。

25. 第三趾的第二趾关节内侧赤白肉际,主治头痛。

26. 第四趾的第二趾关节内侧赤白肉际,主治头痛、低血压。

27. 太白与公孙连线的中点,主治癫痫、癔症、腹痛。

28. 足内侧舟状骨突起下后陷中,主治痛经、功能性子宫出血、附件炎。

29. 内踝正中直下 2 寸,主治功能性子宫出血、气管炎、哮喘。

30. 足内踝后上方 1.5 寸,主治坐骨神经痛、腰痛、头痛。

【选穴原则】

1. 可选取具有主治作用的穴位 1~3 对。

2. 也可选主治作用相同的穴位配合使用。

3. 将具有主治作用的穴位与对症治疗的穴位配合使用。

【取穴方法】

1. 足跟后缘的中点与第二、第三趾间连线折线 10 寸,此线定为正中线。

2. 足底各趾间与足跟后缘连线与正中线平行,其间隔折为 1 寸。

3. 足背以表面解剖定位。

4. 内外踝顶点与足底内外缘垂直线各折为 3 寸。

【操作方法】以 28~31 号、1~1.5 寸长毫针,经消毒后直刺进针,一般可深刺 0.3~0.5 寸,采用中强度刺激,留针 10 分钟,对需持续刺激的患者,可加用电针,如足背足踝可采用皮下埋针法,但足底一般不合适,会影响行走。

左侧病取左侧穴,右侧病取右侧穴,两侧病取两侧穴。每天或隔天针治 1 次,7~10 天为一个疗程,休息 2~3 天,再行第二疗程。

【临床应用】本疗法适用于各种病证及急救,尤其对三叉神经痛、头痛、痛经有较为理想的效果。

1. 三叉神经痛:取 2 号穴,以 1.5 寸毫针垂直速刺入 1 寸深,不提插捻转,留针 30 分钟。

2. 头痛:取 1、24、25 穴。以 1 寸长毫针速刺穴位,深 0.5 寸,留针 30 分钟。

3 腹痛:取 27 穴。

4. 腰痛:取 15、18、30 穴。

5. 痛经:取 23 穴。

6. 低血压:取 3、26 穴。

【注意事项】

1. 足针进针较痛,刺激较强,针刺前应取得患者的合作,并采取快速无痛或微痛进针法,也可采取穴位按摩法及艾条熏灸法。

2. 刺激时嘱患者活动或按摩患处,以提高疗效。

3. 针刺时避免伤及骨膜。

4. 防止晕针或感染。

腕踝针疗法

腕踝针疗法是在腕部或踝部的一定刺激点,用毫针刺入皮下,以治疗全身相应体表与脏腑疾病的一种方法。

古代无此疗法,今人在针刺疗法的基础上发展了本疗法。本疗法盛行于 20 世纪 70 年代,至今尚未广泛地应用于临床。腕踝针属于远取表浅轻刺法,用相同的进针点和针刺方法,却能对不同的病理状态起不同的反应,如疼痛时,针刺能使疼痛消失;当麻木时,能使感觉恢复。而且这种调整作用只有在神经系统保持完整的情况下才有可能,在脊髓上段完全断离或末梢神经已被切断的病例,就见不到这种调整现象,因此可以认为针刺的调整作用是通过神经系统来完成的。另外,不少患者反映针刺时,原有症状的部位出现暖热、松快的感觉,这种现象可能与通过神经调节血管和肌肉的功能活动有关,当血管壁处于痉挛状态时,针刺神经末梢,反射性地使痉挛解除。从腕踝针能治疗血管性头痛、高血压、哮喘痛经、胆道蛔虫症、胆绞痛等来看,说明针刺有解痉作用。

【腕踝刺激点】腕踝针仅 12 个刺激点,它是人体体表脏器纵行 12 个区域的投射点。上肢 6 个点位于腕横纹上 2 寸处一圈,从前臂内侧的尺侧起依次由内向外,相当于手少阴心经、手厥阴心包经、手太阴肺经的位置上,称为上 1、上 2、上 3。再从前臂外侧的桡侧依次由前向后,相当于手阳明大肠经、手少阳三焦经、手太阳小肠经的位置上,称为上 4、上 5、上 6。下肢 6 个点位于内外踝尖最高点上 3 寸处一圈,从跟腱内侧起依次转向外侧跟腱,相当于足少阴肾经、足太阴脾经、足厥阴肝经、足阳明胃经、足少阳胆经、足太阳膀胱经的位置上,分别称为下 1、下 2、下 3、下 4、下 5、下 6。

【分区与主治】

1. 躯干分区:以前后正中线为标线,将身体两侧面由前向后划分为 6 个纵行区。再以胸骨末端与左右肋弓交点为中心划一条环绕身体的水平线称为横膈线,再将 6 个纵行区各分隔为上下两半,横膈线以上各区加"上"字,横膈线以下各区加"下"字,如上 1 区、下 1 区、上 2 区、下 2 区……依此类推。

2. 四肢分区:当上、下肢处于内侧面向前的外旋位,两下肢足跟靠拢,两上肢尺侧贴近下肢外侧时,四肢的内侧面相当于躯干的前面;四肢的外侧面相当于躯干的后面;而前面靠拢的缝相当于前正中线;后面靠拢的缝相当于后正中线,这样四肢的分区就与躯干的分区相一致了。

各区的位置与主治见表 2。

表 2　各区的位置与主治

分区	位置	主治
上1	躯干部:自两外眼角画一垂直线之间	额、眼、舌、咽喉、气管、食管、心脏、腹部、会阴部等疾病
下1	上肢:内侧面的尺侧 1/3 下肢:内侧面的后侧 1/3	上、下肢内侧后缘部等疾病
上2	躯干前部:躯干前面的两旁(1区的外缘)	颞部、颊部、后牙、下颌部、乳房部、侧腹部等疾病
下2	上肢:内侧面的中 1/3 下肢:内侧面的中 1/3,延伸至下肢前缘	上、下肢内侧中部等疾病
上3	躯干前部:腋中线与腋前线之间	头耳颞侧部、胁部、腋窝以下部疾病
下3	头面上肢:耳中线与耳前线之间的带状区,延伸至上肢内侧前 1/3	上、下肢内侧前 1/3 处等疾病
上4	躯干后侧:腋中线与腋后线之间延伸全卜肢外前缘	头项、耳及腋窝垂直以下的区域等疾病
下4	头面上肢:耳中线与耳后线之间。延伸到上肢外前缘	上、下肢外前缘处疾病
上5	躯干后侧:躯干后面的两旁(与2区相对)	头、颈项外侧、肩胛区躯干两旁等疾病
下5	上肢:外侧面的中央 下肢:外侧面的中央	上、下肢外侧中央等疾病
上6	躯干后侧:正中线两侧与1区相对	后头部、枕项部、脊柱部、低尾部、肛门等处疾病
下6	上肢:外侧面的尺侧 1/3 下肢:外侧面的后侧 1/3	上、下肢外侧后 1/3 等处疾病

【适应证】

1.腕部

上1:前额痛、目疾、鼻疾、面神经炎、前牙肿痛、咽喉肿痛、咳喘、胃脘痛、心悸、盗汗、失眠、郁证、癫痫等。

上2:颌下肿痛、胸闷、胸痛、回乳、哮喘等。

上3:高血压、胸痛等。

上4:头项痛、耳疾、颞颌关节炎、肩周炎、胸痛等。

上5:后颞部痛、肩周炎、上肢麻木、痹证、上肢运动障碍、肘和腕及指关节痛等。

上6:后头痛、枕项痛、脊柱痛。

183

2. 踝部

下 1：上腹部胀痛、脐周痛、痛经、白带多、遗尿、阴部瘙痒症、足跟痛等。

下 2：胁痛、侧腹痛、过敏性肠炎等。

下 3：膝关节痛等。

下 4：膝关节炎、下肢痿痹、下肢瘫痪、趾关节痛等。

下 5：髋关节痛、踝关节扭伤等。

下 6：急性腰扭伤、腰肌劳损、骶髂关节痛、坐骨神经痛、腓肠肌痉挛、脚前掌趾痛等。

【操作方法】

1. 选点原则：横膈以上的病证选腕部刺激点，横膈以下的病证选踝部刺激点。前正中线上的病证，选两侧上 1 或下 1，后正中线上的病证，选两侧上 6 或下 6。

（1）以中线为界，进针点取在与病证同侧。

（2）经横线为界，上半身病证针腕部，下半身病证针踝部。

（3）若病证恰好位于中线，要针两侧，如气管炎应针两侧上区。

（4）有几种病证同时存在时，要分析症状的主次，如症状中有痛，首先按痛处所在区选点。

（5）四肢有运动障碍，如瘫痪、震颤，发生在上肢的针上 5，发生在下肢的针下 4。

（6）全身或不能定位的病证，如全身瘙痒症、荨麻疹、盗汗、失眠或某些精神症状等，都可针两上 1。

2. 刺激方法：选定刺激点后，皮肤常规消毒，以左手固定进针点上部，右手拇、示、中指夹持针柄，针与皮肤成 30°快速进入皮下，针体贴于皮肤表面，针体沿皮下刺入一定深度，以针下有松软感为宜。若患者有酸、胀、麻、沉感觉，说明针体进针过深，已深入筋膜下层，应将针调至皮下浅表层。针刺深度为 1.5 寸。

如病变在上，一般针刺方向朝上。如病变在四肢末端，则针刺方向朝下。

针刺沿皮下进入一定深度后留针 20～30 分钟，不需捻转提插。一般隔天 1 次，10 次为一个疗程。急症可每天 1 次。

【临床应用】本疗法适用于身体各部位的急性扭挫伤、各种痛证。

1. 急性扭挫伤：①腰扭伤，下 6；②胸部挫伤，上 3，下 3；③外踝部扭伤，下 6；④颈部扭伤，上 6。

2. 各种痛症：①胃痛，上 1、上 2；②胸痛，上 1；③腹痛，下 1、下 2；④痛经，下 1；⑤坐骨神经痛，下 6。

【注意事项】

1. 腕踝针进针，应以不痛为佳，如进针时有痛感，需调整进针的方向或将针退至皮下表浅部位，再重新进针。

2. 留针时不应有酸、胀和重麻感，以无感应为佳，如有较强感应，说明针刺过深。

3. 若出现头昏、心悸等症需将针退出，以防晕针。

皮肤针疗法

皮肤针疗法是多针浅刺的一种方法。其针具可分为七星针、梅花针和丛针等。针刺时一般疼痛较轻微,尤适用于儿童,故有"小儿针"之称。

皮肤针的起源很早,在《灵枢·官针》篇中有"毛刺者,刺浮痹皮肤也""扬刺者,正内一,傍内四,而浮之,以治寒气之博大者也""半刺者,浅内而疾发针,无针伤肉,如拔毛状,以取皮气"。这里讲的毛刺、扬刺、半刺,也就是现在皮肤针刺法的依据。"正内一,傍内四"的五针排列针刺方法,已经具有了梅花针的雏形了。

皮肤针不局限于腧穴,也不是单纯地"以痛为输",而是以中医学整体观念为理论根据。《素问·皮部论》记载:"凡十二经络脉者,皮之部也。是故百病之始生也,必先于皮毛。"十二经皮部同十二经脉、十二脏腑有密切联系,叩击皮部可以疏通脏腑经络之气,从而起到调整机体功能的作用。督脉又为阳脉之总纲,两侧为足太阳膀胱经。五脏六腑的腧穴都在背部,表明这些部位在治疗疾病上的重要性。皮肤针常以脊背为主要治疗部位,也是基于这一原因。

【针具】一般皮肤针以梅花针为主要针具。

【操作方法】针具及需治疗部位皮肤消毒后,以右手拇指、中指、无名指、小指握住针柄,示指伸直压在针柄上,针尖对准皮肤叩击,运动腕部弹力,使针尖刺入皮肤后立即弹出,如此反复叩击。可根据病情需要按一定路线成行叩击,也可以在一定范围内环形叩击,或在一个点上进行重点叩击。

【刺激部位】一般均以背部脊柱两侧部位为主,并按不同疾病配用其他部位,列表如下(表3)。

表3 皮肤针常规刺激部位

	分区	刺激部位	适应证	备注
背部	脊柱两侧(分3行)	第一行距脊柱1cm,第二行距脊柱约2cm,第三行距脊柱3~4cm,各叩刺2~3行或滚刺1行	各种内脏及肢体疾患	都用作主穴
	肩区(冈上区)	沿斜方肌上缘叩刺2~3行或滚刺1~2行	肩胛部酸痛,上肢瘫痪,呼吸系统疾病	常配合相应脊柱两侧部位用作主穴
	肩胛区	沿肩胛骨环形叩刺2~3行或滚刺全区		
	腰旁区	自肩胛骨下至髂骨上,在脊柱第三行外2~3cm,纵行叩刺2~3行或滚刺1行	腰痛,肝、胆、胰、胃、肾等疾病,下肢瘫痪	
	骶区	沿骶部和臀部向上弧形叩刺2~3行,或滚刺1~3行	腰痛,泌尿生殖病,肠病,下肢瘫痪	按不同疾病用作配穴

（续表）

	分区	刺激部位	适应证	备注
头颅部	顶区	自前发际至两耳直上横行叩刺5~7行	头痛,神经衰弱	
	额区	自前发际至眉毛上缘横行叩刺3行		
	枕区	自枕骨至后发际横行叩刺2~3行		
	颞区	自耳向颞部放散性叩刺1~5行		
面颊部	眼区	沿上下眼睑横行叩刺1~3行	眼病,面瘫	
	口区	沿口唇环行叩刺1~2行		
	下颌区	沿下颌骨向上弧形叩刺1行	面瘫	
	颊区	沿颧骨弓横行叩刺1~3行		
胸腹部	肋间区	沿肋间叩刺,每肋1~2行	胸部疾病（包括心肺病）	
	胸肋区	沿胸骨,肋弓及锁骨叩刺1~2行		
	上腹部	自肋骨弓以下至脐上纵横交叉叩刺3~7行或滚刺全区	肝、胆、脾、胃病	
	下腹部	自脐以下至耻骨上缘纵横交叉叩刺3~9行或滚刺全区	肠病,泌尿、生殖系统疾病	
	腹股沟区	沿腹股沟叩刺1~2行或滚刺1行	生殖系统疾病	
颈部	颈前区	沿颈前部肌腹纵行叩刺1~3行	颈部疾病,消化系统病	
	颈侧区	沿胸锁乳突肌纵行叩刺1~3行		
	颌下区	沿下颌骨下缘弧形叩刺1~2行		
四肢部		按十二经脉循行路线进行叩刺,每经1~2行或滚刺1行	内脏及肢体疾患	

【适应证】一般疾病均可应用,对头痛、高血压、近视眼、痛经、肋间神经疼、神经衰弱、胃肠疾病、局部皮肤病等效果尤佳。对老年、小儿或精神紧张惧怕针刺者,均可以使用本法。

【注意事项】

1. 治疗一般以不出血为度。叩刺多从上到下、由内向外。

2. 局部皮肤如有溃疡或损伤与急性传染病者不宜使用。

3. 注意检查和消毒针具。

皮内针疗法

皮内针疗法,是古代针刺留针方法的发展,它以特制的小针留置于穴位皮内较长时间,因此又称埋针。在耳针治疗时常用此针法。

【针具】皮内针比较原始的有颗粒式和撳钉式两种,平时可浸泡在70%酒精内备用。现代所用皮内针,均为灭菌后一次性使用的各种操作简便的皮内留置针,每一种均有其特点,用于耳穴留置的种类更多。也有许多可结合物理治疗的,如可以用电刺激或磁疗等。

皮内针疗法选穴多在不妨碍正常活动的部位,多采用背部穴、四肢及耳部穴位。

【操作方法】针刺前针具和皮肤穴位均进行常规消毒。皮内针平时浸在75%酒精中消毒,或放在消毒器皿中备用。刺时穴位皮肤用75%酒精消毒。

1.颗粒型皮内针操作法:左手拇、示指按压穴位上下皮肤,稍用力将针刺部位的皮肤撑开固定,右手持夹着针柄的小镊子,沿穴位皮下将针身刺入真皮内,可埋入0.5~1cm。埋针时针身与经络线垂直呈十字形交叉,在露出皮肤外部分的针身和针柄下的皮肤表面粘贴一小块方形胶布,然后再用一块较前稍大的胶布覆盖在针上,将颗粒型针柄粘贴固定,这样可以保持针身固定在皮内,不致因活动而使针具移动或丢失。

2.撤针型皮内针操作法:简称为"撤针",具体方法:用小镊子或持针钳夹住针柄,将针尖对准选定的穴位,轻轻刺入,然后以小块方形胶布粘贴固定。也可先将针柄贴在小块方形胶布上,再用小镊子夹住胶布连针贴刺入选定的穴位上。

埋针时间的长短,可随病情和季节而定,一般1~2天,最长可埋6~7天,夏天埋针不宜超过2天,以防止感染。留针期间应经常按压埋针处,每天可按压3~4次,每次1~2分钟,以加强刺激,增强疗效。埋置皮内针也可结合通电,电流强度以调节至患者感到舒适为度。通电时间为15~30分钟。

3.皮下留针法:先将普通30~32号韧性强、不易折断的毫针刺入选定的穴位,施行手法后,将针提到皮下,再沿皮刺5分钟,最后用胶布固定针柄不使脱落,一般可留针1~3天。

【适应证】临床多用于疼痛性疾病,如神经性头痛、偏头痛、胃痛、胆绞痛等;对于慢性病及神经衰弱、高血压、哮喘、月经不调等疾病也均有一定的效果。

【注意事项】

1.取穴不宜过多,一般可以两侧穴位交替使用。

2.埋针要选择易于固定和不妨碍肢体活动的部位。

3.天气炎热、气候潮湿季节,埋针时间不宜过长,防止发生感染。

芒针疗法

芒针是一种特制的长针,是在古代九针中的长针基础上发展而来的。

【针具和用法】芒针的质量与毫针相仿,其针尖不宜过于锋利,其粗细也同毫针。针身长度有5寸、7寸、1尺、1.5尺、2尺等,针柄较毫针略长。

芒针的持针姿势,以右手拇、示、中三指持针柄,左手拇、示、中三指夹持针体的近下端,为了防止摇摆,针体应紧靠中指,这样两手协作,右手捻动针柄,同时左手的拇、示二指向下稍加压力,缓缓按压推进;在进针时也需双手协作,左手操纵进展,右手捻转为辅;退针时,左手夹持轻提,右手边捻边提。在进退操作过程中,均宜缓慢。

【针刺的方向和深度】针刺的方向和深度主要根据局部解剖的特点和患者的胖瘦情况来掌握。如直刺可以用于腹部、侧腹的深刺;斜刺用于腰背、臀部或肘膝关节的上下斜穿处;横刺用于头面、背胸部;有重要脏器的体表部位也须用沿皮横刺。操作时必须随时注意观察和询问患者的感觉反应,以便掌握针刺的方向和深度。如果患者有不正常的感觉,应立即停针。进针达到一定深度时应有酸胀感,切勿盲目深刺,一般以有得气感为度,即可出针。凡属虚证者感应要缓和,属实证者感应可稍强。

【适应证和禁忌证】目前多用于一些适宜于深刺的慢性病症,如精神病、肠胃病、月经不调、风湿痹痛等。一般在毫针治疗效果不佳或治疗需要用透穴方法时使用。

对体质虚弱和消瘦的患者须慎用,在躯干部针刺要加倍谨慎。

【注意事项】

1. 由于芒针刺得深,感应强,所以操作时必须取慎重态度,防止刺伤内脏或大血管。

2. 由于芒针针身长而细,很容易发生弯针、滞针以致折针,所以针刺前必须注意针具的检查。

3. 进针时必须缓慢。切忌快速提插,遇到阻力须退针或改变方向再进针。

4. 患者体位必须舒适持久,防止发生晕针。

火针疗法

火针是一种用特制的粗针烧热后刺入一定的部位以治疗疾病的方法。《黄帝内经》称为焠刺。明代吴鹤皋说:"焠针者,用火先赤其针而后刺,此治寒痹之在骨也。"后世医家一般用于瘰疬、痈疽等。

【针具】一般用较粗的不锈钢针,如圆利针或24号粗、2寸长的不锈钢针。根据深刺、浅刺或单针刺、多针刺的不同,其形式有几种:用于单针深刺的,形状与毫针相同,针柄多用竹或骨质包裹,以免烫手;用于浅刺的针身比较细短,装在一个木质柄上,便于叩刺;有的为了加强刺激,在针柄上同时装3~9枚铜针,形状与皮肤针相似;也可使用特制的弹簧式火针、三头火针,以及用钨合金制的火针等。弹簧式火针进针迅速且易于掌握针刺深度;三头火针常用于对体表痣、疣的治疗。

【操作方法】

1. 选穴与消毒:火针选穴与毫针选穴的基本规律相同,根据病证不同而辨证取穴。一般选穴宜少,选定穴位后进行严密消毒,方法是先用碘酊消毒,后用酒精棉球脱碘。也可选用2%~10%普鲁卡因(可加入0.2%盐酸肾上腺素,以防出血)做浸润麻醉。

2. 烧针:《针灸大成·火针》说:"灯上烧,令通红,用方有劲;若不红,不能去病,反损于人。"因此,在使用火针前必须把针烧红才能使用。较为方便的方法是用酒精灯烧针。

3. 针刺与深度:治疗时,用烧红的针具迅速刺入选定穴位旋即拔出。治疗时针刺深度,主要根据患者病情、体质、年龄和针刺部位的肌肉厚度、血管深浅而定。一般而言,四肢、腰腹部针刺稍深,可刺0.2~0.5寸深,胸背部穴位针刺宜浅,可刺0.1~0.2寸深。

4. 针刺方法

(1)深而速刺法:针刺较深,速进疾出。用于治疗风湿、类风湿、退行性和创伤性关节炎及胃肠炎等,对瘰疬、腱鞘炎等病证要刺至核的中心为度。对鸡眼要刺至坚硬组织的根部。

(2)浅而点刺法:速入疾出、轻浅点刺。主要用于各种色素痣、寻常疣、小血管瘤等。

(3)慢而烙熨法:在施术部位表面轻而稍慢地烙熨。用于直径大于5mm的色素痣、各类疣赘、老人斑、小片型白癜风等。

【适用范围】本疗法在临床上可用于痹证、胃脘痛、胃下垂、腹泻、瘰疬、风疹、阳痿、妇科病、小儿疳积及扁平疣、痣等病证。

【注意事项】使用火针时须细心慎重,动作要敏捷,一刺即达到一定深度;同时要避开血管及内脏,以防伤及。

电针疗法

电针疗法是针刺穴位得到感应后,在针上通以电流,利用电刺激代替手的机械刺激,以加强刺激强度。在电刺激的频率选择方面,应该考虑到人体神经对电刺激的传导问题,一般神经对电刺激的传导不超过 2500 次/秒的范围。如果用高于这个频率的电脉冲刺激人体,神经上的冲动传导也不会多于 2500 次/秒,因此在选择电脉冲频率上应多加考虑。

【适应证】凡针刺治疗的适应证,一般均适用于电针;对某些神经痛和神经麻痹等疾患,效果更佳。

【刺激参数】包括波形、波幅、波宽、节律、持续时间及刺激强度,这里主要讨论频率、刺激强度、时间与波形。

1. 频率:脉冲电流的频率不同,其作用也不同,频率由每分钟几十次至每秒钟几百次不等。频率快的叫密波,一般 50~100 次/秒,频率慢的叫疏波,一般是 2~5 次/秒。密波和疏波都属于连续波,还有疏密波、断续波、锯齿波等,临床使用时根据不同病情选择适当波型。

(1)密波:能降低神经应激功能,常用于止痛、镇静、缓解肌肉和血管痉挛,也用于针刺麻醉等。

(2)疏波:其刺激作用较强,能引起肌肉收缩,提高肌肉韧带的张力。常用于治疗痿证,各种肌肉、关节、韧带及肌腱的损伤。

(3)疏密波:是疏波和密波交替出现的一种波型,疏密交替持续的时间各约 1.5 秒。该波能克服单一波型易产生适应的特点,并能促进代谢、促进血液循环、改善组织营养、消除炎症水肿等。常用于外伤、关节炎、痛证、面瘫、肌肉无力等。

(4)断续波:是有节律地时断时续自动出现的一种疏波。断时,在 1.5 秒时间内无脉冲电输出;续时,密波连续工作 1.5 秒,这种波形机体不易产生适应性,其作用较强,能提高肌肉组织的兴奋性,对横纹肌有良好的刺激收缩作用。常用于治疗痿证、瘫痪。

(5)锯齿波:是脉冲波幅按锯齿自动改变的起伏波。每分钟 16~20 次,或 20~25 次,其频率接近人体呼吸频率,故可用于刺激膈神经,做人工电动呼吸,抢救呼吸衰竭。并有提高神经肌肉兴奋性、调整经络功能、改善气血循环的作用。

2. 刺激强度:当电流开到一定强度时,患者有麻刺感,这时的电流强度称为"感觉阈",如电流强度再稍增加,患者会突然产生刺痛感,能引起疼痛感觉的电流强度称为电流的"痛阈"。脉冲电流的"痛阈"强度因人而异,在各种病态情况下差异也较大。一般情况下,感觉阈和痛阈之间的电流强度,是最适宜的治疗刺激强度。超过痛阈以上的电流强度,患者不能接受,临床上掌握刺激强度常以患者能耐受为宜,一般穴位可看到针体的跳动,肢体的穴位通电后可见到肢体有节律地抽动,患者能耐受为度。

3. 时间:电针的治疗时间,也是影响疗效的一个因素。临床上一般通电时间在 5~20 分钟,用于镇痛则一般在 15~45 分钟,治疗次数每天或隔天 1 次。

4. 波形:常用的电针刺激波形有尖波、方波、正弦波。尖波容易通过皮肤扩散到组织器官中去,对运动神经和肌肉起兴奋作用,可以改善肌肉的血液循环和组织营养,提高新陈代谢,促使神经再生。方波具有消炎止痛、镇静促眠、解痉、恢复肢体功能、促进组织吸收、止痒、降压等作用。正弦波可调节肌肉神经的紧张。

【选穴原则】

1. 按传统针灸理论选穴:按传统针灸理论,进行循经取穴、辨证取穴、局部与远端穴位相结合取穴。

2. 按疼痛点取穴:疼痛点取穴,即阿是穴,以压痛点最明显处作为电刺激点。

3. 沿神经分布取穴:沿神经分布,选取有神经干通过的穴位及肌肉神经运动点作为电刺激点。举例如下。

头面部:听会,翳风(面神经);下关、阳白、四白、夹承泣(三叉神经)。

上肢部:颈夹脊6~7,天鼎(臂丛);青灵、小海(尺神经);手五里、曲池(桡神经);曲泽、郄门(正中神经)。

下肢部:环跳,殷门(坐骨神经);委中(胫神经);阳陵泉(腓总神经);冲门(股神经)。

腰骶部:气海俞(腰神经);八髎(骶神经)。

4. 配对取穴:电流回路要求,电针治疗尽量成对,邻近配对取穴。如在选用针刺治疗尽量成对、邻近配对取穴。如在选用针刺治疗处方中的应穴的同时,选其邻近的一个配穴与其主穴成对。例如,胃痛在选用足阳明胃经的足三里穴时,也应取同侧足太阴脾经的公孙穴以配成对。一般根据受损部位的神经支配。

(1)面神经麻痹:取听会或翳风为主穴,额部配阳白,颧部配颧髎,口角配地仓,眼睑配瞳子髎。

(2)上肢瘫痪:以天鼎或缺盆为主穴,当三角肌瘫痪配肩髃或臑上,肱三头肌配臑会,肱二头肌配天府,屈腕和伸指肌以曲池为主,配手三里或四渎。

(3)下肢瘫痪:股前部以冲门或外阴廉为主,加配髀关或箕门,臀、腿后部以环跳或秩边为主,小腿后面配委中,小腿外侧配阳陵泉。

在针刺主穴和配穴时,最好针感能达到疾病部位后,再通电。

【操作方法】

1. 备齐用物:治疗盘、电针仪、毫针盒、无菌持物镊、棉签、棉球、皮肤消毒液、弯盘、浴巾、屏风。

2. 电针选穴:电针法的处方配穴与毫针法相同。一般选用同侧肢体的1~3对穴位为宜。

3. 选好穴位后,皮肤消毒,按毫针刺法进针,使患者有得气感。

4. 先将电针仪(多为6805型)输出电位器调至"0",再将电针仪的两根导线分别连接在两根针柄上。打开电源开关,选择适当波型(表4),慢慢调至所需电流量(有酸麻感,局部肌肉抽动),以患者能够承受为宜,通电时间一般为15~20分钟。

5. 需强刺激时,应由小到大调节电流量,切勿突然增强。行针过程中应注意观察患者的反应,以防发生意外。

6. 电针完毕,将电位器拨至"0"位,关闭电源,拆除输出导线,按毫针起针方法取针。

表 4　电针刺激参数的选择

名称	频率、波形	特点	主治及功用
密波	高频 50~100 次/秒	能降低神经应激功能	止痛、镇静、缓解痉挛、针麻
疏波	低频 2~5 次/秒	引起肌肉收缩,提高肌肉韧带张力	痿证,肌肉关节韧带损伤
疏密波	疏、密波交替,持续时间各约 1.5 秒	能促进代谢,气血循环,改善组织营养,消除炎性水肿	止痛,扭挫伤,关节炎,面瘫,肌无力,冻伤等
断续波	断时 1.5 秒内无电流,续时 1.5 秒密波	能提高肌肉组织的兴奋性	痿证、瘫痪
锯齿波	6~20 次/分锯齿形波	提高神经肌肉兴奋性,改善血循	刺激膈神经,做人工电呼吸,抢救呼吸衰竭

【注意事项】

1.电针刺激量一般不大于单纯针刺量,同时也要注意由电针引起的肌肉强烈收缩会出现弯针、折针或晕针现象。

2.近延脑部位的穴位如用电针,更要注意调至患者耐受为止,切不可做强烈电刺激,否则会有引起心跳、呼吸停止的危险。

3.在对严重的心脏病患者、高血压病患者用电针时,要密切观察心率、血压变化情况。

(王聪)

艾灸技法

艾灸法,是用艾绒或艾绒加一些药物制成的卷,在体表穴位上烧灼、温熨。借灸火之热透入肌肤,以达到温通气血、经络的作用。一般灸法与针法合用,更能提高疗效,所以临床上经常统称为针灸治疗方法。

艾灸材料与分类

【灸用材料】目前临床常用的材料仍是以艾叶为主,将艾叶制成绒,可以加一些药物在内,制成卷备用。《本草》载:"艾叶能灸百病。"《本草从新》说:"艾叶苦辛、生温、熟热、纯阳之性,能回垂绝之阳,通十二经,走三阴,理气血,逐寒湿,暖子宫……以之灸火,能透诸经而除百病。"艾叶易燃烧,气味芳香,燃烧时热力温和,能穿透皮肤,直达深部,几千年来一直被临床所采用。

【灸法分类】灸法所用的材料是以艾绒为主,但施灸的方法不同,可以做直接灸、间接灸、温针灸、温筒灸,另外有天灸(药物发疱法)等。现将临床上常用的几种灸法介绍如下。

1. 直接灸法:用艾绒做成艾炷直接放在皮肤上,根据灸量大小又可分为化脓灸和非化脓灸两种。

(1)化脓灸:用黄豆大小的艾绒直接放在皮肤上点燃,让艾绒直接烧伤皮肤,造成局部组织的烫伤后产生化脓现象,以改善体质,增强抗病力,从而达到治疗和保健作用。《针灸资生经》中曾说:"凡着艾得灸疮,所患即瘥;若不发,其病不愈。"说明古代灸法,一般要求达到化脓即所谓"灸疮",而且把灸疮的发或不发看成取得疗效的关键。目前临床上对哮喘、慢性胃肠病、体质虚弱等多采用本法。

(2)非化脓灸:采用小炷艾黏附于皮肤点燃,不等艾火烧到皮肤立即取下,此法连续灸3～7壮,以局部皮肤红晕为止。此法不留瘢痕,患者易接受。现在临床多用艾绒制成的艾条点燃后距离皮肤半寸处做回旋,直至皮肤局部发红有温热感为止。此法治疗风温痹痛效果最佳。

2. 间接灸:也称间隔灸。灸炷不直接接触皮肤,中间有衬隔物品。衬隔物品多种多样,如衬隔姜、蒜、盐、附子、胡椒、黄土、黄蜡,另外还有一些中药等。衬隔物品是什么,即称之为什么灸法,如"隔姜灸"。

另外有一种灸法为辅灸或长蛇灸,使患者俯卧位,于脊柱正中自大椎穴开始至肾俞为止,中间衬隔蒜泥,上加艾绒,然后在大椎和肾俞部位点火,使之向中间漫燃。本法民间用来治疗虚劳症。近年有许多关于铺灸的报道,中间的衬隔物也有许多不同物品,均有较好疗效。

3. 温针灸:是临床上最常用,而且既简便又安全,患者最易接受的一种方法。按针刺要求施好手法,在针尾放置2cm左右的艾卷,将其底部点燃,使其热力随针进入肌肤,以达治疗作用。

4.温筒灸:本法是一种特制的金属器具,将艾绒和药物放入筒内点燃,将此器具放在需灸的部位来回温烫,至皮肤红晕发热为止。本法适用于小儿和惧怕针灸治疗者。

5.天灸:又称白灸。天灸和白灸的名称见于《针灸资生经》,近代又称为"发疱疗法"。这是将刺激性药物敷贴于穴位上,使局部充血起疱,有如灸疮,因而得名。天灸可根据药性和贴敷的时间长短来调整,可以达到皮肤潮红,不至起泡。天灸的药物有多种,如毛茛、斑蝥、白芥子、旱莲草、蒜泥等。

【灸疗注意事项】

1.根据体质和病情选用比较合适的灸法。

2.施灸过程中患者的体位要注意,防止艾火掉下误伤其他部位或衣物。

3.对不能安静或痉挛、抽搐的患者,不能用灸法。

4.对局部感觉麻痹的患者用灸时要注意观察皮肤变化。

5.做化脓灸时要向患者做好解释工作,征得患者同意后才能施灸。

6.做化脓灸时面部、心区、大血管、肌腱和皮肤皱纹的部位不可直接灸,避免造成瘢痕和挛缩,影响功能。

7.实施化脓灸法后,局部化脓要严格处理,防止化脓部位感染。而且不宜做过重的体力劳动。

艾炷隔物灸

艾炷隔物灸是将艾炷间接置于穴位上施灸的一种疗法,其利用药物将艾炷和穴位隔开施灸,这样可以借助艾炷的温热之性将药物的药力渗入体内,取得更好的治疗效果。

艾炷在点燃的条件下产生芳香气味和红外线温热刺激.这些刺激透过药物渗透能激活体内的一些物质,这些物质通过穴位和经络传入体内,进而激活和加强机体的免疫系统、神经系统、内分泌系统等多个系统的功能和联系,以温通经络、调和气血、祛湿散寒、消肿散结,从而达到防病保健、治病强身的目的。

【适应证】

1.内科疾病:感冒、肺气肿、胃炎、慢性结肠炎、胃下垂、消化性溃疡、胃脘痛、呕吐、泄泻、面神经炎、三叉神经痛、坐骨神经痛、糖尿病、痛风。

2.骨伤科疾病:肱骨外上髁炎、膝关节炎、颈椎综合征、腰椎间盘突出症、慢性腰肌劳损、强直性脊柱炎。

3.妇(男)科疾病:痛经、盆腔炎、闭经、月经不调、阳痿、早泄。

4.儿科疾病:小儿腹泻、小儿遗尿。

【禁忌证】

1.无自制能力的人忌灸。

2.对艾叶发生过敏者禁灸。

3.极度疲劳、过饥、过饱、酒醉、大汗淋漓、情绪不稳及身体极度衰竭者忌灸。

【基本操作方法】

1.隔姜灸

(1)选取整块新鲜生姜.纵切成 2~3mm 厚的姜片,用三棱针点刺小孔若干。

（2）施灸时,将底面直径为 10mm、高约 15mm 的圆锥形艾炷放置于姜片上,从顶端点燃艾炷,待快燃烧尽时在一旁接续一个艾炷。

（3）灰烬过多须及时清理。

（4）艾灸过程中要不断地移动姜片,以局部出现大片红晕潮湿、患者觉热为度。

（5）每穴灸 5~7 壮,每天或隔天 1 次,15 次为 1 个疗程。

（6）灸后避风寒,安静休息,以利恢复。

2.隔蒜灸

（1）取独头大蒜切成 2~3mm 厚的蒜片,用三棱针点刺小孔若干。

（2）施灸时将底面直径为 10mm、高约 15mm 的圆锥形艾炷放置于蒜片上,从顶端点燃艾炷,待快燃烧尽时在一旁接续一个艾炷。

（3）灰烬过多须及时清理。

（4）艾灸过程中要不断地移动蒜片,以局部出现大片红晕潮湿、患者觉热为度。

（5）每穴灸 5~7 壮,每天或隔天 1 次,15 次为 1 个疗程。

（6）灸后避风寒,安静休息,以利恢复。

3.隔盐灸

（1）一般用于神阙穴灸。用食盐填平脐孔,上面再放新鲜生姜片。

（2）施灸时将底面直径为 10mm、高约 15mm 的圆锥形艾炷放置于姜片上,从顶端点燃艾炷,待快燃烧尽时在一旁接续一个艾炷,以腹腔觉热为度。

（3）灰烬过多须及时清理。

（4）艾灸过程中要不断地移动姜片,以局部出现大片红晕潮湿、患者觉热为度。

（5）每穴灸 5~7 壮,每天或隔天 1 次,15 次为 1 个疗程。

（6）灸后避风寒,安静休息,以利恢复。

4.隔附子饼灸

（1）将附子研成细粉,加白及粉或面粉少许,再用水调和捏成薄饼,底面直径约 20mm,厚度 2~5mm,待稍干,用三棱针刺小孔若干。

（2）施灸时将底面直径为 10mm、高约 15mm 的圆锥形艾炷放置于附子饼上,从顶端点燃艾炷,待快燃烧尽时在一旁接续一个艾炷,以腹腔觉热为度。

（3）灰烬过多须及时清理。

（4）艾灸过程中要不断地移动附子饼,以局部出现大片红晕潮湿、患者觉热为度。

（5）每穴灸 5~7 壮,每天或隔天 1 次,15 次为 1 个疗程。

（6）灸后避风寒,安静休息,以利恢复。

【注意事项】

1.施灸时要注意室内通风。

2.艾绒团必须捻紧,防止艾灰脱落烫伤皮肤或烧坏衣物。

3.熄灭后的艾炷应装入小口瓶内,以防复燃而发生火灾。

4.施灸时要求患者保持原有体位,呼吸匀称;尤其是穴区觉烫时应告知医师处理,不可乱动,以免烫伤。对小儿患者更应该格外注意。

5.隔物灸操作过程中应注意勤动勤看,以防起疱。

6.隔姜灸用的姜应选用新鲜的老姜,宜现切现用,不可用干姜或嫩姜。姜片的厚薄宜根据部位和病证而定。一般而言,面部等较为敏感的部位姜片可厚些;急性或疼痛性病证姜片可切得薄一些。

7.附子饼灸须在医务人员指导下进行,应选择较平坦而不易滑落的部位或穴位处施灸,灸饼灼烫时可用薄纸衬垫于灸饼下,以防灼伤皮肤。

艾炷直接灸

艾炷直接灸是将艾炷直接放在穴位上施灸的一种疗法。该法利用艾炷透达作用,直达病灶,给穴位以更强的刺激,作用比一般的灸法要强,具有通经络、调气血、消瘀结、祛寒湿、回阳救逆功效,从而达到防病保健、治病强身的目的。

【适应证】慢性胃肠病、体质虚弱、发育不良、动脉硬化、高脂血症、慢性气管炎、肺结核、阳痿、遗精、早泄、缩阳症、痄腮、咽痛、崩漏、月经过多、面神经麻痹等。

【禁忌证】

1.大血管处、心脏部位、眼球等颜面部禁灸。

2.糖尿病或其他疾病等引起感觉功能减退、皮肤愈合能力差者忌灸。

3.青光眼、眼底出血、孕妇、心脏病、呼吸衰竭、哮喘及高血压并发症者禁灸。

【化脓灸操作方法】

1.首先做好患者的思想工作。

2.选择体位和定穴　根据所需施灸的部位选择舒适平正的体位,先用75%的酒精棉球消毒,在上面正确点穴(可用圆棒蘸甲紫或黑笔在穴位上点标志)。

3.安放艾炷:艾炷安放时先在穴位上涂些大蒜液或凡士林,以增加黏附作用和刺激作用,然后在其未干期间将艾炷放在穴位上。

4.燃艾施灸

(1)用线香点燃艾炷,第1壮燃至一半,知热即用手指按灭,或快速捏掉。

(2)第2壮仍在原处,燃至大半,至大热时即按灭或捏掉。

(3)第3壮燃至将尽,知大痛时即快速按灭或捏掉,同时医师可用左手拇、示、中三指按摩或轻叩穴道周围,以减轻痛苦。直至灸满一定壮数为止。

灸后局部皮肤会发生红晕。连续施灸,不数日即能达到化脓之目的,若不化脓,如此长期灸下去也同样收效,可免炮烙之苦。

初灸之后局部变黑、变硬、结痂,下次就在痂上施灸。如果化脓,可以按压排出脓液再灸,如果痂皮脱落,可以用敷料覆盖,等结痂后再灸,或用艾绒烧灰敷上再灸。如果化脓过多,溃疡不断发展,脓液由淡白稀薄变为黄绿色黏稠,或疼痛流血,而且有臭味,即为继发性感染,可以用外科方法处理,很快就会痊愈。

化脓灸属于良性刺激,能改善体质,提高免疫功能,增强抗病能力,从而达到防病治病的目的。

【非化脓灸操作方法】

1.首先做好患者的思想工作。

2.选择体位和定穴　根据所需施灸的部位选择舒适平正的体位,用75%的酒精棉球消毒,在上面正确点穴(可用圆棒沾甲紫或墨笔在穴位上点标志)。

3.安放艾炷　艾炷安放时先在穴位上涂些大蒜液或凡士林,以增加黏附作用和刺激作用,然后在其未干期间将艾炷放在穴位上。

4.燃艾施灸

(1)取麦粒大小之艾炷,用线香点燃,如上述方法放在穴位上燃烧,知痛即捏掉或按灭。

(2)每穴一般灸 2~3 壮,灸至局部发红为止,最多起小水疱,一般不至于化脓,无须处理。

【注意事项】

1.施灸时要注意室内通风。

2.防寒保暖,力戒烟酒,不食或少食肥甘厚腻之品及海腥发物。

3.艾绒团必须捻紧,防止艾灰脱落而烫伤皮肤或烧坏衣物。

4.熄灭后的艾炷应装入小口瓶内,以防复燃而发生火灾。

5.施灸时要求患者保持原有体位,呼吸匀称。施灸时艾炷的大小、多少应以疾病性质、病情轻重、施灸部位和年龄大小综合考虑。

6.施灸后局部皮肤出现微红灼热属于正常现象,如灸后出现小水疱,无须处理,可自行吸收,如水疱较大,可用无菌注射器抽去疱内液体,覆盖消毒纱布,保持干燥,防止感染。

7.治疗后 4 小时内勿洗涤治疗部位,否则影响效果。

8.戒烟酒、浓茶、咖啡。忌食辛辣、肥甘之品,汤药及饮食均宜热用,忌生冷。

9.如有其他异常情况应及时与医务人员联系。

艾条悬起灸

艾条悬起灸是将艾条悬放在距离穴位一定高度上进行熏烤,而不使艾条点燃端直接接触皮肤。一般用无药艾条,有时也可用药物艾条进行熏灸。

【适应证】适用于风寒痹证、神经性麻痹、急救昏厥、亚健康调理及各种虚寒及慢性病证、颈椎病、腰椎病、冠心病、腹泻、慢性肌肉劳损、胃脘痛、腹痛、腹泻、遗尿、慢性腰背痛、慢性支气管炎、痛经、前列腺炎、尿失禁等。

【禁忌证】

1.对艾叶过敏者禁灸。

2.极度疲劳、过饥、过饱、醉酒、大汗淋漓、情绪不稳、身体极度衰竭、形瘦骨立者忌灸。

3.凡高热、大量吐血、中风闭证及肝阳头痛等一般不适宜用灸疗,但并非绝对。

【操作方法】

1.温和灸

(1)首先做好患者的思想工作,配合医师操作。

(2)根据所需施灸的部位选择舒适的体位,用75%的酒精棉球在穴位区域消毒。

(3)将艾卷点燃,对准腧穴或患处,距离皮肤 2~3cm 进行熏烤,一般每处灸 20~30 分钟,灸至皮肤出现红晕为度。

遇到局部知觉减退者或小儿等,医者可将中、示两指分开,置于施灸部位两侧,这样可通过医者手指的感觉来测知患者局部的受热程度,以便随时调节施灸的距离,以防止烫伤。

2. 回旋灸

（1）首先做好患者的思想工作，配合医师操作。

（2）根据所需施灸的部位选择舒适的体位，用75%的酒精棉球在穴位区域消毒。

（3）将艾卷点燃，对准腧穴或患处，距离皮肤2～3cm高处反复旋转移动进行灸治，使皮肤感觉温热而不灼痛，一般每处灸20～30分钟，灸至皮肤出现红晕为度。

遇到局部知觉减退者或小儿等，医者可将中、示两指分开，置于施灸部位两侧，这样可通过医者手指的感觉来测知患者局部的受热程度，以便随时调节施灸的距离，以防止烫伤。

3. 雀啄灸

（1）首先做好患者的思想工作，配合医师操作。

（2）根据所需施灸的部位选择舒适的体位，用75%的酒精棉球在穴位区域消毒。

（3）将艾卷点燃，与施灸部位的皮肤并不固定在一定的距离，而是像鸟雀啄食一样一上一下地移动施灸，由上而下移动速度较慢，接近皮肤适当距离时短暂停留，在患者感觉灼痛之前迅速提起，如此反复操作。一般每穴20～30分钟，灸至皮肤出现红晕为度。

此法热感较强，须注意防止烫伤。以15天为1个疗程。

【注意事项】

1. 施灸时要注意室内通风。

2. 艾绒团必须捻紧，防止艾灰脱落而烫伤皮肤或烧坏衣物。熄灭后的艾炷应装入小口瓶内，以防复燃而发生火灾。

3. 施灸时要求患者保持原有体位，呼吸匀称；尤其是穴区觉烫时，应告知医师处理，不可乱动，以免烫伤。对小儿患者更应该格外注意。

5. 施灸后局部皮肤出现微红灼热属于正常现象。如灸后出现小水疱，无须处理，可自行吸收。如水疱较大，可用无菌注射器抽去疱内液体，覆盖消毒纱布，保持干燥，防止感染。

6. 治疗后4小时内勿洗涤治疗部位，否则影响效果。

7. 灸疗法对痛经的治疗效果较好，但疗程较长，要坚持治疗。

8. 应在每次月经来潮前2～3天开始治疗。

9. 平时要加强体育锻炼，注意情志的调节，消除焦虑、紧张和恐惧心理，并注意经期卫生，经期要避免剧烈运动和过度劳累，饮食忌寒凉，不宜洗冷水浴，忌过性生活。

10. 起居有常，饮食有节，劳逸结合，保证睡眠，加强锻炼，增强体质，保持乐观情绪。

11. 如有其他情况应及时与医务人员联系。

艾条实按灸

艾条实按灸是用棉布或棉纸折叠数层如手掌大，放在穴位上，将两支艾卷点着（不起火苗），先用一支实按穴位上，稍停即起，起来再按，几次之后艾卷将灭时另换一支，交替按压，垫物将烧焦黄，而不能使烧着起火反复数次之后穴位上即出现大面积的温热和红晕现象，热力深入，久久不消。

【适应证】风湿类疾病、尿频尿急、尿潴留、前列腺肥大、月经不调、腰腿痛、足跟痛、损伤、颈肩腰腿痛、骨质增生、网球肘、胸腹胀满、中风偏瘫等引起的疼痛或不便；感冒、咳嗽、头痛、痿证、腹痛、腹泻。

【禁忌证】

1. 对体质虚弱、神经衰弱的患者,治疗时火力宜小。精神紧张的患者应先消除其思想顾虑;饥饿的患者应先进食或喝些糖水。

2. 糖尿病或其他疾病等引起的感觉功能减退、皮肤愈合能力差者忌灸。

【操作方法】

1. 首先做好患者的思想工作,配合医师操作。

2. 根据所需施灸的部位选择舒适的体位,用75%的酒精棉球在穴位区域消毒。

3. 在施灸部位铺10层棉纸或5~7层布。

4. 将两根药针装上开口套管后点燃,其中一支对准穴位直按其上,稍停1~2秒,使热气透达深部。

5. 若药针艾火熄灭,可将另一只换、这样使药力不断渗入肌肤,加强治疗作用。

6. 若患者感觉热力过高时,可以轻提慢按,以温热舒适为度。

7. 每次每穴按灸5~7下,灸至皮肤出现红晕为度。

8. 治疗时间及疗程　每次20~30分钟,15天为1个疗程。

【注意事项】

1. 施灸时要注意室内通风。

2. 防寒保暖,力戒烟酒,不食或少食肥甘厚腻之品及海腥发物。

3. 艾绒团必须捻紧,防止艾灰脱落而烫伤皮肤或烧坏衣物。

4. 熄灭后的艾炷应装入小口瓶内、以防复燃而发生火灾。

5. 施灸时要求患者保持原有体位,呼吸匀称。施灸时艾炷的大小、多少应根据疾病性质、病情轻重、施灸部位和年龄大小综合考虑。

6. 施灸后局部皮肤出现微红灼热属于正常现象。若灸后出现小水疱,无须处理,可自行吸收;如水疱较大,可用无菌注射器抽去疱内液体,覆盖消毒纱布,保持干燥,防止感染。

7. 治疗后4小时内勿洗涤治疗部位,否则影响效果。

8. 戒烟酒、浓茶、咖啡。忌食辛辣、肥甘之品,汤药及饮食均宜热用,忌生冷。

9. 如有其他情况应及时与医务人员联系。

温针灸

温针灸是艾灸与针刺结合使用的一种操作技术,是在留针过程中将艾绒搓团捻裹于针柄上(或使用适当长度的艾条固定在针柄上)点燃,通过针体将热量传入穴位以治疗疾病的方法。温针灸技术具有温通经脉、行气活血的作用。

【适应证】常用于寒盛湿重、经络壅滞之证,如退行性膝关节炎、膝关、滑膜炎、腰椎间盘突出症、肩周炎、慢性结肠炎、肾病综合征、痛风性关节炎、痛痹、腰痛、急性胃痉挛、腹胀泄泻等。

【禁忌证】

1. 对艾叶过敏者禁灸。

2. 无自制能力的人如精神病患者等忌灸。

3. 皮肤感染与炎症的穴区忌用。

4. 妊娠期妇女的腰髓部、下腹部，或妇女经期，以及男女的乳头、阴部、睾丸等不要施灸。

【操作方法】

1. 首先做好患者的思想工作，配合医师操作。

2. 根据所需施灸的部位选择舒适的体位，用75%酒精棉球在穴位区域消毒。

3. 将毫针刺入穴位得气后，使针根与皮肤距离2~4cm。

4. 于针柄上裹一枣核大小粗艾绒制成的艾团，或取2cm左右长度的艾条套在针柄上。该步骤的关键环节主要有以下两点。

(1)放置艾团：取粗艾绒，用右手拇指、示指、中指搓成枣核大小，中间捏一搓，贴于针柄上，围绕一搓即紧缠于针柄上。艾团要求光滑紧实，切忌松散，以防脱落。

(2)放置艾条：可在艾条中间先用针柄钻孔，然后安装在针柄上。

5. 从艾团(条)下面点燃施灸，待其自灭，再换艾团(条)。如用艾绒每次可灸3~4壮，用艾条可用1~2壮。

6. 在燃烧过程中为防止落灰或温度过高灼烧皮肤，可在该区放置一带孔硬纸片，以作防护。

7. 及时除去艾灰，取纸片，起针，整理。

8. 治疗时间及疗程　每次治疗时间约30分钟，15天为1个疗程。

【注意事项】

1. 无论艾团、艾条段，均应距皮肤2~3cm，再从其下端点燃施灸。

2. 温针灸要严防艾火脱落灼伤皮肤；可预先用硬纸剪成圆形纸片，并剪一至中心的小缺口，置于针下穴区上。

3. 温针灸时要嘱咐患者不要随意移动肢体，以防灼伤。

温灸器灸

温灸器灸是将艾放入专门的施灸工具中点燃，借助于专门工具施灸的一种方法。

温灸器灸利用温热及药物的作用，通过经络传导，以温经通络、调和气温中散寒、消肿散结、祛湿散寒、回阳救逆，从而达到调和脏腑、扶正祛邪、调整阴阳、防病保健、治病强身的目的。

【适应证】颈椎病、腰椎病、腹泻、慢性肌肉劳损、胃脘痛、腹痛、腹泻、遗尿、慢性腰背痛、慢性支气管炎、风寒湿痹、尿失禁、各种痛证等。

【禁忌证】

1. 妊娠期妇女的腰骶部、下腹部，或妇女经期，或男女的乳头、阴部、睾丸等部位不要施灸。

2. 对艾叶过敏者禁灸。

3. 糖尿病或其他疾病等引起感觉功能减退、皮肤愈合能力差者忌灸。

【操作方法】

1. 首先做好患者的思想工作，配合医师操作。

2. 根据所需施灸的部位选择舒适的体位，用75%的酒精棉球在穴位区域消毒。

3. 打开灸具，在内部放入3~5cm长的艾条段2~3段，或艾炷(须预先捏紧)3~5团，也可掺入某些药末。

4.用线香点燃艾条或艾炷,放在铁窗纱上,在选定的施灸穴位区域对准穴位区放置灸具,盖好封盖,注意要留有缝隙,以使空气流通,艾段燃烧充分。

5.封盖用于调节火力和温度。一般而言,移开封盖可使火力增大、温度升高;闭紧封盖使火力变小、温度降低,以保持温热而无灼痛为宜。

6.治疗时间及疗程　每天或隔天1次,每次20~30分钟,15天为1个疗程。

【注意事项】

1.施灸时要不断调节盒盖的开合程度,以保持适当的灸疗温度。不可盖得太紧,防止艾火熄灭。

2.用艾绒施灸时要挑选金属网眼较小者,以防火星漏下而造成烫伤。

3.施灸时要注意室内通风。

4.在施灸过程中若不慎灼伤而导致皮肤起透明发亮的水疱,需注意防止感染。

5.施灸后局部皮肤出现微红灼热属于正常现象。如灸后出现小水疱,无须处理,可自行吸收;如水疱较大,可用无菌注射器抽去疱内液体,覆盖消毒纱布,保持干燥,防止感染。

6.施灸时要求患者保持适当体位,呼吸匀称。尤其是穴区觉烫时,应告知医师处理,不可乱动,以免烫伤。对小儿患者更应该格外注意。

7.熄灭后的艾炷应装入灰盒(磨口瓶)内,以防复燃而发生火灾。

8.治疗过程中注意对患者其他暴露部位保暖。

9.治疗后勿立刻洗涤治疗部位,否则影响效果。注意避风寒,1小时内少说话、不喝水、不吃食物,宜卧床安静休息。

10.戒烟酒、浓茶、咖啡。忌食辛辣、肥甘之品,汤药及饮食均宜热用,忌生冷。

(李冠豪)

参考文献

[1]彭荣琛. 针灸精要[M]. 北京:中国医药科学技术出版社, 2022.

[2]侯小兵,汉竹编. 零基础学针灸[M]. 南京:江苏凤凰科学技术出版社, 2022.

[3]黄银兰主编. 针灸的故事[M]. 北京:中国中医药出版社, 2019.

[4]管遵惠,管傲然,王祖红,等. 管氏针灸门墙拾贝[M]. 北京:科学普及出版社, 2021.

[5]白兴华,安杨著. 问道针灸[M]. 北京/西安:世界图书出版公司, 2018.

[6]高俊雄编著. 中医针灸入门[M]. 北京:中医古籍出版社, 2019.

[7]睢明河. 图解针灸穴位速查手册[M]. 北京:中国中医药出版社, 2018.

[8]邵水金. 针灸穴位速记.第2版[M]. 上海:上海科学技术出版社, 2013.